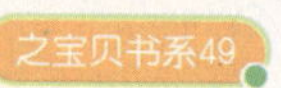

0~3岁

# 宝宝营养万事通

北京协和医院儿科副主任医师
**孙秀静** 编著

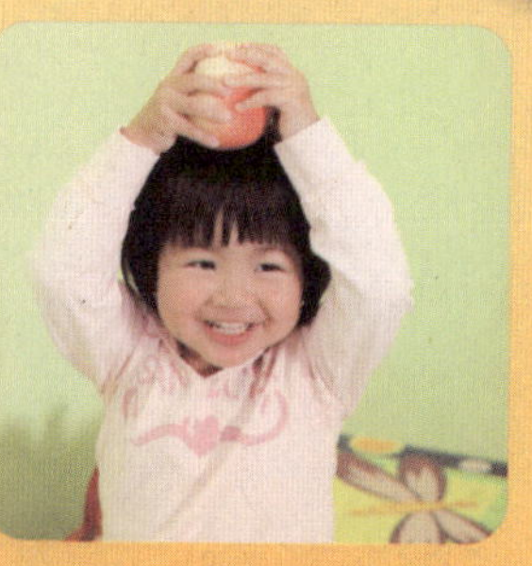

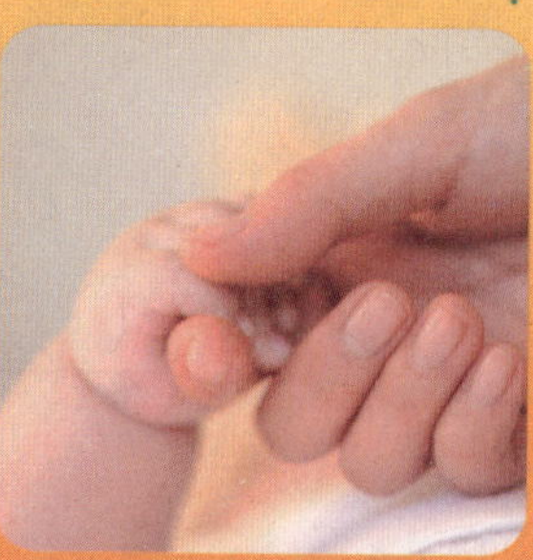

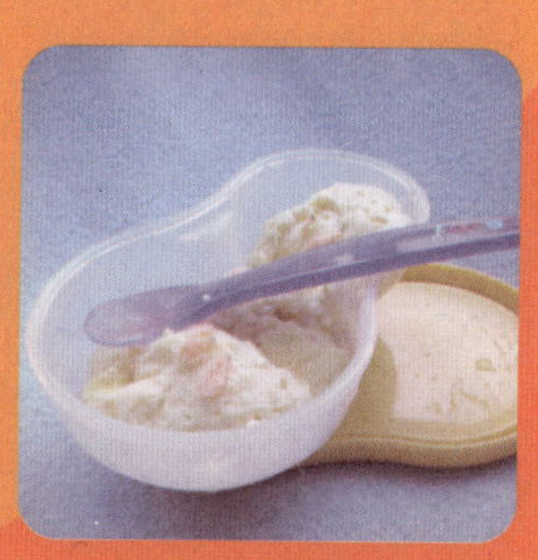

中国纺织出版社

**图书在版编目（CIP）数据**

0～3岁宝宝营养万事通/孙秀静编著.—北京：中国纺织出版社，2010.1

（之宝贝书系；49）

ISBN 978-7-5064-6137-5

Ⅰ.①0… Ⅱ.①孙… Ⅲ.①婴幼儿-营养卫生 ②婴幼儿-保健-食谱 Ⅳ.①R153.2②TS972.162

中国版本图书馆CIP数据核字（2009）第217631号

---

策划编辑：尚　响　李　娟　　责任编辑：安茂华

责任印制：刘　强　　装帧设计：沈　琳

---

中国纺织出版社出版发行

地址：北京东直门南大街6号　邮政编码：100027

邮购电话：010-64168110　　传真：010-64168231

http://www.c-textilep.com

E-mail:faxing@c-textilep.com

北京人教方成彩色印刷有限公司印刷　各地新华书店经销

2010年1月第1版第1次印刷

开本：635×965　1/12　　印张：20

字数：250千字　　定价：39.80元

---

# 前言

十月怀胎，终于迎来宝宝的降临。如果说宝宝的诞生给家庭带来了莫大的欢乐，那么宝宝的健康就会为家庭增添更多的幸福。

自宝宝出生后，每个父母都在积极为宝宝创造最好的成长条件，给他（她）最舒适的环境，最尽心的呵护，最科学的喂养。而确保宝宝健康，给宝宝身体一个好底子，营养自然必不可少。喂养的方式和内容，以及营养的选择与多少，也决定着宝宝健康和聪慧的程度。而且，营养在宝宝出生后三年里至关重要，将对宝宝的一生产生影响。

然而营养虽必不可少，但也并非多多益善。面对眼花缭乱的营养常识，还有林林总总的营养补品，许多父母在宝宝营养方面也存在许多迷惑和误区。为此，我们邀请权威儿保专家全程跟踪撰写，悉心打造了这本《0～3岁宝宝营养万事通》。首先告诉父母一个道理，对于0～3岁宝宝的营养，科学是前提，均衡是关键，只有用正确的方法，才能让宝宝吃出一个健康的身体和聪明的头脑。本书从宝宝各月龄应摄取的营养、对宝宝有益及不宜多吃的食物、宝宝常见病症与饮食调养三个大方面，做出对0～3岁宝宝营养饮食的细致指导。

既然父母担当了负责宝宝健康的伟大使命，我们就希望能在宝宝成长的路途上，用这本内容全面、图文并茂的图书，帮助每一个父母喂好宝宝的每一餐，成为宝宝最好的营养师。

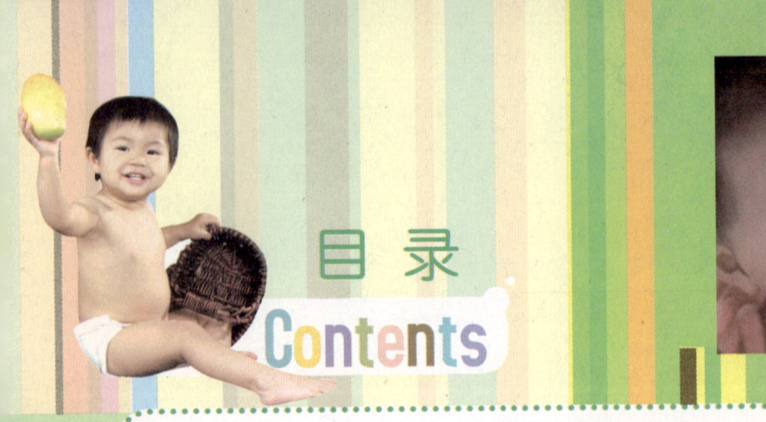

# 目录 Contents

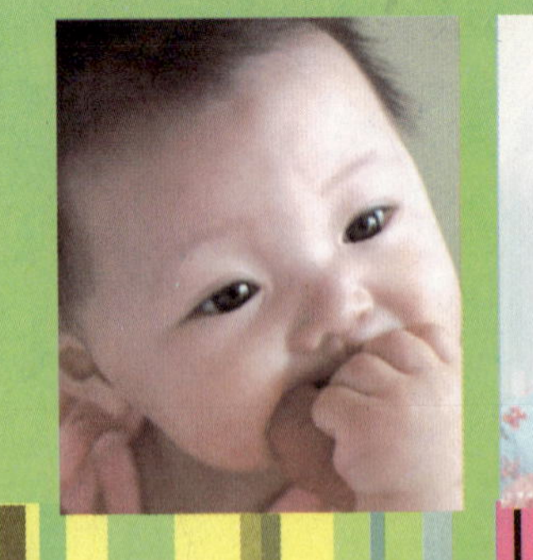

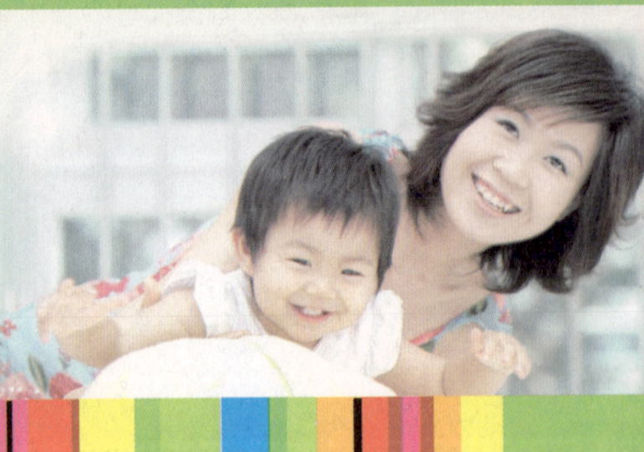


第一章　为宝宝提供全面、均衡的营养…… 20

一、营养关乎宝宝的智力发育和免疫力 ........ 22

1、营养与智力 ........ 22

2、营养与免疫力 ........ 23

二、科学的营养很重要 ........ 25

1、宝宝的饮食原则 ........ 25

2、宝宝营养的来源 ........ 29

三、宝宝必需的营养 ........ 33

1、蛋白质 ........ 33

2、脂肪 ........ 34

3、糖类 ........ 35

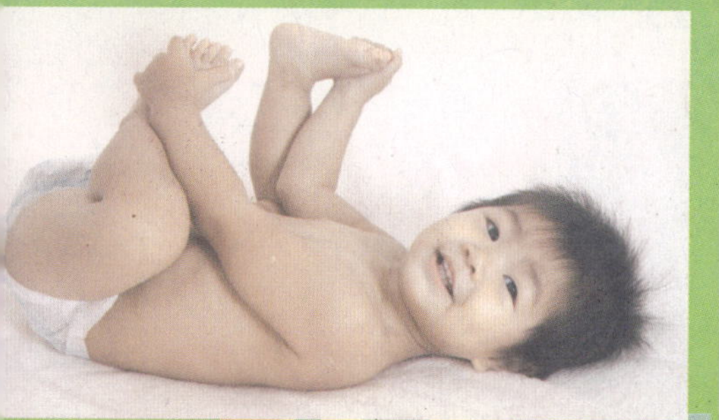
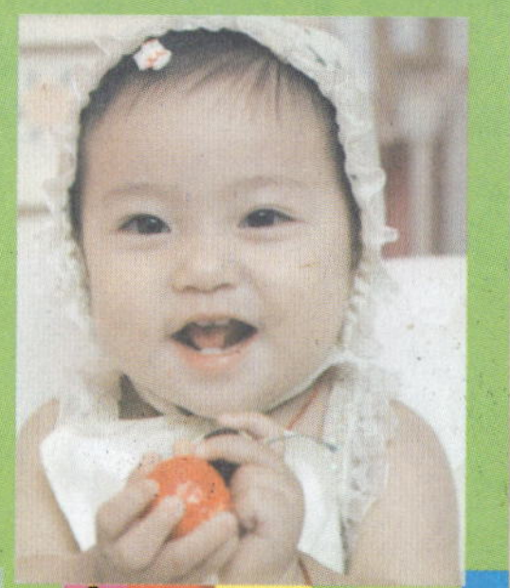
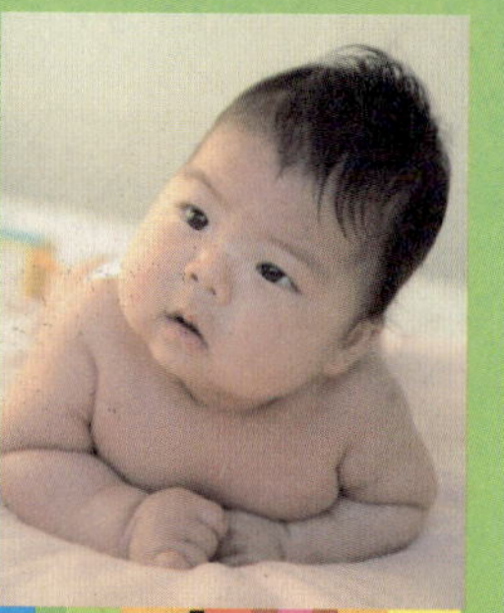
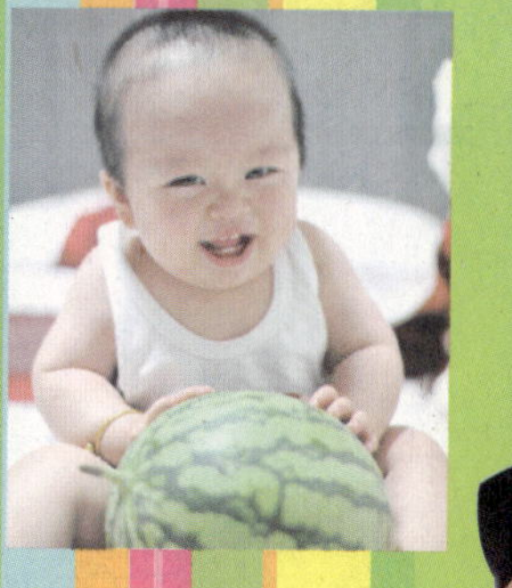


4、纤维素 ······ 36

5、热量 ······ 37

6、钙 ······ 39

7、磷 ······ 40

8、铁 ······ 41

9、碘 ······ 42

10、维生素A ······ 44

11、B族维生素 ······ 45

12、叶酸 ······ 48

13、维生素C ······ 49

14、维生素D ······ 50

15、维生素E ······ 52

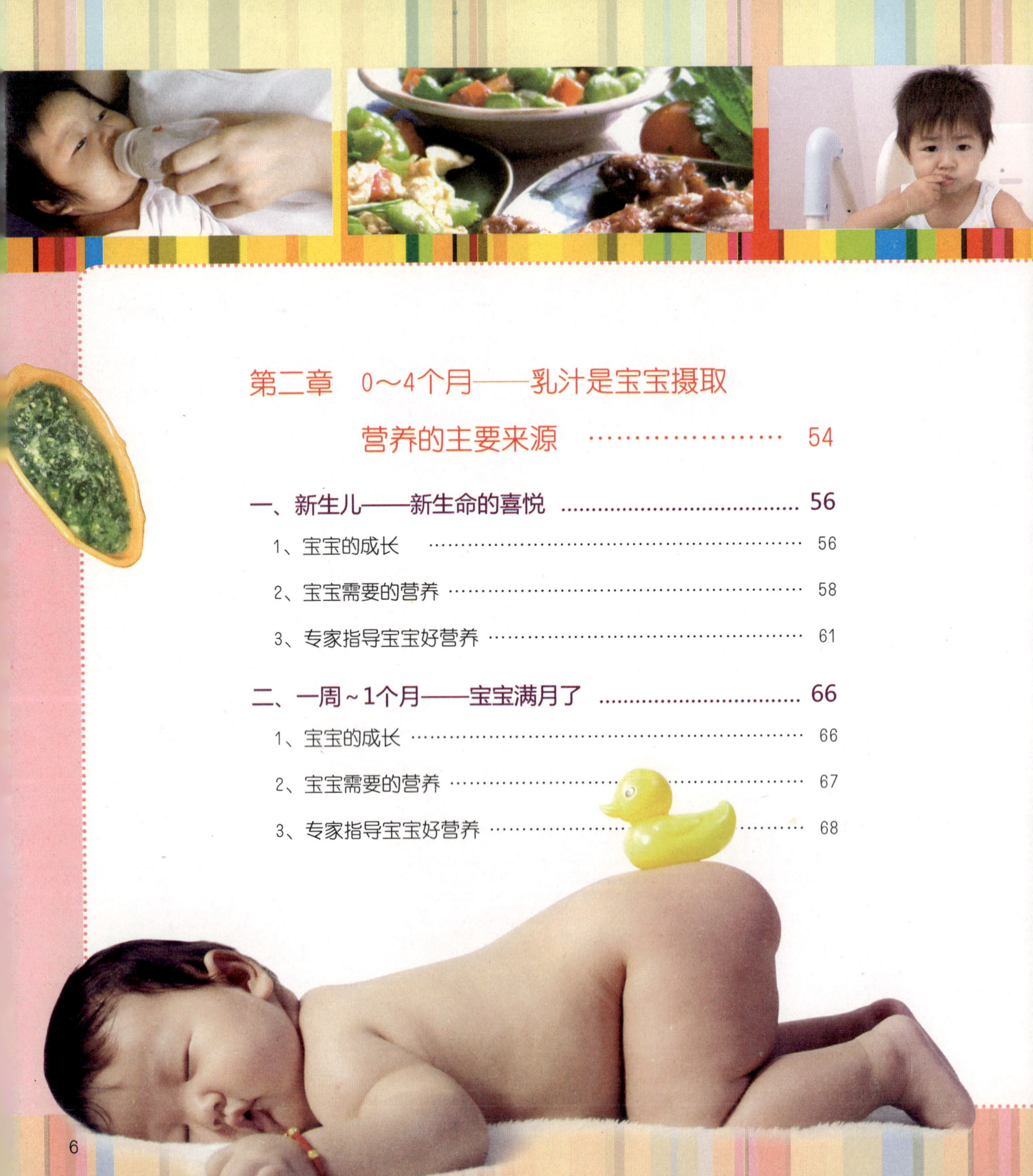

## 第二章　0～4个月——乳汁是宝宝摄取营养的主要来源 ………………… 54


一、新生儿——新生命的喜悦 ……………………………… 56

1、宝宝的成长 ……………………………………………… 56

2、宝宝需要的营养 ………………………………………… 58

3、专家指导宝宝好营养 …………………………………… 61

二、一周～1个月——宝宝满月了 ………………………… 66

1、宝宝的成长 ……………………………………………… 66

2、宝宝需要的营养 ………………………………………… 67

3、专家指导宝宝好营养 …………………………………… 68

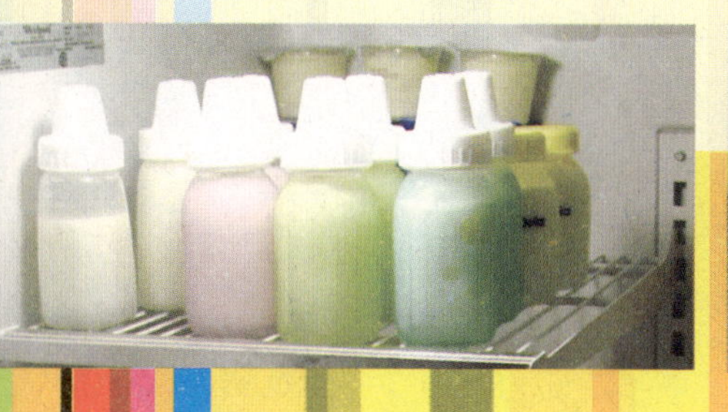
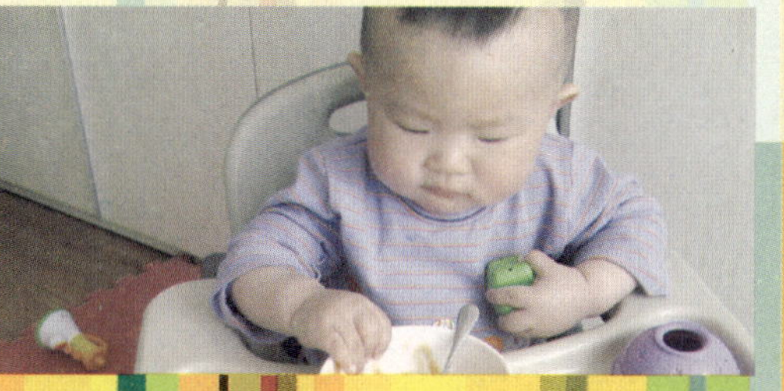
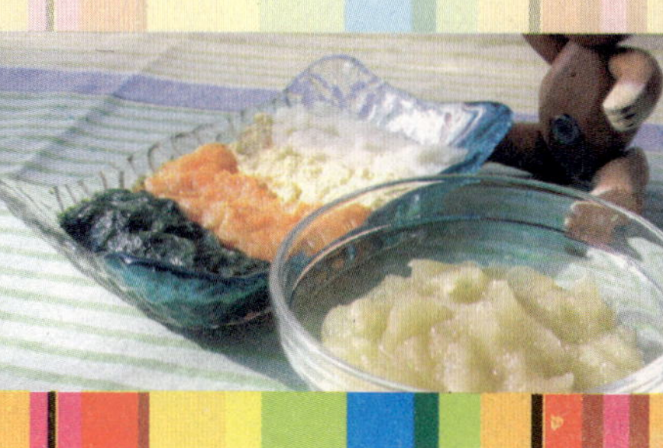

三、1～2个月——在睡眠中度过 …… 73
1、宝宝的成长 …… 73
2、宝宝需要的营养 …… 74
3、专家指导宝宝好营养 …… 76
四、2～3个月——学会翻身 …… 79
1、宝宝的成长 …… 79
2、宝宝需要的营养 …… 80
3、专家指导宝宝好营养 …… 82
五、3～4个月——宝宝百天了 …… 86
1、宝宝的成长 …… 86
2、宝宝需要的营养 …… 87
3、专家指导宝宝好营养 …… 88

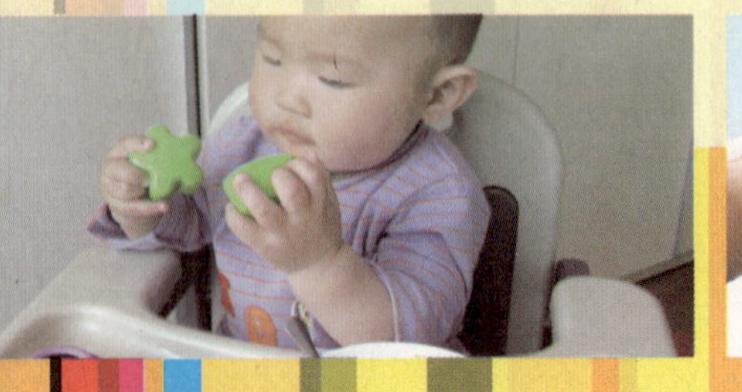
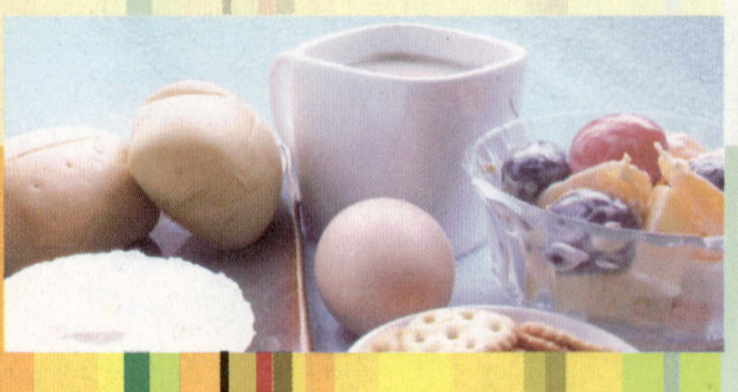
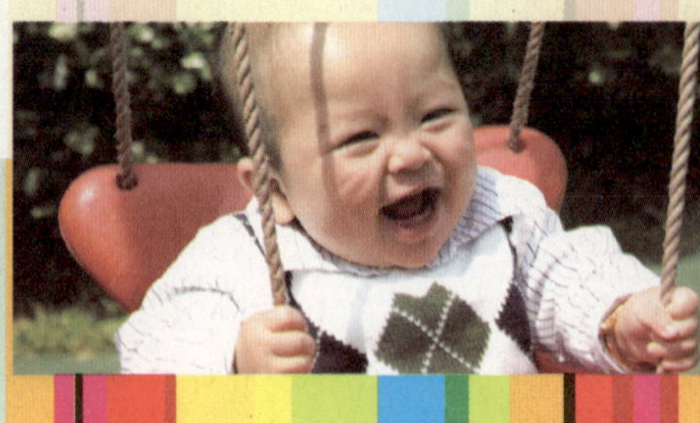


## 第三章　4～12个月——尝试辅食 ………… 90

### 一、4～5个月——开始尝试辅食 …………………………… 92

1、宝宝的成长（表3-1） ………………………………………… 92

2、宝宝需要的营养 ……………………………………………… 93

3、专家指导宝宝好营养 ………………………………………… 96

4、适合宝宝的营养食谱 ………………………………………… 100

### 二、5～6个月——继续添加辅食 ………………………… 101

1、宝宝的成长 …………………………………………………… 101

2、宝宝需要的营养 ……………………………………………… 103

3、专家指导宝宝好营养 ………………………………………… 105


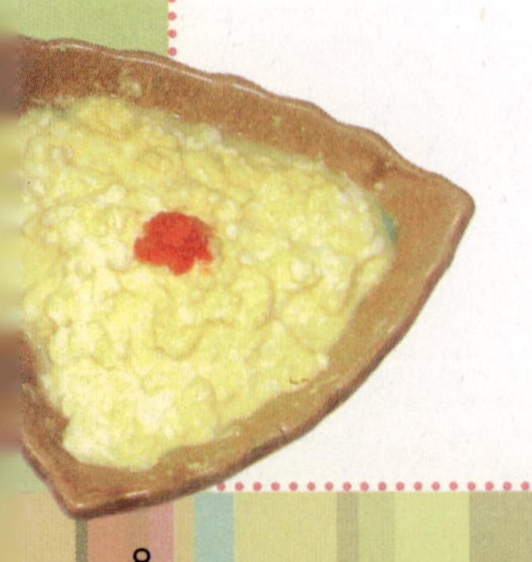
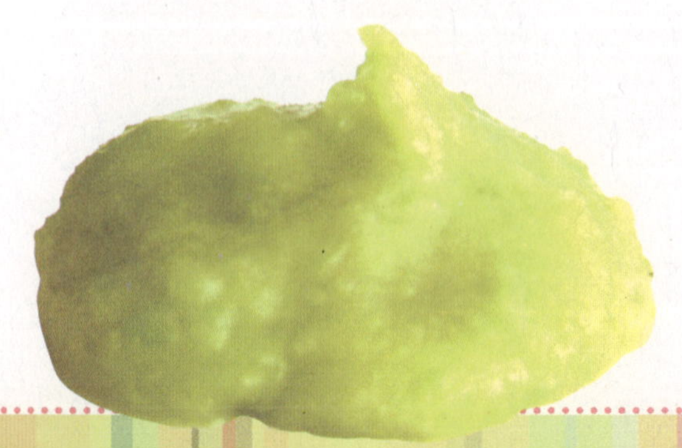

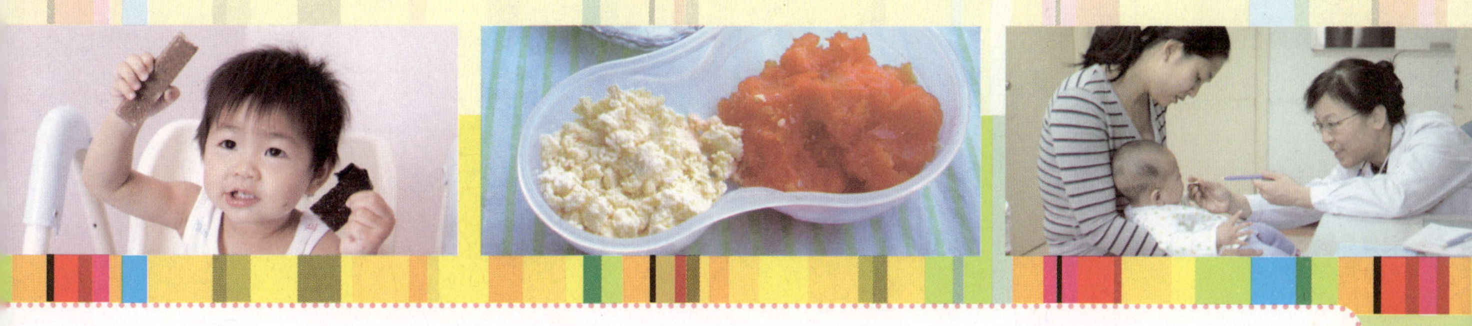


4、适合宝宝的营养食谱 …… 109

## 三、6~7个月——宝宝长牙了 …… 111

1、宝宝的成长 …… 111

2、宝宝需要的营养 …… 113

3、专家指导宝宝好营养 …… 114

4、适合宝宝的营养食谱 …… 120

## 四、7~8个月——宝宝爬 …… 122

1、宝宝的成长 …… 122

2、宝宝需要的营养 …… 123

3、专家指导宝宝好营养 …… 124


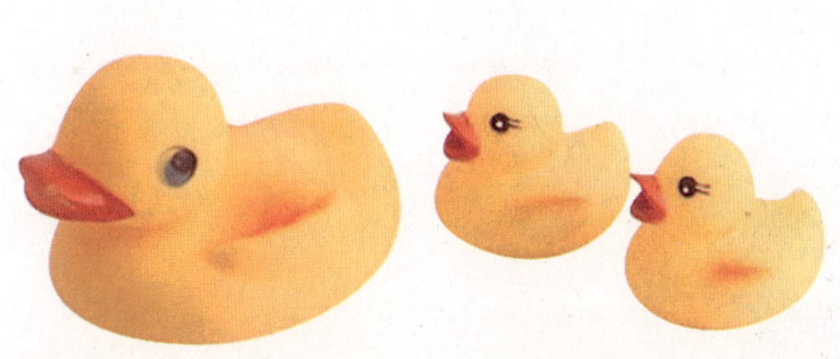

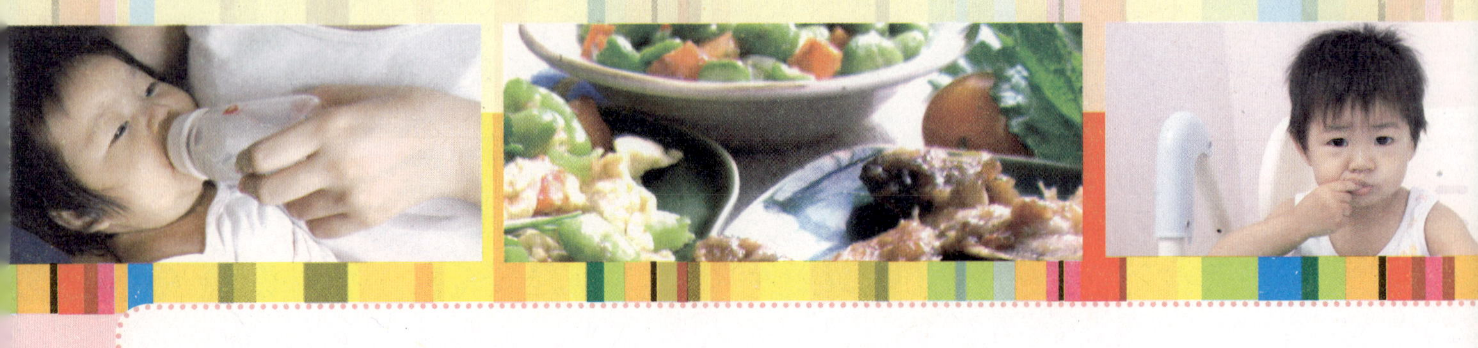

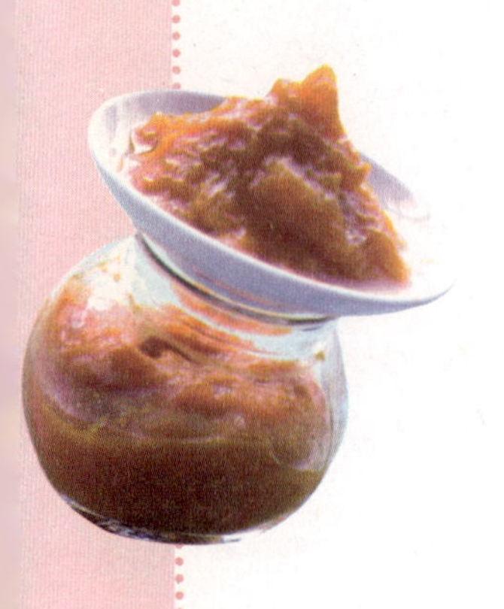


4、适合宝宝的营养食谱 …… 127

## 五、8～9个月——尝试各种食物 …… 130

1、宝宝的成长 …… 130

2、宝宝需要的营养 …… 131

3、专家指导宝宝好营养 …… 133

4、适合宝宝的营养食谱 …… 136

## 六、9～10个月——宝宝会站了 …… 138

1、宝宝的成长 …… 138

2、宝宝需要的营养 …… 139

3、专家指导宝宝好营养 …… 141

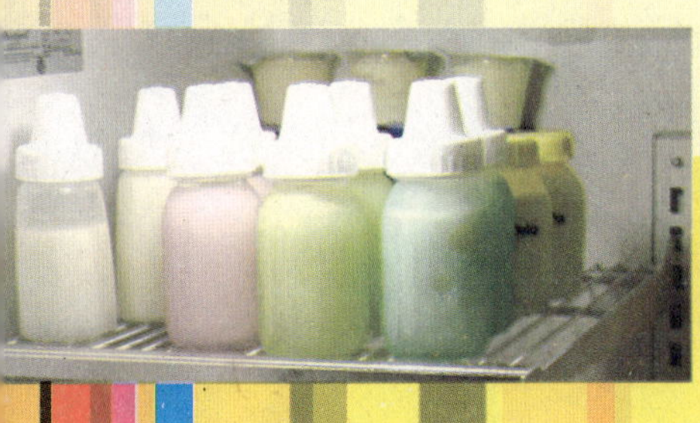

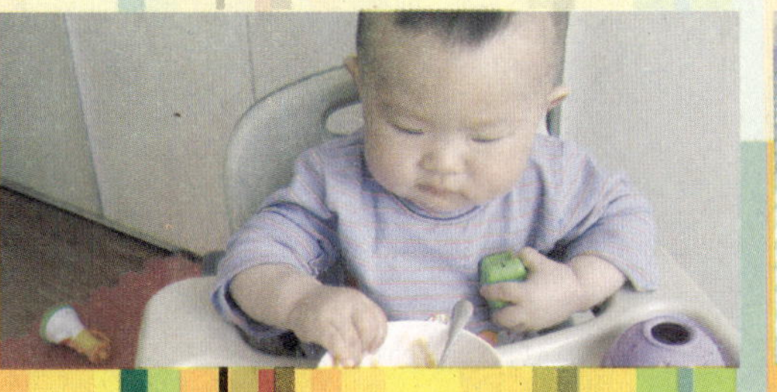

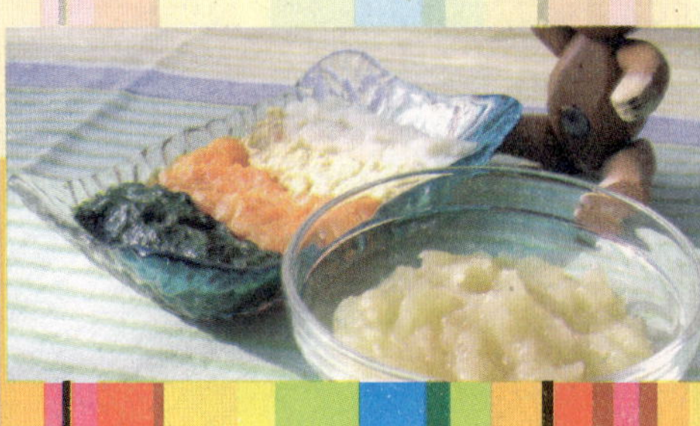

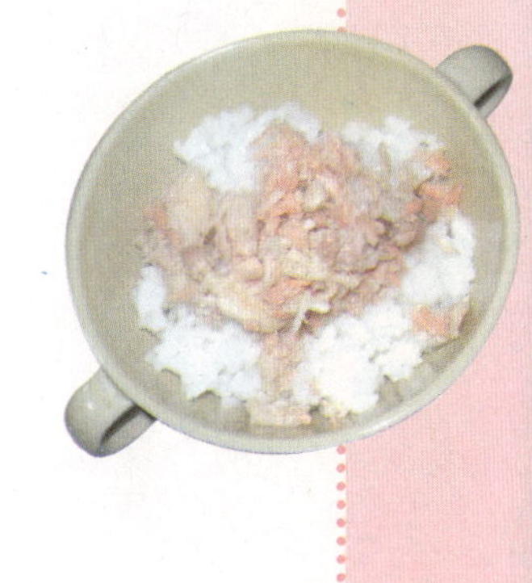


4、适合宝宝的营养食谱 ………………………………… 144

## 七、10～11个月——宝宝学走路 ………………… 146

1、宝宝的成长 ………………………………………… 146

2、宝宝需要的营养 …………………………………… 147

3、专家指导宝宝好营养 ……………………………… 148

4、适合宝宝的营养食谱 ……………………………… 151


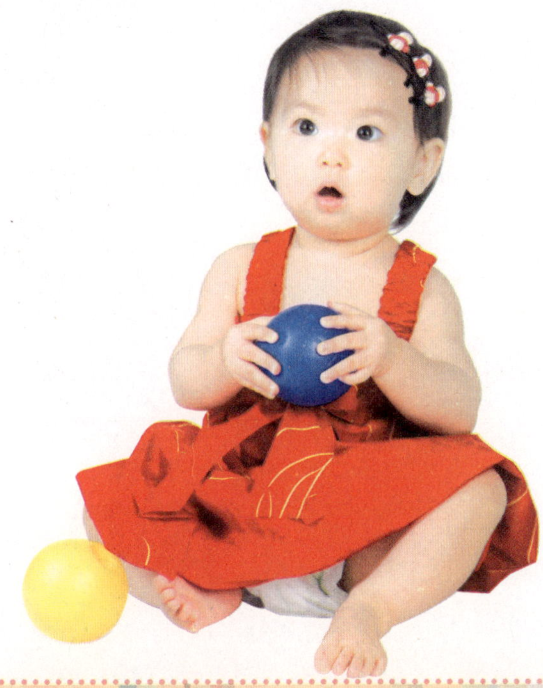

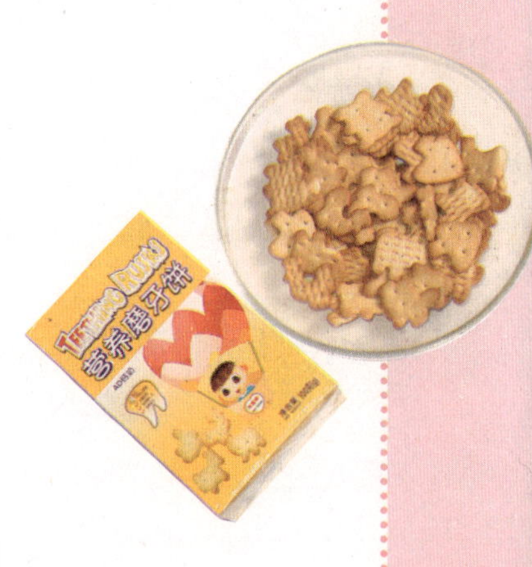

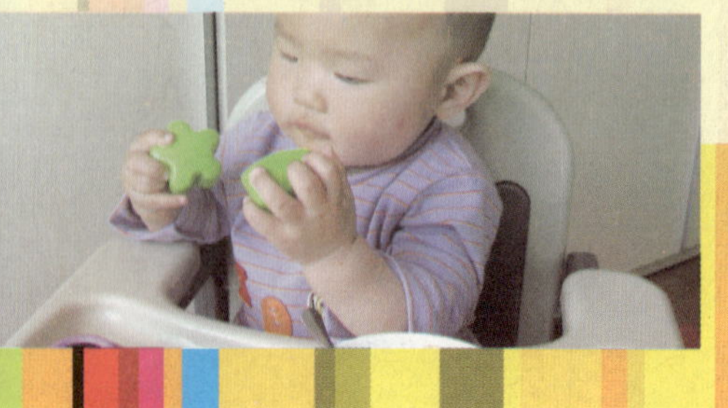
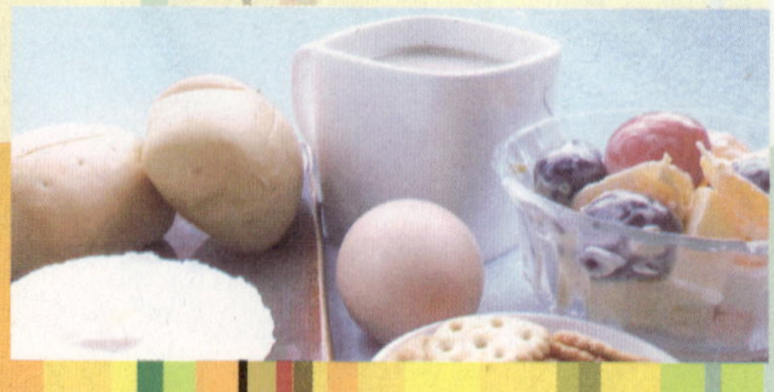
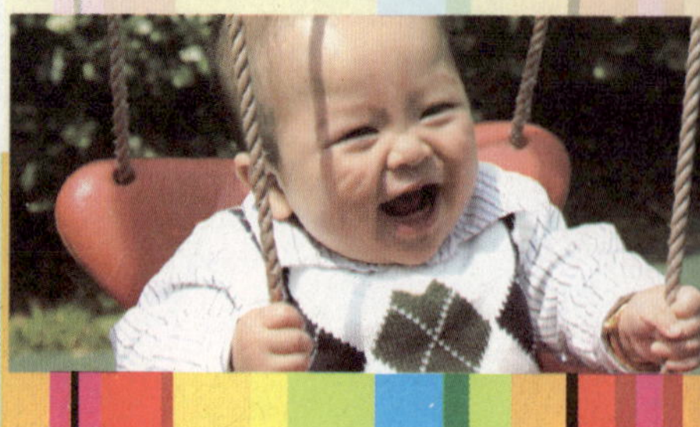
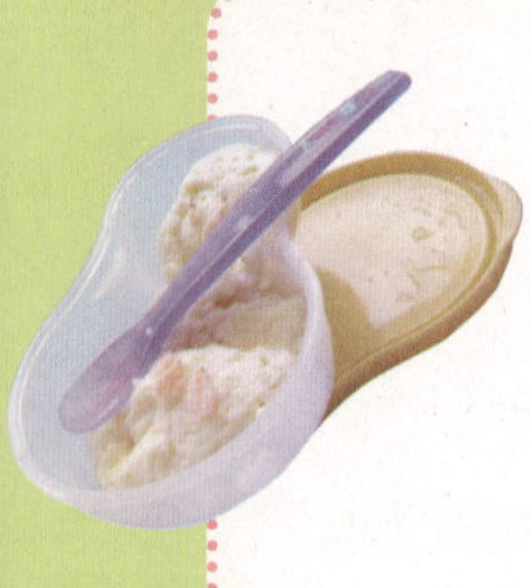


## 八、11～12个月——宝宝一周岁啦 ........................ 152

1、宝宝的成长 ........................ 152

2、宝宝需要的营养 ........................ 153

3、专家指导宝宝好营养 ........................ 155

4、适合宝宝的营养食谱 ........................ 158


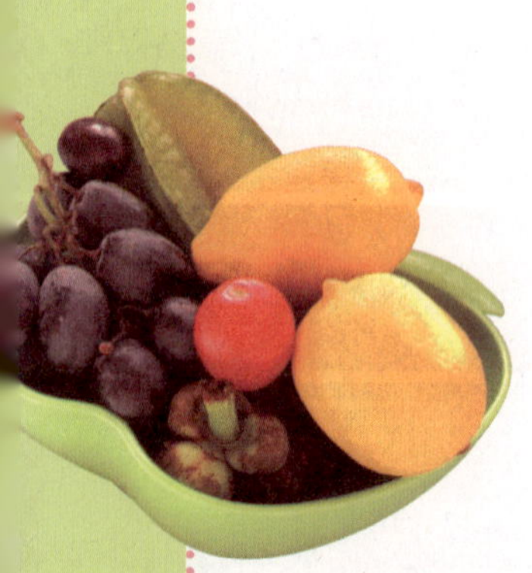
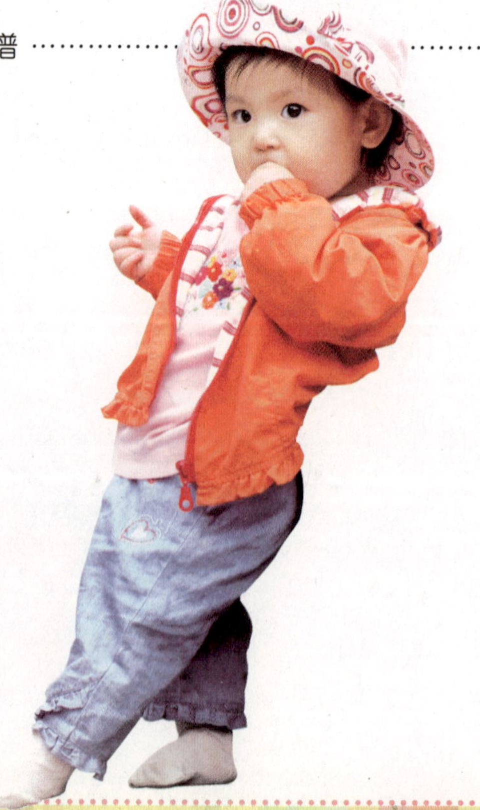

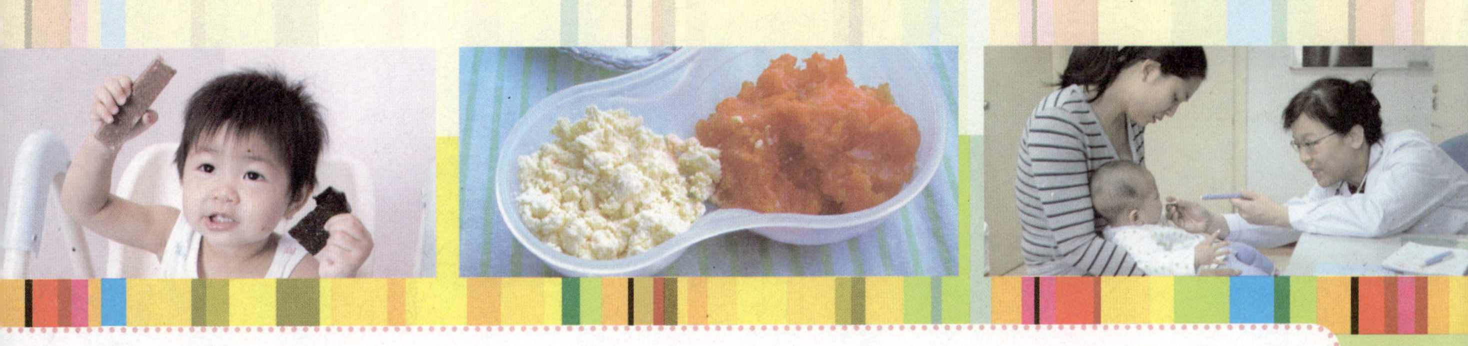


第四章　1～3岁——逐渐可以吃大人食物了 160

一、1岁～1岁半——学习用勺吃饭 ............ 162

1、宝宝的成长 ............ 162

2、宝宝需要的营养 ............ 163

3、专家指导宝宝好营养 ............ 165

4、适合宝宝的营养食谱 ............ 170


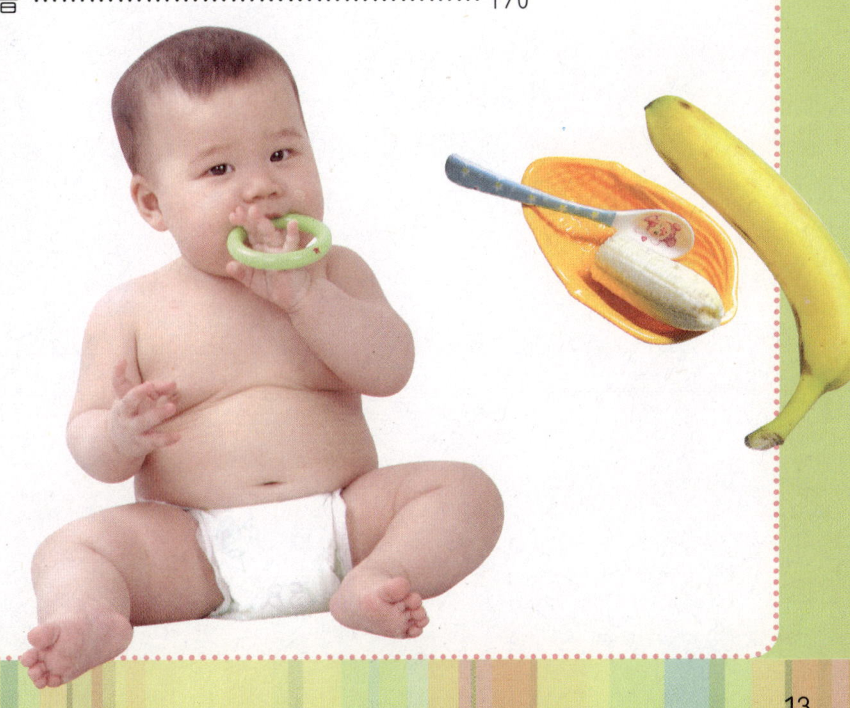

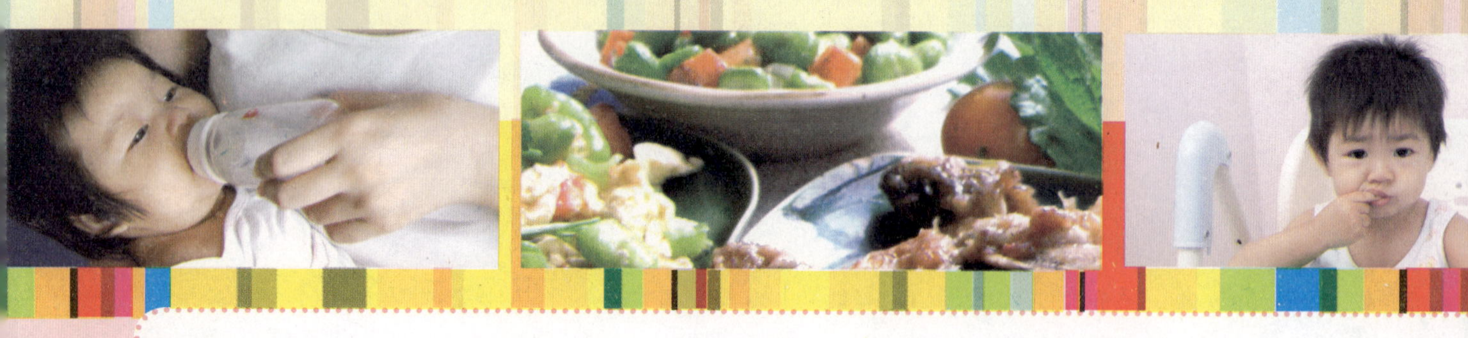

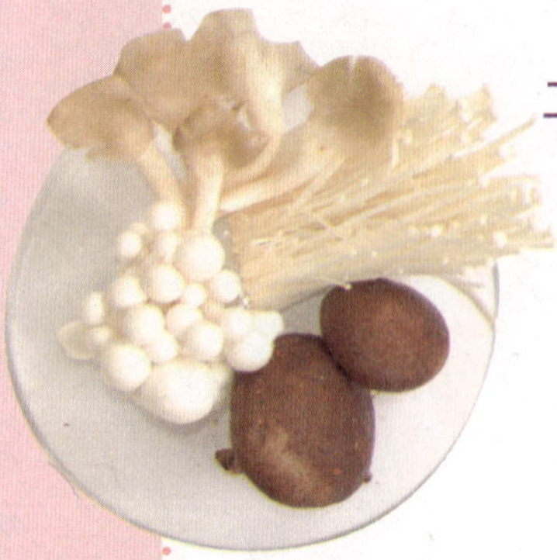

## 二、1岁半～2岁——自己会吃饭了 172

1、宝宝的成长 172

2、宝宝需要的营养 173

3、专家指导宝宝好营养 175

4、适合宝宝的营养食谱 180

## 三、2岁～3岁——乳牙长齐了 182

1、宝宝的成长 182

2、宝宝需要的营养 185

3、专家指导宝宝好营养 186

4、适合宝宝的营养食谱 191

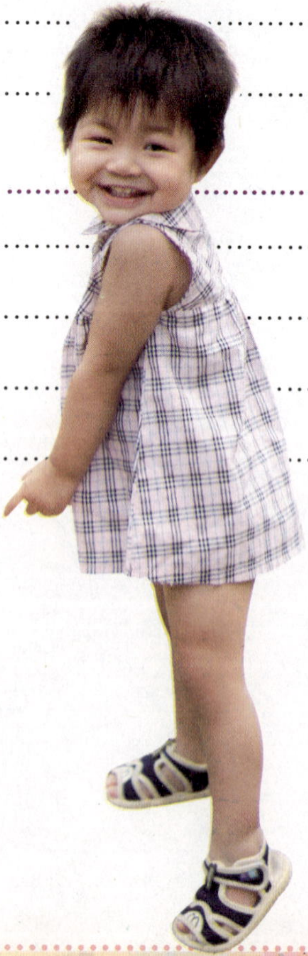

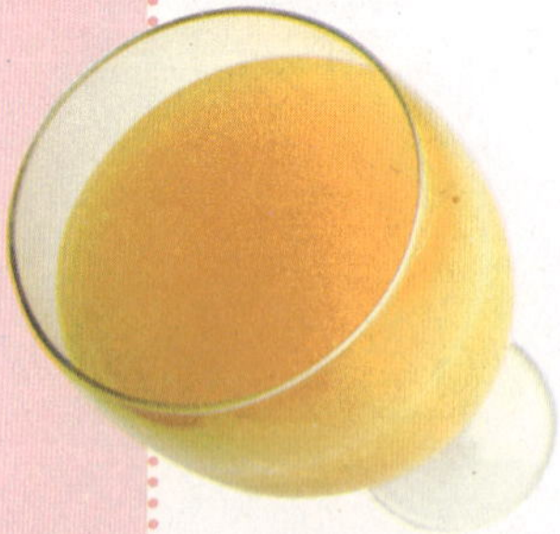

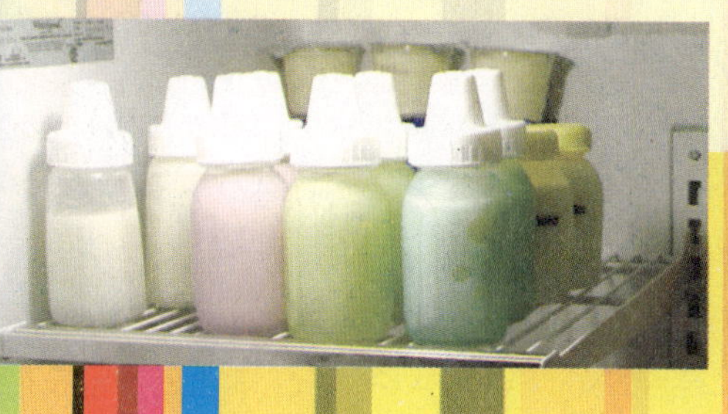
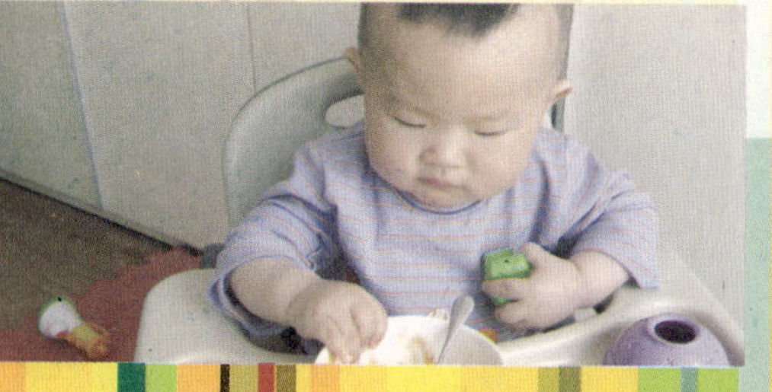
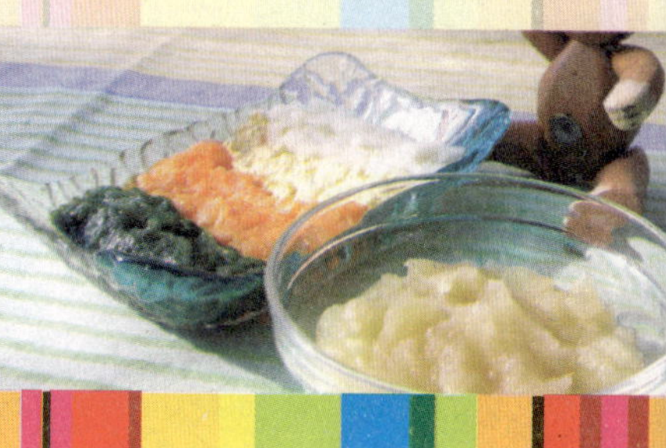


## 第五章　宝宝的食物 …………………… 194

### 一、对宝宝有益的食物 …………………… 196

1、让宝宝更聪明的食物 …………………… 196

2、增强免疫力的食物 …………………… 204

3、强壮骨骼的食物 …………………… 205

4、对生长发育有益的食物 …………………… 207

5、对皮肤好的食物 …………………… 210


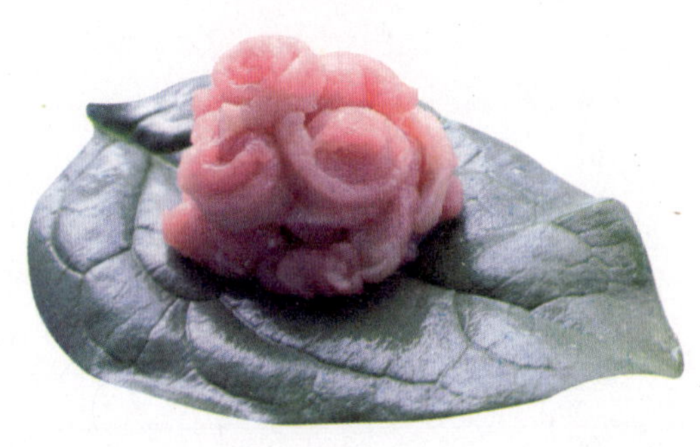
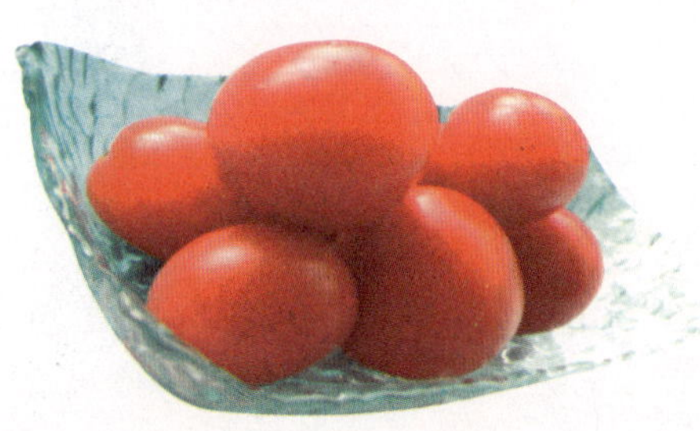

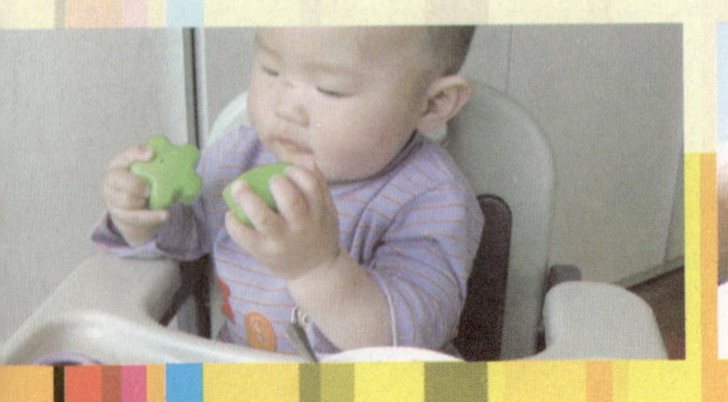
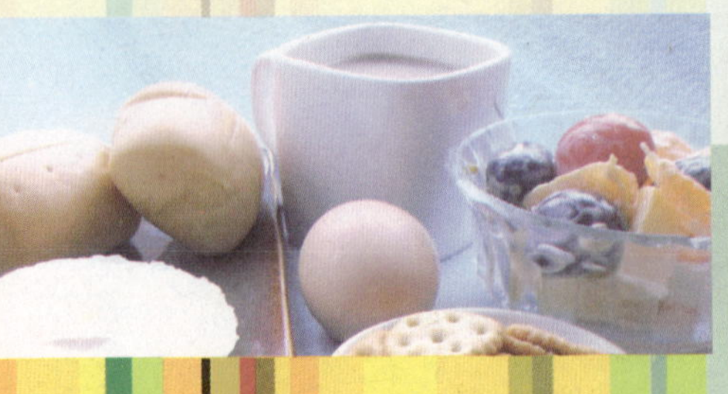
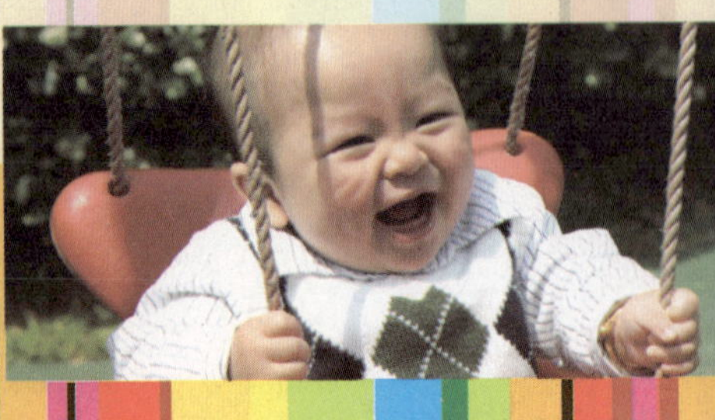
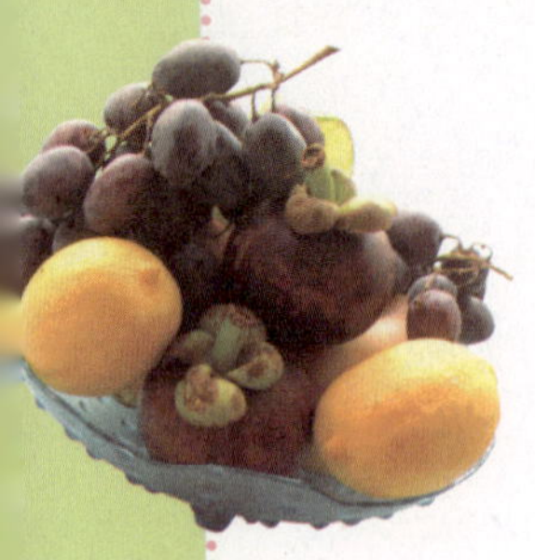


二、宝宝不宜多吃的食物 ........................................ 212

1、含糖饮料 ........................................ 212

2、茶和咖啡 ........................................ 212

3、松花蛋 ........................................ 213

4、竹笋 ........................................ 213

5、冷饮 ........................................ 213

6、山楂 ........................................ 214

7、巧克力 ........................................ 214

8、味精 ........................................ 215


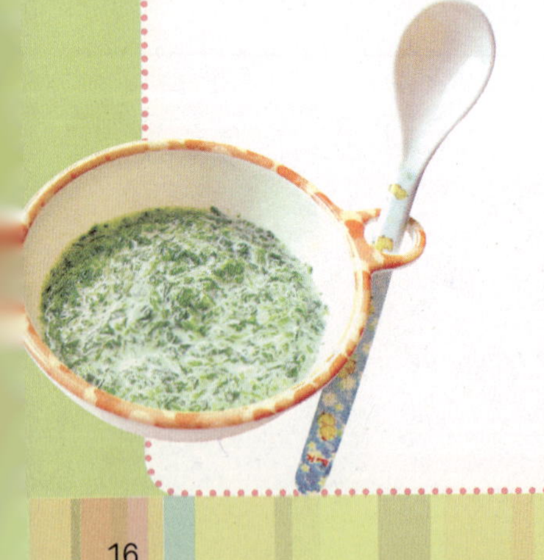
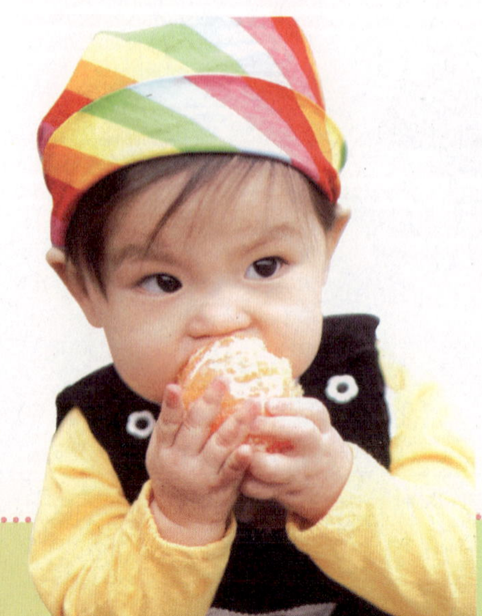

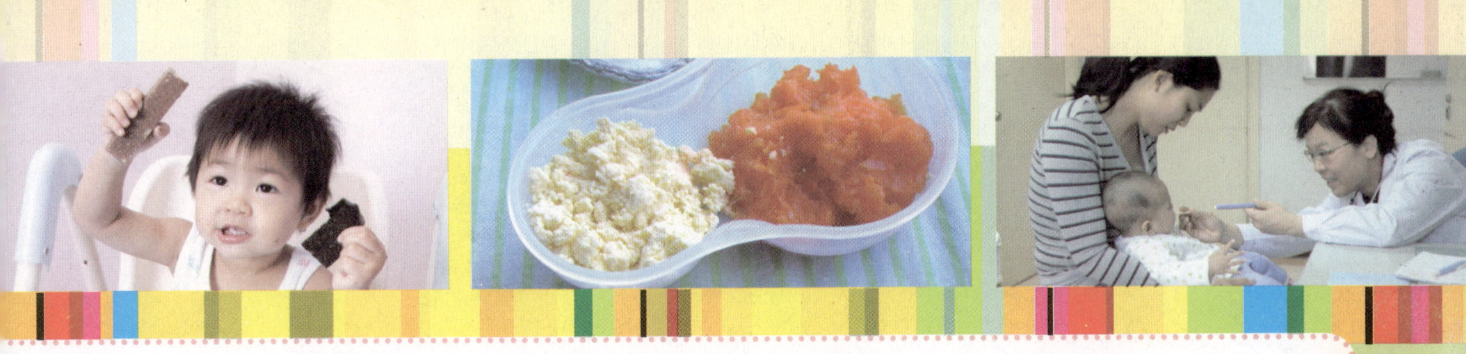


第六章　宝宝常见病症与饮食调养 ……… 216

一、营养性疾病及饮食调养 ……… 218

1、营养不良 ……… 218

2、维生素A缺乏症 ……… 219

3、B族维生素的缺乏 ……… 220

4、维生素C的缺乏 ……… 221

5、维生素D的缺乏 ……… 222

6、铁缺乏 ……… 223

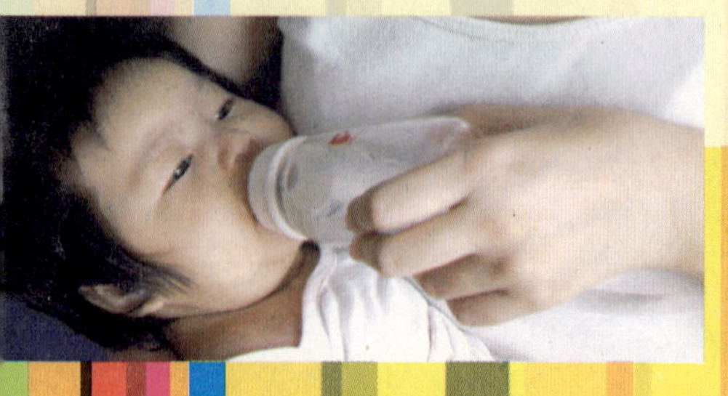
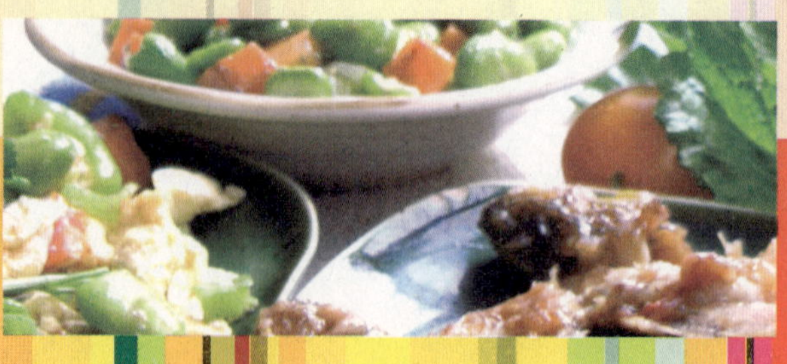
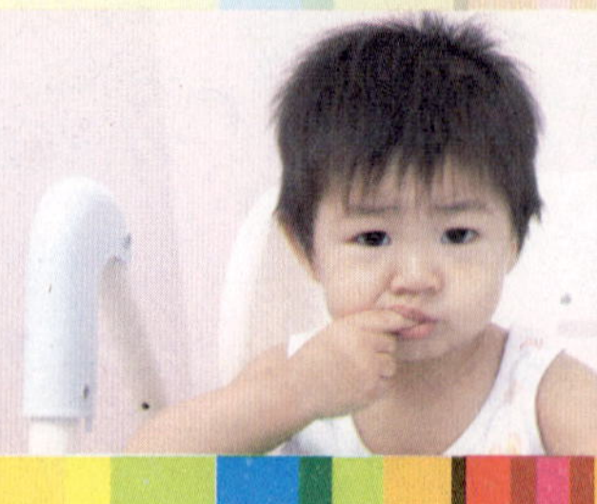
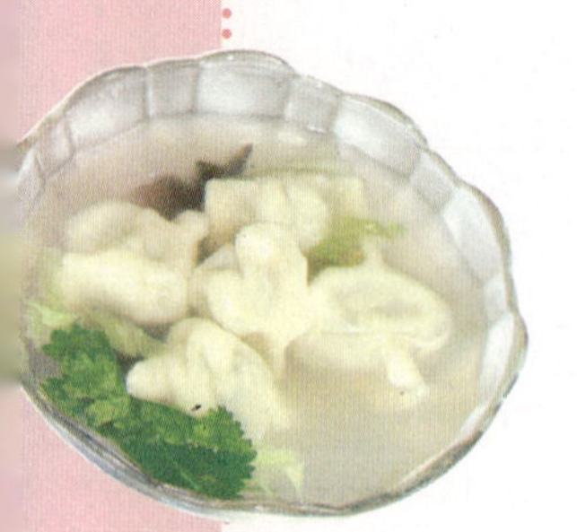

7、锌缺乏 …… 224

8、碘缺乏 …… 225

9、小儿肥胖症 …… 225

10、神经性厌食症 …… 226

11、钙缺乏 …… 227

## 二、常见疾病及其饮食调养 …… 228

1、感冒 …… 228

2、百日咳 …… 229

3、呕吐 …… 230

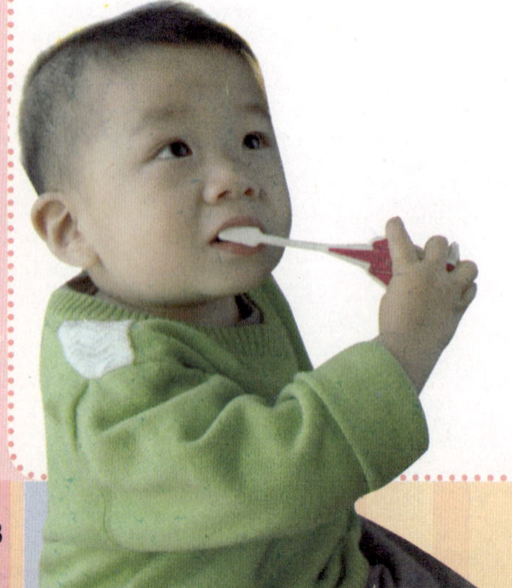
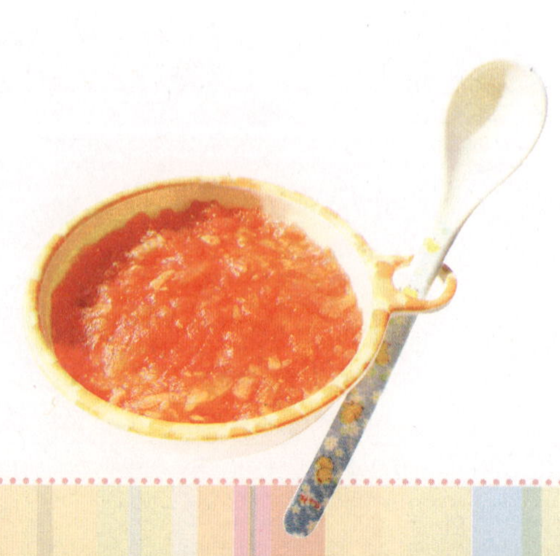

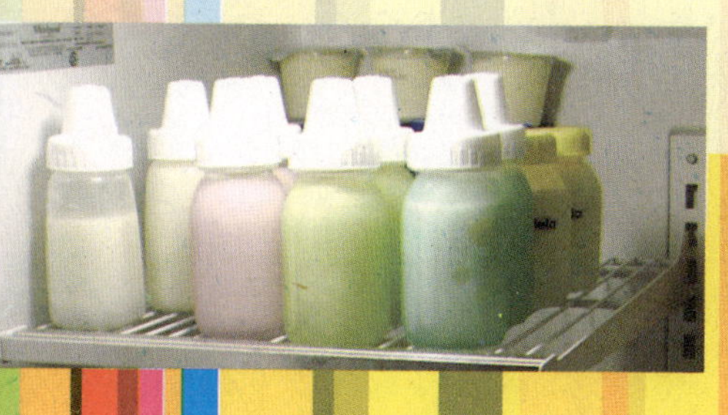
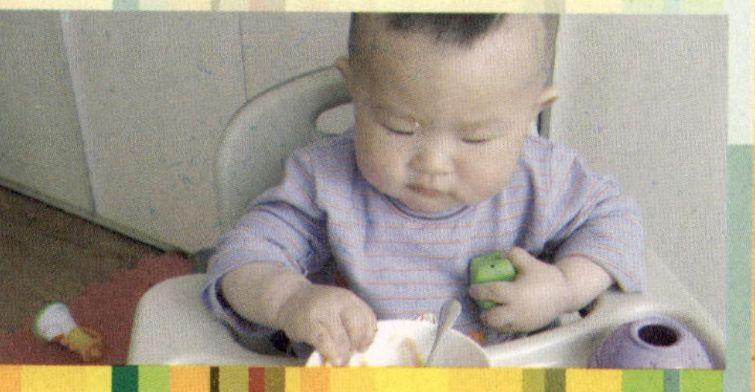
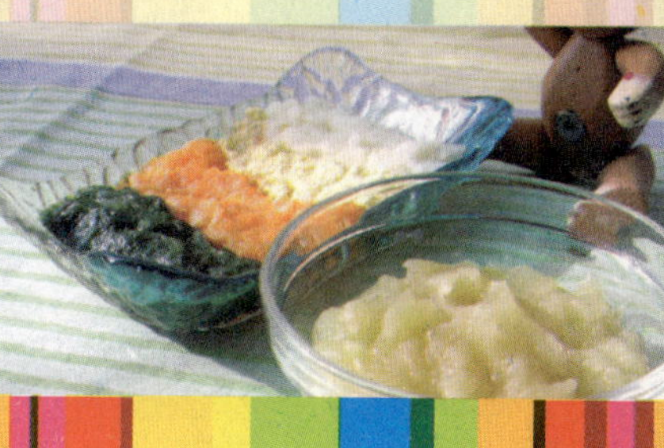


4、便秘 …………………………………………………… 231

5、急性扁桃体炎 ……………………………………… 232

6、中暑 …………………………………………………… 233

7、惊厥 …………………………………………………… 234

8、水痘 …………………………………………………… 235

9、痱子 …………………………………………………… 236

10、湿疹 ………………………………………………… 237

11、鹅口疮 ……………………………………………… 238

12、痢疾 ………………………………………………… 239


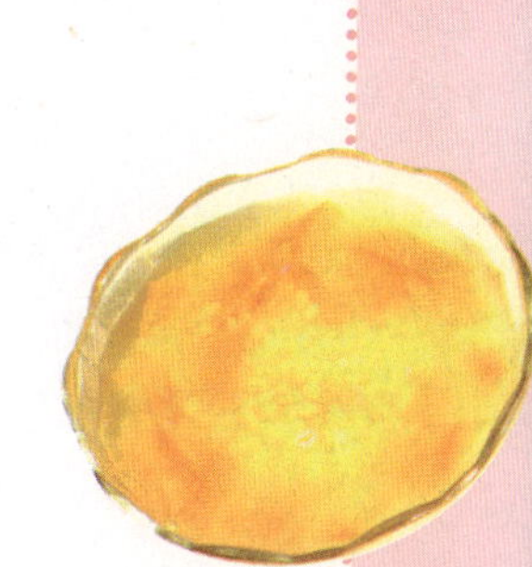
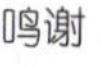


鸣谢

宝宝：马嘉仪 牛鑫杰 黄煜宸 顾苏 杨睿琪 畅畅 王泽凯 蔡宇夺

妈妈：瞿力 王艳 李岚

护士：张慧


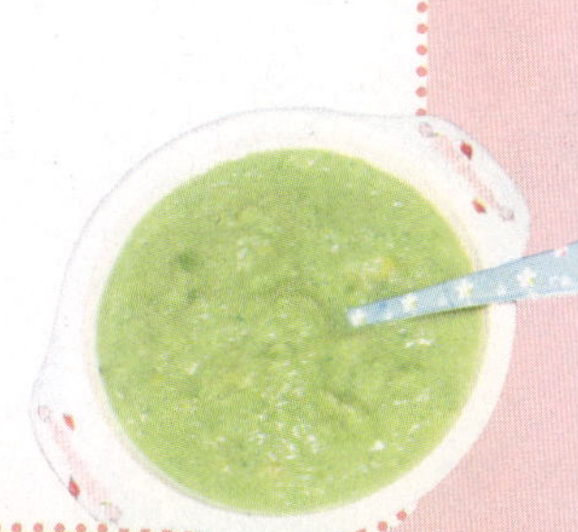

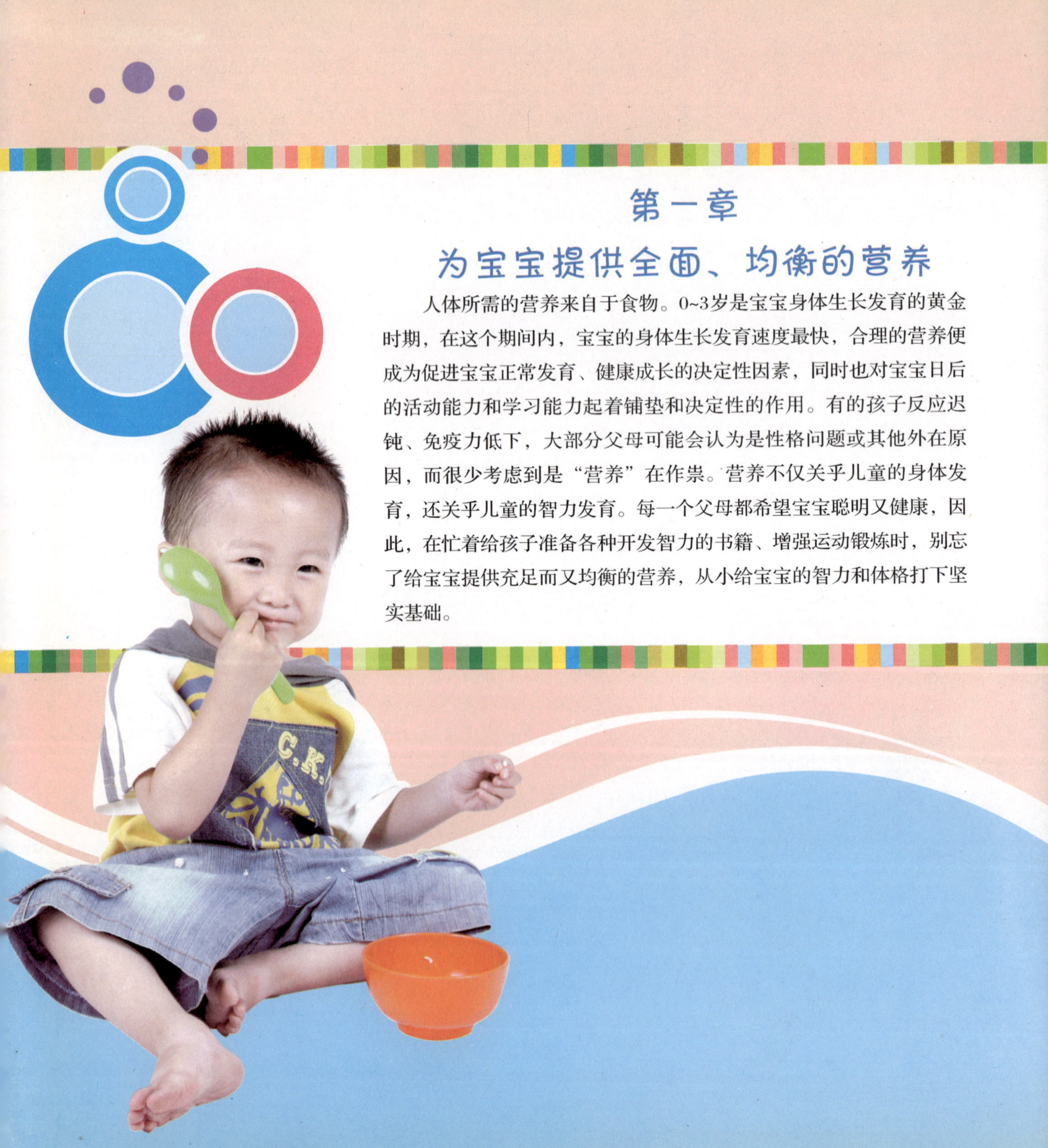

# 第一章

# 为宝宝提供全面、均衡的营养

人体所需的营养来自于食物。0~3岁是宝宝身体生长发育的黄金时期，在这个期间内，宝宝的身体生长发育速度最快，合理的营养便成为促进宝宝正常发育、健康成长的决定性因素，同时也对宝宝日后的活动能力和学习能力起着铺垫和决定性的作用。有的孩子反应迟钝、免疫力低下，大部分父母可能会认为是性格问题或其他外在原因，而很少考虑到是“营养”在作祟。营养不仅关乎儿童的身体发育，还关乎儿童的智力发育。每一个父母都希望宝宝聪明又健康，因此，在忙着给孩子准备各种开发智力的书籍、增强运动锻炼时，别忘了给宝宝提供充足而又均衡的营养，从小给宝宝的智力和体格打下坚实基础。

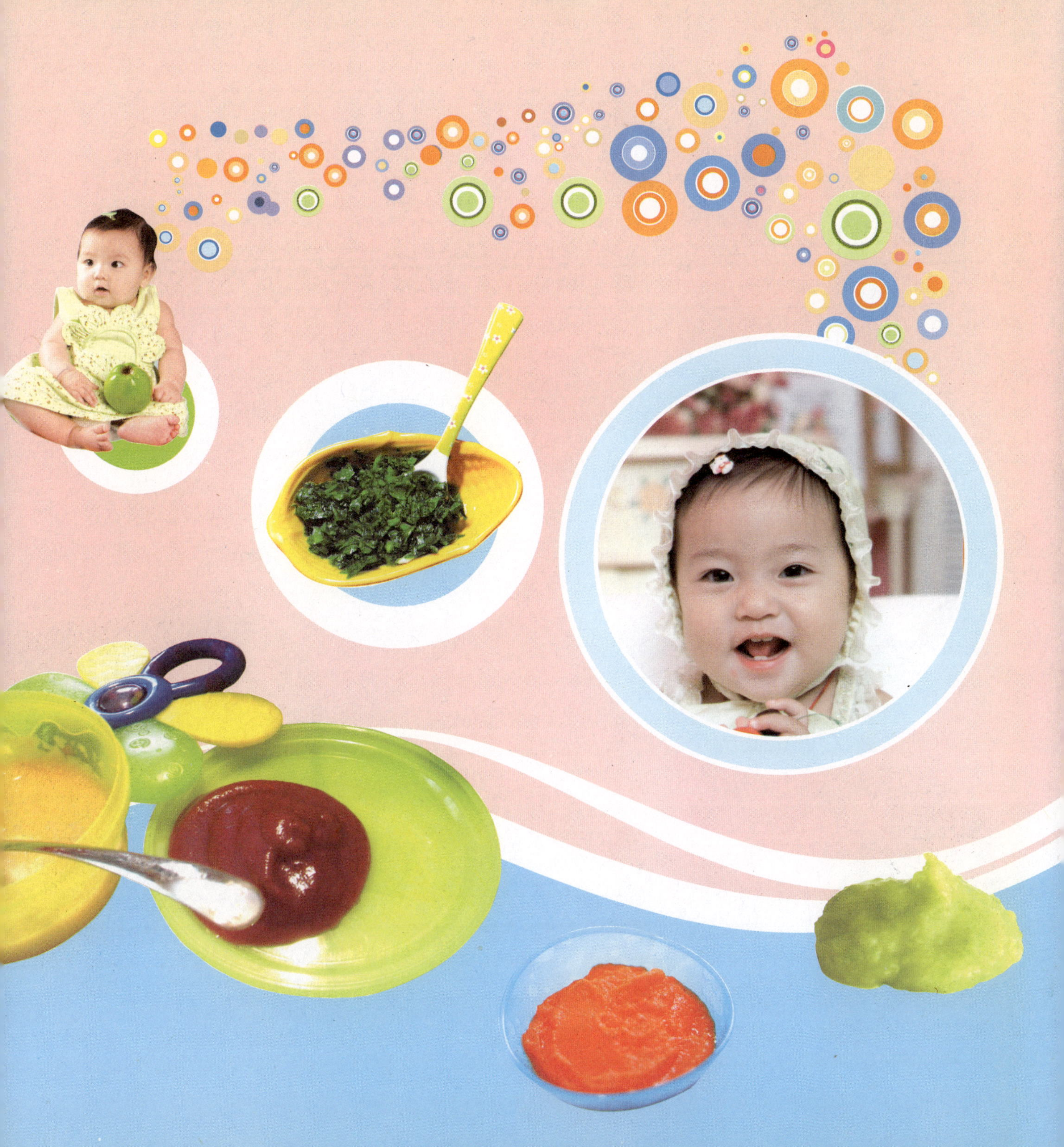

# 第一章 一、营养关乎宝宝的智力发育和免疫力

## 1、营养与智力

孩子的聪明与否由遗传决定，这大概是多数人所认可的想法。事实上，遗传的确对孩子的智力存在一定影响，但真正挖掘出遗传的潜力并不容易。智力更多的是与孕前、孕期、婴儿出生后的营养息息相关。

比如，体质弱的孩子沉默寡言、不爱动，但如果给予丰富的营养，情况便会有所好转。

### 智力发展的物质基础是大脑

智力发展的基础是大脑，在宝宝出生后至三岁之前是脑部发展的关键时期，在这期间能否给宝宝提供充足、均衡的营养，决定了宝宝脑部功能是否健全，进而决定了宝宝的智力是否优良。

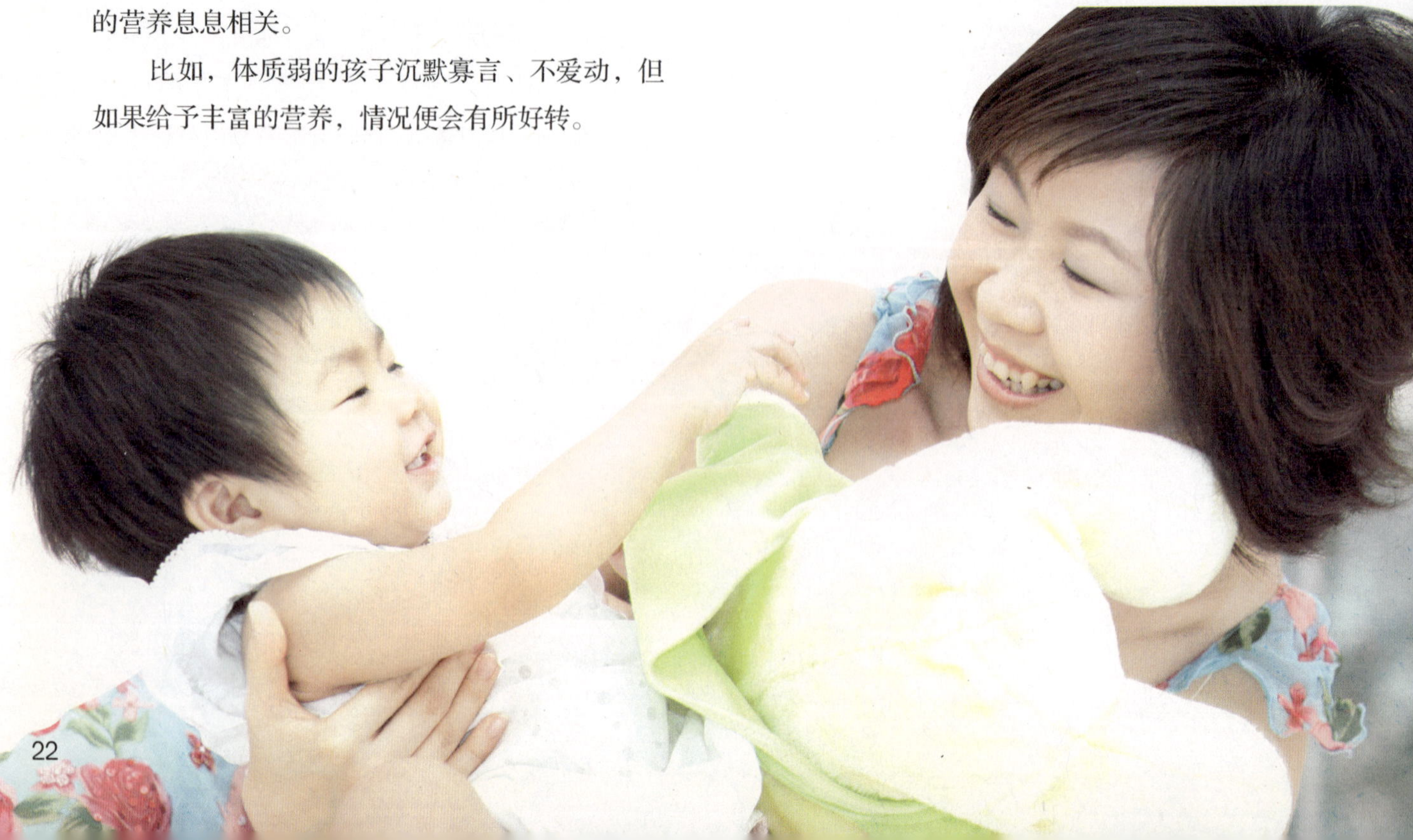

一个人的聪明程度由大脑许多部位的发育特征决定着。最关键的当数大脑皮层，它是人们进行思考和逻辑推理的部位，有多个脑叶，分别接受着语言、思考、记忆、触觉、听觉、视觉等信息。

童年时期，人的大脑皮层逐渐变厚，而到了成年时期，大脑皮层逐渐变薄。这说明童年是一个人大脑发育的关键时期。此外，由于大脑的发育具有不可逆性，如果父母在这一时期忽略了宝宝的营养而未能及时补充，给宝宝在智力上造成的伤害也许会造成一生的影响，这是日后再努力改善也无法弥补的。

### 大脑发育的基本条件是营养

蛋白质、脂肪是大脑的主要构成成分，此外，碳水化合物、矿物质以及维生素不仅是身体所需的营养物质，还是大脑发育的基本条件和维持大脑功能所必不可少的保证。这些营养物质能否充分供给，决定了大脑结构与功能的物质的健全程度。

蛋白质是细胞的主要成分，如果缺少，就会使大脑的脑细胞数目减少，降低大脑酶的含量与活性，影响着大脑的发育；脂肪影响宝宝的神经系统的生长和发育；碳水化合物是大脑神经细胞活动的热能来源；矿物质与维生素对脑细胞的功能起加强作用。

宝宝在出生后，大脑的神经细胞很快就会增加到所需的数目。如果宝宝在此期间的饮食缺乏营养，则对大脑造成的伤害也就最大。脑细胞缺乏的时间越早，损害也越大，其对于一生的智力将有持续性的影响。

## 2、营养与免疫力

人体80%的疾病与免疫力有关，也许父母都注意到了，体质差、虚弱的孩子总会发生感染，而营养充足的宝宝就会很健康。这是因为免疫力与饮食营养有着密切的关系。父母要想减少病菌对宝宝的伤害，除了帮助宝宝建立外在的抵抗病菌的良好环境，更应该注重培养宝宝强大的内在免疫力。这样就算不小心感染了病菌，宝宝体内也有能量来尽快恢复健康。

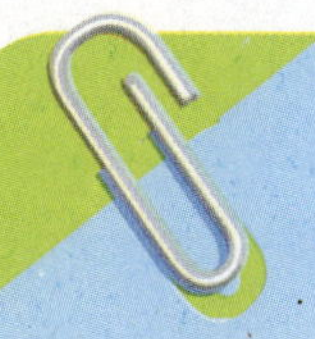

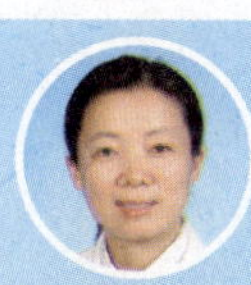

### 专家提醒

维生素C可以提高孩子智商。缺乏维生素C的宝宝智商低于维生素C充足的宝宝，但在加以补充后，其智商有所提高。同时，维生素C还更能充分挖掘遗传的智力潜能。

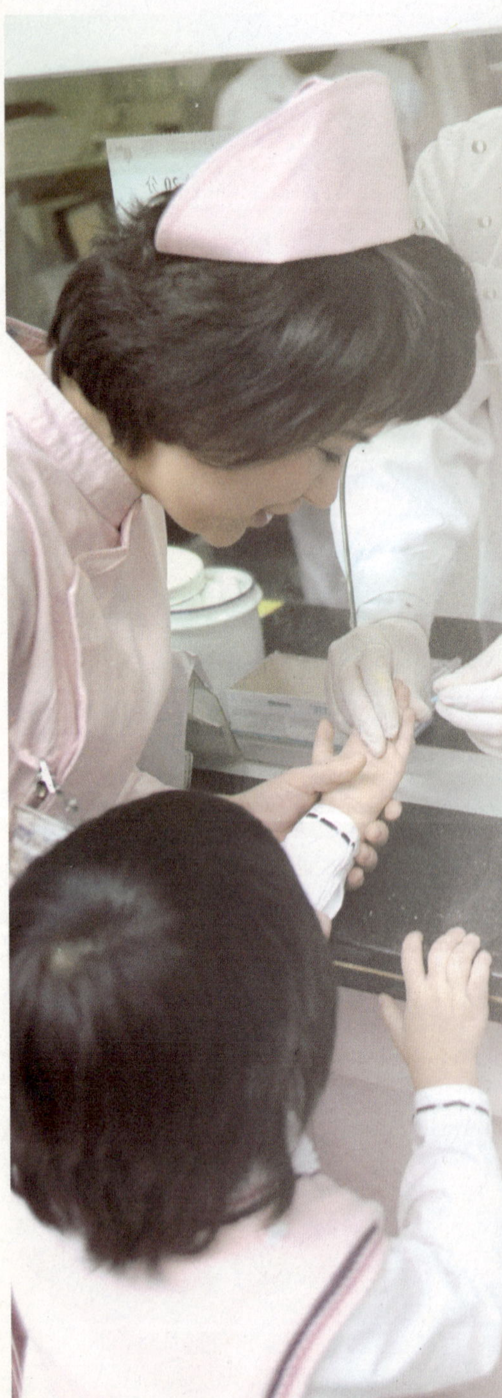

## 抗体——宝宝的保卫者

当细菌和病毒侵入身体时，体内的淋巴组织会产生一种抗体。它可以对抗病毒和细菌，或者把这些病毒和细菌转化为对人体无害的物质，从而避免感染。它是保护宝宝健康的忠实守卫者。

但是这种抗体并不是平白无故就可以生成的，它需要有充足的营养。抗体是一种蛋白质——免疫球蛋白，如果体内蛋白质少、热量少，就会导致免疫球蛋白减少，肌体抵抗力严重下降。而当宝宝饮食中的营养充足时，体内的淋巴组织就会赶紧行动，迅速地制造出许许多多的不同抗体，来对抗病菌和病毒的威胁。

除了这些抗体，体内的白细胞、淋巴细胞也是宝宝的保卫者，他们有着和抗体一样的功效，能消灭病毒、病菌，阻止病毒的繁殖。

## 均衡营养——宝宝的免疫之源

看来，宝宝要想有足够的抗体，还是要靠“吃”。

新生的宝宝主要食用母乳，这是最好的营养来源。事实证明，食用母乳的宝宝对于感染的抵抗力要强于食用牛奶的宝宝。添加辅食后，父母在宝宝的食谱上就要注意了，在遵循均衡膳食原则的同时，还要给宝宝添加富含免疫成分的食品。

蛋白质参与制造免疫相关的抗体；核苷酸是体内供应能量的主力军；维生素A增强各组织表层的抗病能力，降低感染性疾病的发生；胡萝卜素能够在体内转化为维生素A；维生素C是最好的抗生素，能预防感染，抑制细菌的生长，消除病毒、病菌的毒性，对身体还有加速复原的作用；维生素E能增加抗体，清除病毒、细菌；锌可以直接抑制病毒增殖；充足的铁可以加强免疫功能，维持体内T、B淋巴细胞数量与质量的稳定；食物中的多糖类物质，可以提高人体的免疫功能。

# 第一章

## 二、科学的营养很重要

### 1、宝宝的饮食原则

万物皆有规则，营养更是如此。宝宝的营养不仅要吃得好，更应该吃得对。这需要父母首先建立正确的营养观念，学好均衡营养这门功课，按照正确的科学营养知识给宝宝进食，使宝宝茁壮成长，更健康，更聪明。

#### 营养不可摄取过少

如果宝宝有充分的营养，这些营养便可为宝宝一生的健康打下基础，包括智力、体力和免疫力等。反之，营养不良非但会影响宝宝的生长发育，而且对宝宝的智力、骨骼、性格等方面有着不容小视的深远影响。比如出现逐渐消瘦、精神萎靡、神经衰弱、皮肤干燥、骨骼肌退化、机体抵抗力低、成为传染病的易感者等。

虽然3岁以下宝宝所需的营养成分不同于成人，但一些父母常会为宝宝准备简单的、类似成人的食物，而忽略为宝宝准备适合他们的食物。加上一些父母工作繁忙，无法仔细照料宝宝，可能在不经意间就导致宝宝营养不均衡。

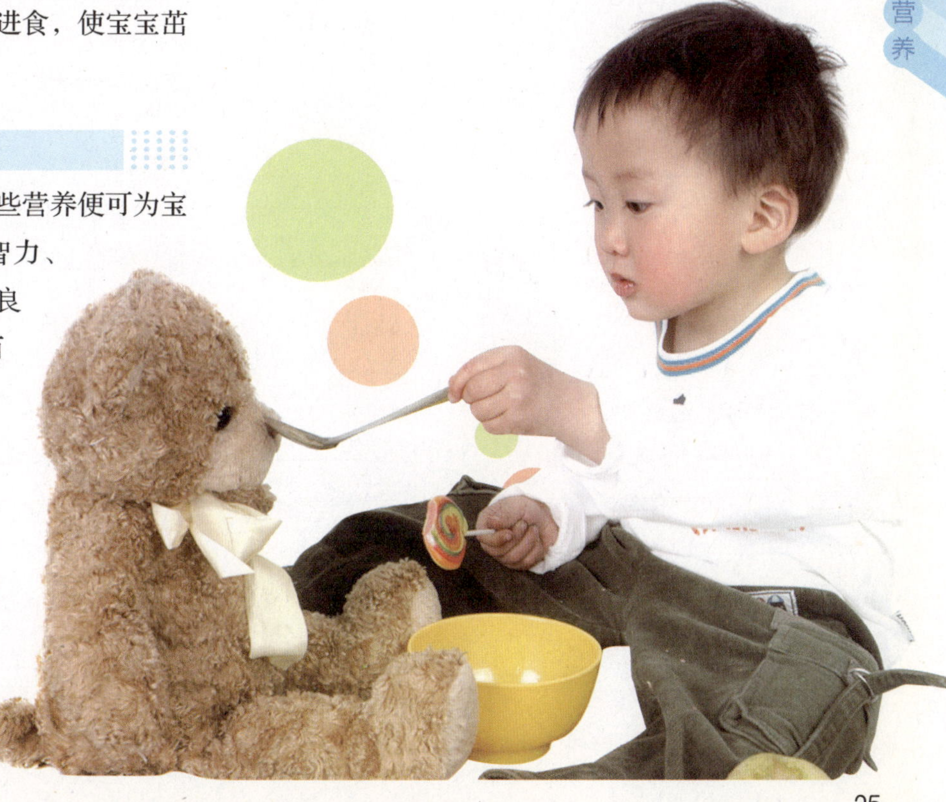

## 好营养，好骨骼

科学的营养决定宝宝的骨骼发育，宝宝的骨骼发育又决定宝宝的体型和外貌。许多父母缺乏育儿知识，仅关注孩子长大后的学步、学坐姿态，而不关注营养，等孩子长大后出现骨骼发育不良时则后悔不已。

在宝宝迅速生长发育的幼儿期，宝宝骨头里的钙、磷等无机盐含量少，有机物含量多，所以宝宝的骨骼一般硬度小、弹性大、柔软、不容易发生骨折和断裂，但却容易发生变形。此外，在这个时期里，宝宝的各个器官功能还没有定型，容易发生变化。因此在这时就更要注意让宝宝的营养跟上，从而保持宝宝健美的体形。

如果骨骼所需的营养在饮食中缺乏，那么骨骼异常发育会随着年龄增加而愈加明显，一些背部、腿部的骨骼异常可能在孩童时代不易察觉，却能使孩子在日后甚至成年因背痛及足部问题而困扰多年。另外，如果宝宝胸腔发育好，会使胸腔容积扩大，从而有足够的肺活量，不容易产生呼吸道感染，有利于血液循环。

脸部骨骼的发育不良会使宝宝出现如脸型狭窄、拉长；前额凸起或凹陷；下巴倒缩、嘴巴突出等情况。不管是那一种异常都会影响宝宝容貌。当宝宝脸部骨骼小且发育不正常时，宝宝的鼻窦容易发炎，引起头痛。

父母要保证为宝宝在日常生活中提供合理营养，如供给足量的蛋白质、脂肪、碳水化合物、维生素、无机盐以及各种微量元素，保持宝宝健美体形，让儿童身体各个部分正常发育。这不仅使其外形美观，而且有利于孩子全身，特别是内脏器官的健康发育。

## 好营养，好性格

有的父母感叹自己的孩子爱哭闹、任性固执、脾气暴躁，或孤僻内向、胆小怕事等，不如别人家的孩子那么“好带”。事实上，除了性格是天生的这一说法，宝宝的性格也与所摄取的营养是否充足有关联。父母应该在苦恼之后，更多地关注一下孩子的饭碗。

宝宝的食物不仅决定了他们的长高长壮，还决定了他们的脾气与性情。以前有过实验发现，婴幼儿的哭闹、少儿的忧郁以及各年龄段人们的暴躁易怒，都可能与不良的

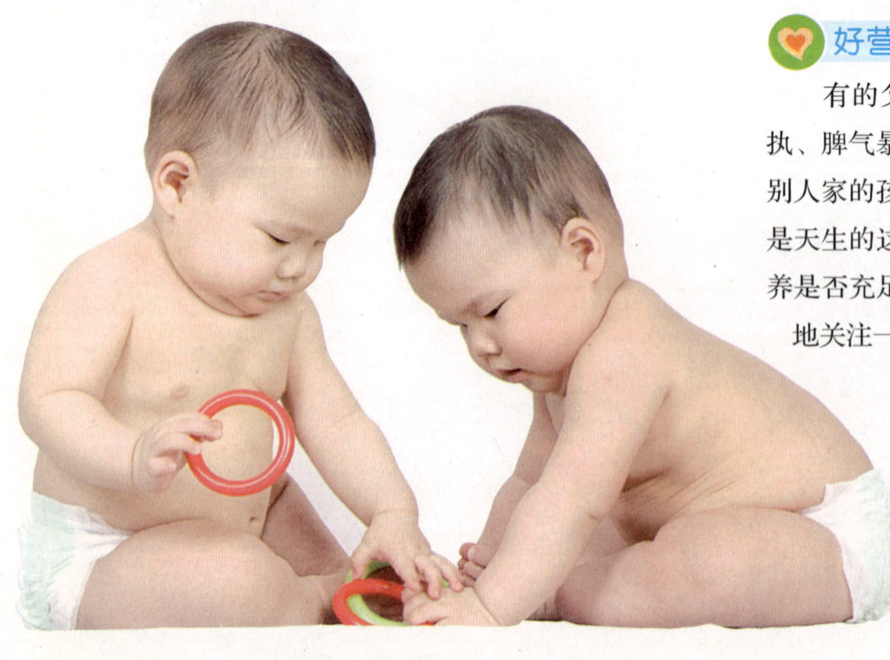

营养状态有关。事实证明，父母在宝宝的饮食上做了调理之后，比如添加有营养的食物，宝宝的健康和脾气可能会得到显著改善。在宝宝的成长期给予他们充足的营养，可使他们更健康也更活泼可爱。

宝宝缺乏富含钙、镁的食物，会任性、容易哭闹、脾气大。因为钙对神经刺激的传导有帮助，宝宝缺乏钙会使神经不能松弛，从而精神紧张、脾气暴躁。同样，缺乏镁也会对神经活动传导造成干扰，出现暴躁和紧张。

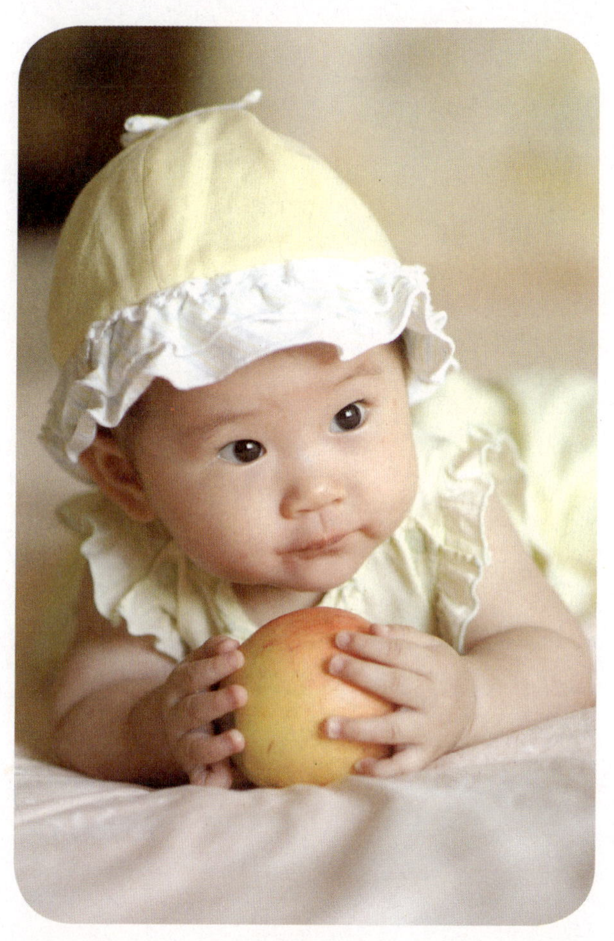

宝宝长期食用缺乏维生素B的食物，会好动、粗心、注意力不集中。而含铅的食物会加重宝宝这一情况，因为重金属一旦进入宝宝的体内，会很难排除，从而影响孩子脑部的化学结构，使宝宝出现智力减退、记忆力下降等情况。

宝宝性格好，就会给家庭添加更多的欢笑。因而为了纠正孩子的不良情绪和性格，父母更应该从改善食物、确保合理营养开始。

## 营养不可摄取过多

随着生活水平的提高以及当今父母对孩子健康的重视程度有所增加，营养不良的宝宝已经逐渐减少，取而代之的是肥胖、增长过快或营养不均衡的宝宝。

宝宝在婴儿时期的生长速度是一生中最快的，因此更加需要全面均衡的营养来支持。一些父母生怕自己的孩子营养不够，不利于生长发育，便使劲给孩子补充营养，殊不知，这也违背了科学营养的饮食原则。营养物质摄取过多，对

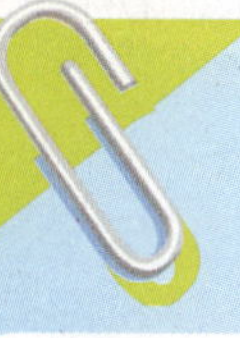

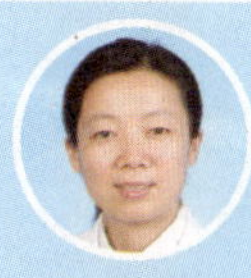

**专家提醒**

限制糖类并不是要宝宝完全拒绝摄入糖类，而是要控制，并选择好吃甜食的时机。比如，宝宝饿了的时候，或者活动消耗了身体能量之后，父母可以适当给宝宝吃些含糖的食物，补充体内消耗的热量。

宝宝的健康成长是非常有害的，会使宝宝出现营养过剩的情况。

**蛋白质过量** 0~3岁的宝宝各个器官发育都不完善，有时无法承担过多营养物质的代谢任务。比如，如果宝宝长期摄入过多蛋白质，那些无法被身体吸收的剩余蛋白质便会转换为脂肪，使宝宝出现肥胖症状；此外，这些剩余蛋白质还会因无法排出体外，而破坏宝宝体内营养物质的平衡，导致宝宝容易出现发烧、呕吐、腹泻等情况，严重的还会导致高氮血症，对宝宝的智力造成影响。

**脂肪过量** 宝宝摄入过多脂肪，这些脂肪便在身体形成堆积。而肥胖儿童在日后成人期患高血压、高血脂、糖尿病的风险也会大大增加。

**维生素过量** 维生素的重要性大概尽人皆知，它是保持人体健康的重要活性物质，于是很多父母除了给宝宝多食用含维生素的食物外，往往还会给宝宝辅助喂养维生素药物。但一般来说，

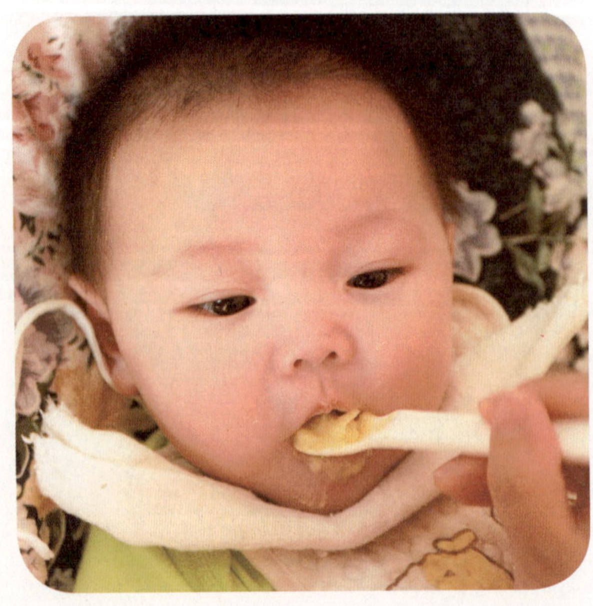

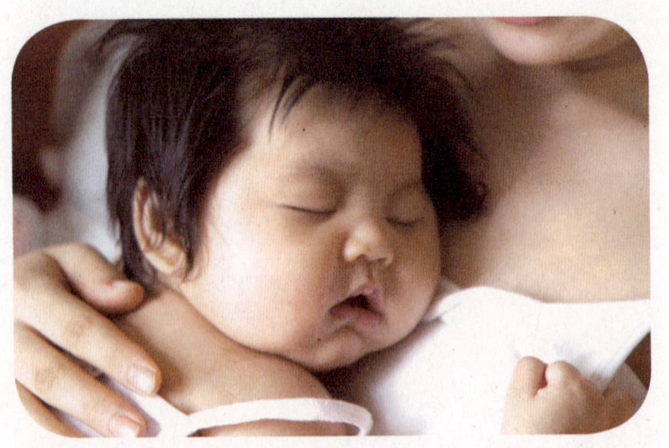

均衡摄入含有维生素的食物、多晒太阳、适量补充维生素制剂，已经可以满足宝宝对维生素的需求。如果额外添加过多的辅助药物，宝宝会因身体无法承担和吸收，而发生呕吐、厌食、焦躁等维生素中毒现象。

## 避免甜食过量

糖类可以为宝宝的身体提供正常运作的大部分热量，有保持体温、促进新陈代谢、维持大脑和神经系统正常功能的作用。因为口感好，甜食总是受到人们尤其是孩子的喜欢，有些溺爱孩子的家长，为了满足孩子的要求，给予宝宝过多的甜食。事实上，父母一定要控制并减少宝宝对糖、饼干等甜食的摄取量，因为宝宝已经从日常膳食中得到了足够的糖类，不需要再额外补充。这些甜食给宝宝提供的更多是热能，而并非宝宝所需的蛋白质、维生素、矿物质等物质。这些额外的甜食，不仅会影响宝宝的生长发育、妨碍牙齿生长，还会使其中的碳水化合物在代谢过程中转化为脂肪，导致宝宝肥胖并诱发多种疾病。

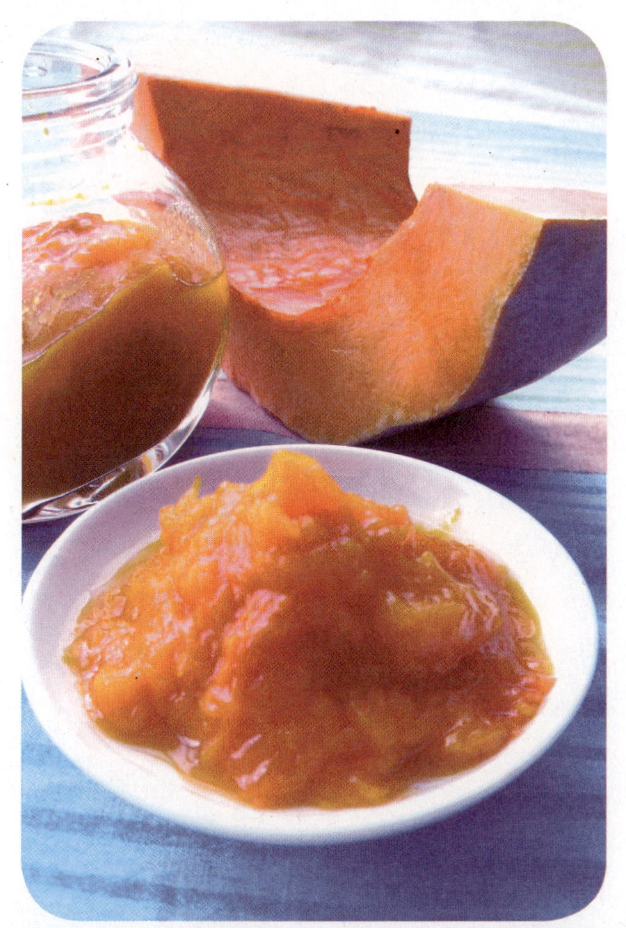

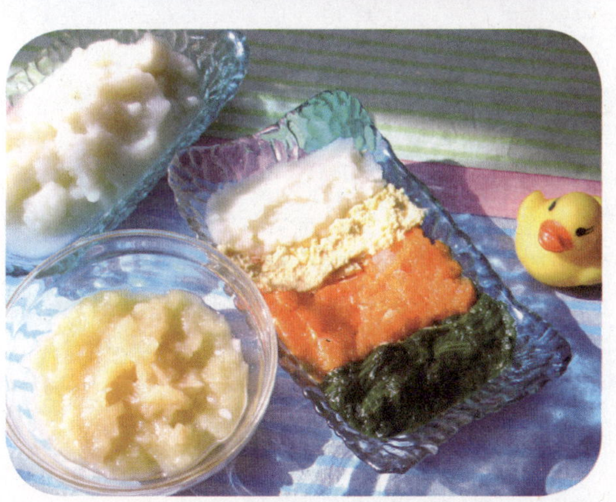

### 垃圾食品当营养

有些食物对于宝宝来说是垃圾食物，比如零食太多使得许多孩子出现营养过剩的症状，还有的父母不让孩子吃糖，却给孩子喝添加了人造糖精的软性饮料。垃圾食品非但不会对宝宝的生长发育有帮助，还会影响宝宝的健康。父母一定要仔细区分，科学安排宝宝的食物。

这些对于营养完全没有益处的垃圾食物都有共同特点：高糖、高脂，而蛋白质、纤维素、矿物质低。如炸薯条、炸洋芋片、炸鸡和可乐等食物，或者高热量、营养少的点心，因含有过多油脂、盐分和糖分以及较多的香精、色素、防腐剂，对宝宝的胃肠道有损伤，有的还有致癌作用。一些高糖的碳酸饮料会带走体内的钙。有的宝宝还会因为吃了垃圾食品而导致饮食不规律，影响正餐的食欲而产生厌食。

## 2、宝宝营养的来源

宝宝的营养并非来自辅助药物，也并非单纯来自奶制品与肉类。事实上，五谷杂粮与水果蔬菜、豆制品应该是宝宝餐盘里的主角，因为这些食物不仅可以为宝宝提供正常需求的营养物质，还能避免奶制品与肉类摄取过多给宝宝造成脂肪、胆固醇过高。因此，父母应该纠正对宝宝饮食的错误理解，把正确的、适宜的食物合理地安排在宝宝的食谱中，以保证满足宝宝身体发育的需要。

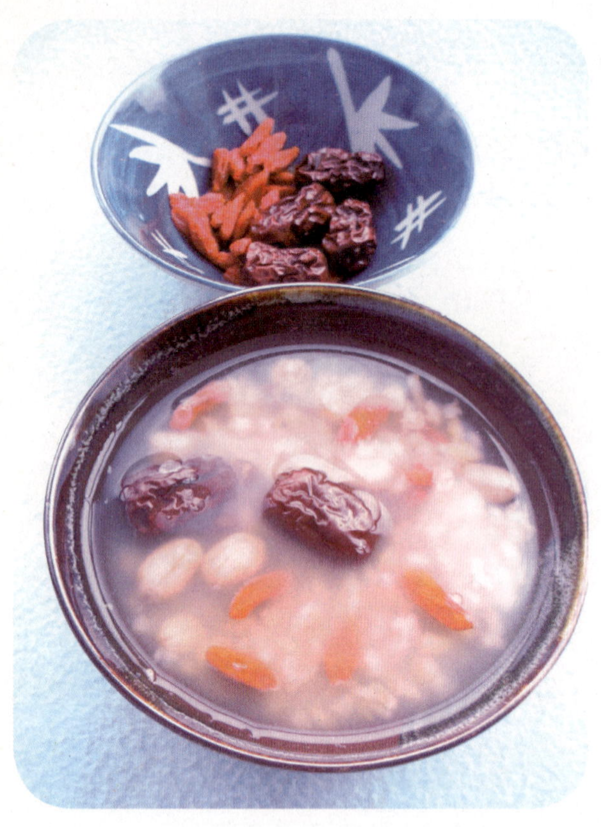

但是谷类食物若过度加工或是烹饪过度，都会损失其中的无机盐和维生素。因此，父母在加工制作中，要注意把握尺度。此外，把谷物贮存在通风干燥的阴凉环境中，有利于保存谷物的营养价值。

## 蔬菜

蔬菜是维生素和纤维素的主要来源，此外还含有宝宝身体所需的钙、磷、钾、铁等矿物质。这些矿物质可参与构造宝宝身体各组织，起到调节身体各种生理功能的作用。纤维素可以促进宝宝肠蠕动，有利于把宝宝体内有害物质及时排出。细分下来，蔬菜有绿叶蔬菜和普通蔬菜两种。绿叶蔬菜，如菜花、甘蓝、白菜等，其维生素C和胡萝卜素要较高于普通蔬菜，胡萝卜素可促进宝宝生长发育，增强身体免疫力。

## 谷物

大米、小麦、杂粮、薯类等被称为谷类食物，是中国人传统膳食中的主食。谷类食物含有碳水化合物、蛋白质、膳食纤维以及维生素等营养物质，供给人体热能。

在谷类食物中，父母还应给宝宝的饮食多添加些粗粮，如大麦、燕麦、小米、全麦面包等。因为这些粗粮含有多种碳水化合物，对于正在成长的宝宝来说，是能量的主要来源，不仅营养丰富，也容易被吸收。

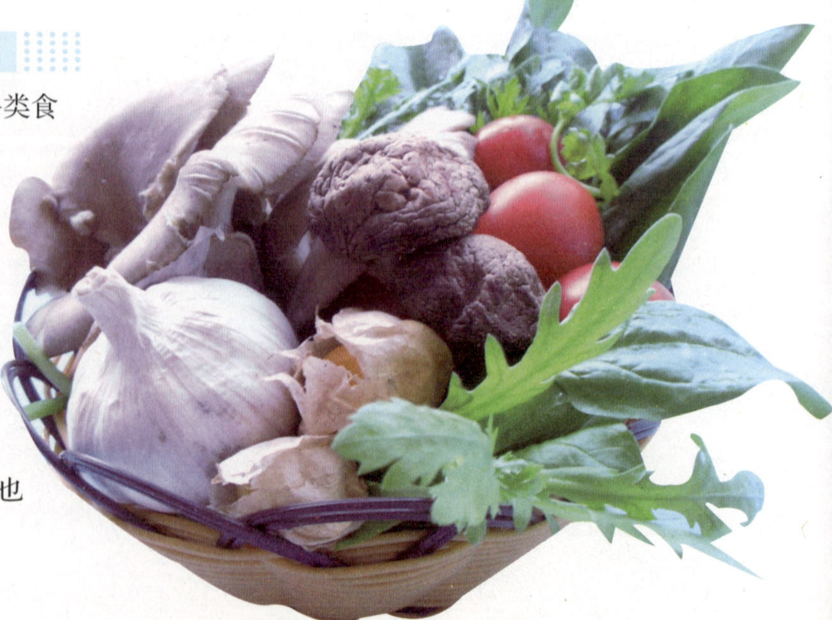

蔬菜因其含有特殊的香味，能够刺激宝宝食欲，一般宝宝都比较爱吃。但父母在选择蔬菜时，一定要注意新鲜，因为新鲜是营养物质是否丰富的关键保证。而且，一种蔬菜不可能提供身体所需的所有营养物质，因而父母最好做到多样搭配，让宝宝每天食用两三种蔬菜；同时在烹调时应少放盐，并尽量缩短烹调时间，从而保证其营养物质不流失。

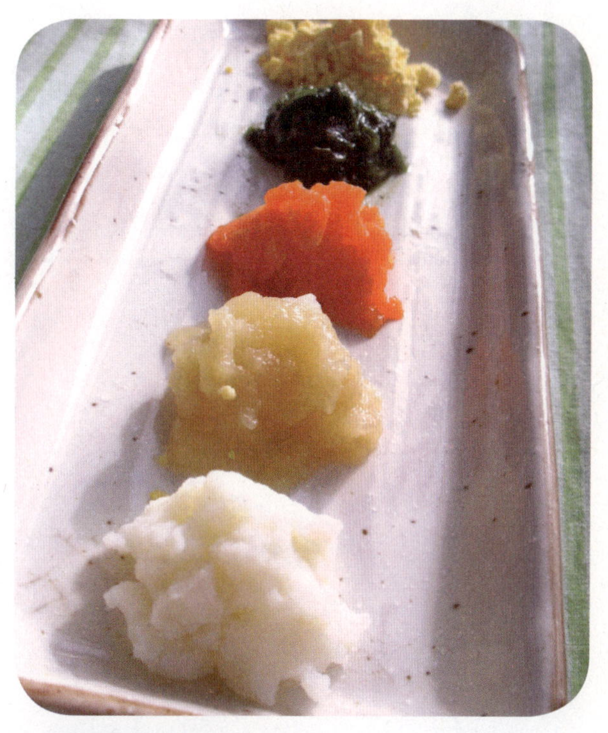

## 豆类和豆制品

豆类中有比较齐全的营养成分，蛋白质含量高，而且大豆脂肪中的不饱和脂肪酸不同于动物脂肪的胆固醇，它含有亚油酸、亚麻酸，对宝宝大脑发育很有利。此外大豆还含有丰富的矿物质和维生素。

豆类中，营养价值最高的是大豆类，但大豆中的碳水化合物在体内不易被消化，容易引起肠胀气和腹泻。大豆含有皂角素，可刺激胃黏膜，所以，如果给宝宝食用没有煮熟的黄豆或豆浆时，易使宝宝产生恶心、呕吐、头晕、头痛、腹胀、腹泻等症状。

大豆制作成的豆腐、豆腐干、豆浆、豆芽等豆制品，营养丰富，容易消化和吸收，同时去除了大豆中对身体不利的成分，因此，可以给宝宝多吃。

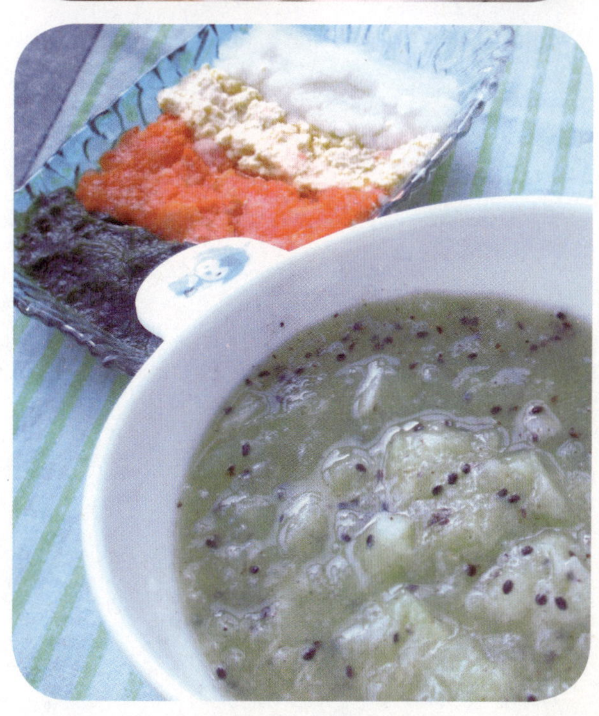

## 水果、籽类和坚果

水果有着与蔬菜类似的营养物质，含有膳食纤维、矿物质、维生素C和胡萝卜素等。水果含有糖类，因此带有甜味，宝宝比较喜爱。但由于水果中的物质不能给宝宝提供充足全面的营养，

父母要注意不能用水果完全代替蔬菜和主食。

籽类和坚果比较可口，而且营养丰富，含有蛋白质、碳水化合物、维生素E、B族维生素、钾、镁、磷、钙、铁、锌、铜等营养成分。对于增强宝宝体质、促进生长发育、预防疾病有很好的帮助。同时，坚果中的脂肪富含人体必需的脂肪酸，是优质的植物性脂肪，能够给宝宝大脑和视网膜的良好发育提供保证。

但由于籽类、坚果不容易被消化，且有可能造成宝宝窒息，所以对于两周岁前的宝宝，父母可以把坚果磨碎，放在其他食物里喂给宝宝。这样不仅利于宝宝的消化，也利于其营养物质的充分吸收。两周岁以上的宝宝便可以吃整粒的坚果了，但父母也要注意在宝宝吃时认真看护，以免发生意外。

## 肉类

肉类营养丰富，富含蛋白质、脂肪纤维素和矿物质，可供给人体需要的绝大多数营养物质。其中，肉类蛋白质的氨基酸有着很高的生理价值。

肉类中，瘦肉的蛋白质要高于肥肉，肥肉的脂肪要高于瘦肉。瘦肉中的铁，可以防治宝宝缺铁性贫血。但肉类的碳水化合物含量比较低，而且一旦摄取过多，其脂肪容易导致宝宝出现肥胖等病症，因此父母要注意让宝宝同时从豆类、谷物、蔬菜、水果中获取更多的营养。在给宝宝做肉类食物时，父母要注意精细加工，彻底蒸煮，并辅以素食。

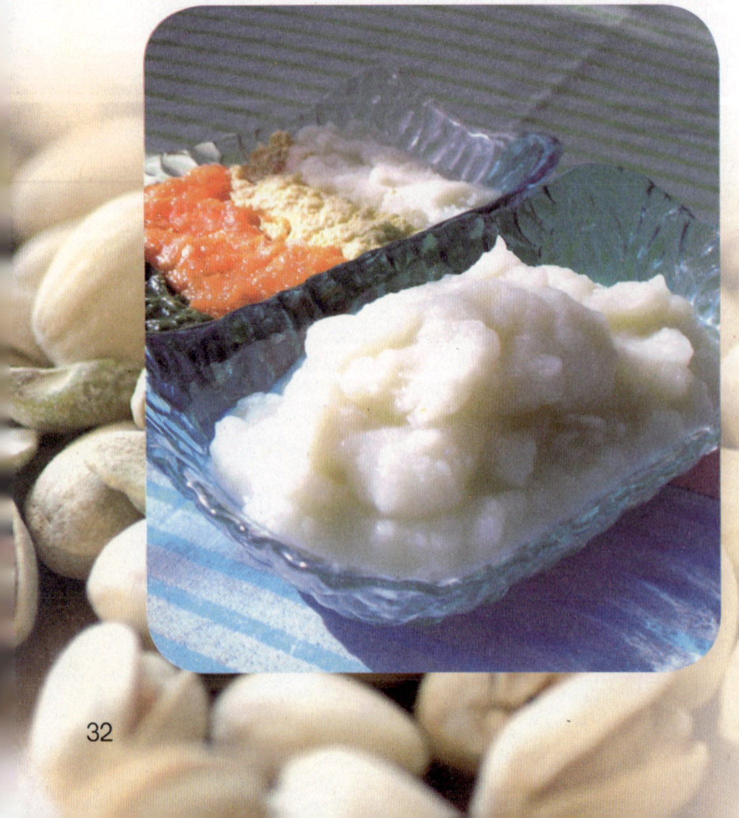

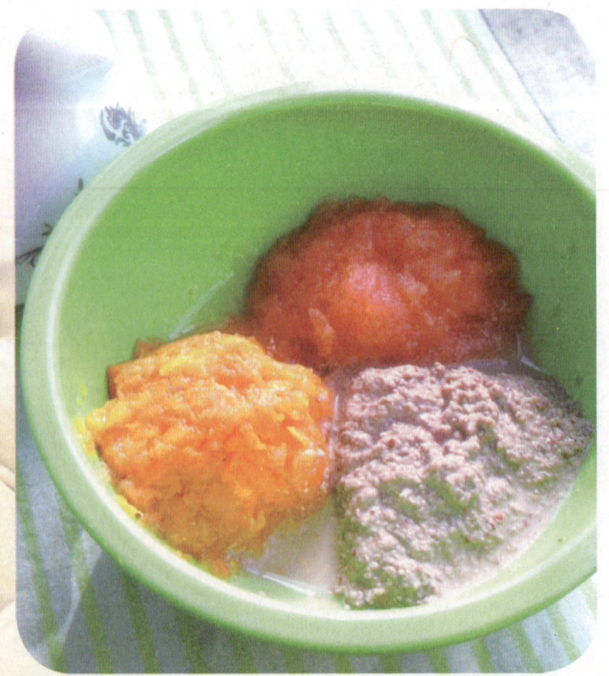

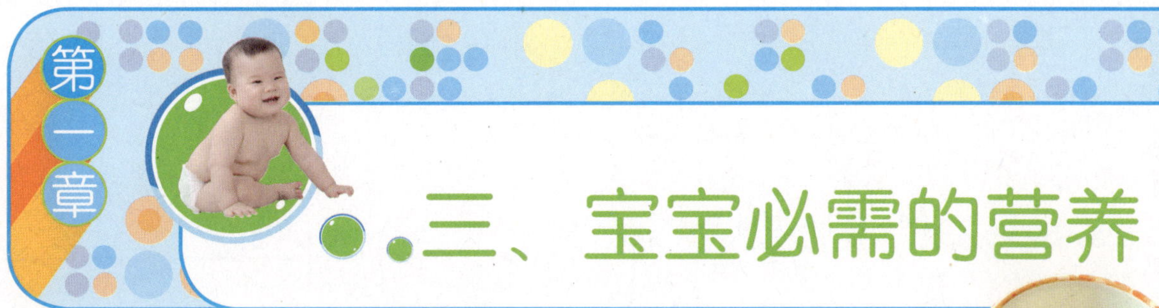

# 三、宝宝必需的营养

## 1、蛋白质

蛋白质是构成人体各组织器官的主要材料，同时人体整个新陈代谢过程需要蛋白质，大脑从事复杂智力活动需要蛋白质，身体抵抗疾病的激素等均需蛋白质。

婴幼儿时期是宝宝身体各个系统发育的最重要时期，因而需要充足的蛋白质来满足生长发育的需求，同时也需要充足的蛋白质对体内被破坏的组织起到修补和恢复的作用。所以鸡蛋、鱼类、奶类、各种蔬菜、豆类等含大量蛋白质的食物，对于宝宝来说是必不可少的。

### 适量摄取动物蛋白

鸡蛋、肉类、奶类中的蛋白质虽然比较丰富，但碳水化合物、维生素和纤维素含量较低，胆固醇、动物脂肪过高，所以父母应让宝宝适当摄取。结合摄取蔬菜、豆类等植物蛋白质，这些植物内的碳水化合物、维生素和纤维素能使宝宝得到补充。

### 大脑发育的关键营养

0~3岁的婴幼儿时期，是脑发育相对较快的时期，这时便要有丰富的营养物质来供给发育需要，蛋白质是这些营养物质中最关键的，需要量也较大。因为蛋白质是构成大脑的重要物质，当人们在从事脑力活动时，便需要蛋白质来提供脑细胞代谢，以此维持大脑的各种运动状态。因此，蛋白质决定着宝宝的大脑发育。如果缺乏蛋白质，婴儿脑细胞的数量和质量将降低，大脑结构将会受损。

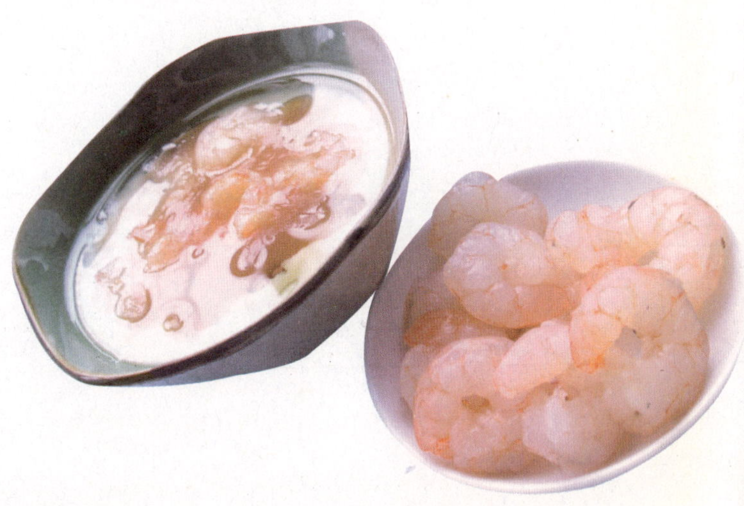

### 要有热能配合

蛋白质的需求量在很大程度上受到热能摄入量的影响，要想让食物中的蛋白质充分发挥其特殊的功能，热能就必须同时满足需要。因此，父母在宝宝的营养物质摄取上，要注意合理搭配，从而发挥蛋白质的互补作用。

随着宝宝的生长趋势和环境的不同以及日常活动量的增加，宝宝对蛋白质的需求量也各有不同。年龄越小的宝宝生长发育越快，因而所需的蛋白质也就相对越多。一般来说，根据每千克体重，宝宝每天需要蛋白质3~3.5克。

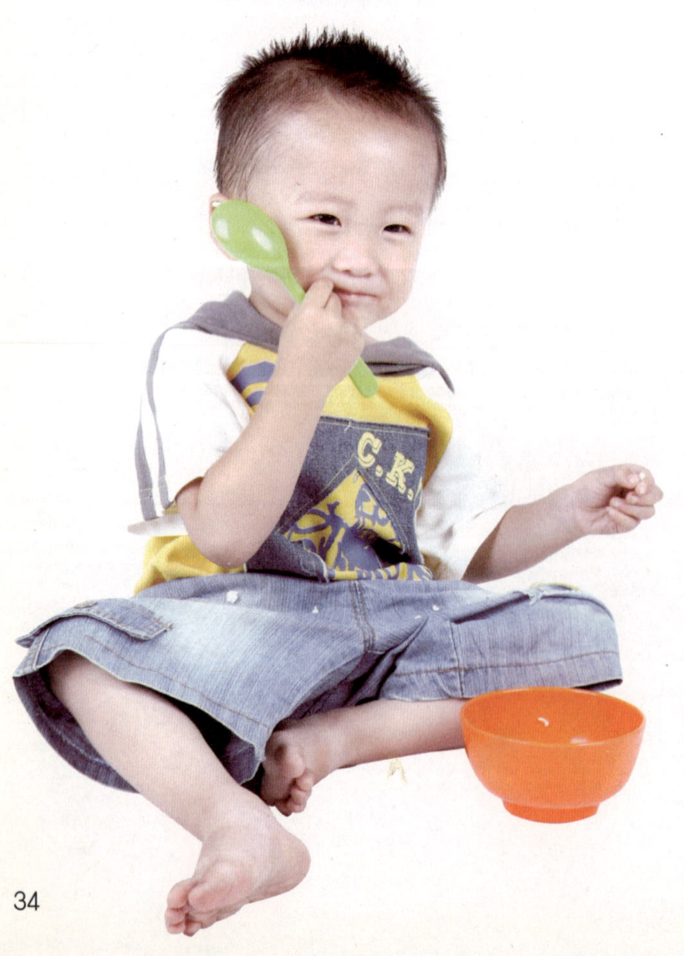


## 2、脂肪

脂肪是身体必须的营养物质之一，所含的热量高于碳水化合物的两倍，是丰富的热量来源和重要的供能物质。

脂肪是身体构成的重要成分，还能因在皮肤下阻止体热散失而起到维持体温的作用，同时脂肪围绕在器官的周围，像垫子一般，能缓冲机械冲击，起到保护器官的作用。不仅如此，脂肪还能作为溶剂而促进某些维生素的吸收。

### 饱和与不饱和脂肪酸

脂肪由脂肪酸构成，分为两类：来自牛油、猪油、羊油等固体脂肪的脂肪酸是饱和性脂肪酸，主要存在于肉类和奶制品中，它们能给身体供应能量，却很容易导致一些疾病，如心脏病和中风等。

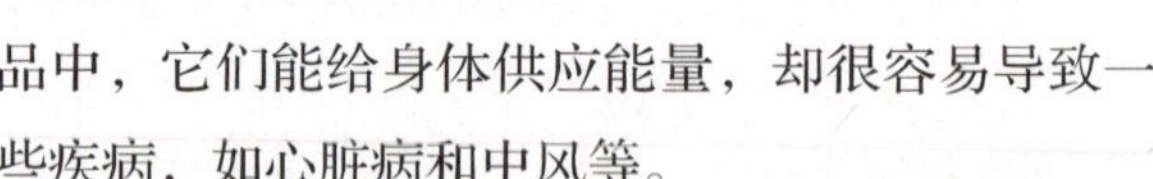

而来自大豆油、玉米油、花生油等植物油中的液体脂肪酸，是不饱和性脂肪酸，主要存在于以植物为主的食物中，有助于控制血液中正常的胆固醇含量，防止疾病，有益于身体健康。

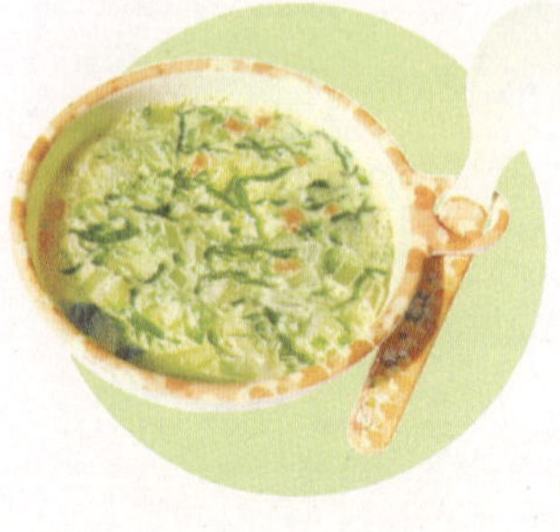

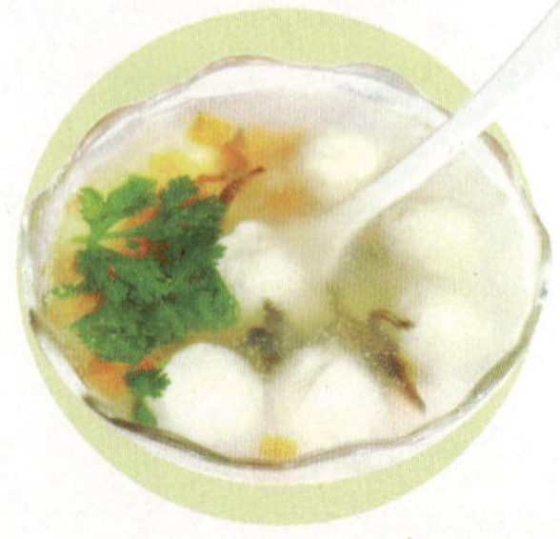

### 不可或缺

身体的每一个细胞都需要脂肪酸，脑部尤其是这样。如果没有脂肪，那么维生素A、维生素D、维生素E、维生素K等都无法被吸收，身体就会出现相应的问题。婴幼儿时期的宝宝脂肪代谢不稳定，容易消耗，如果长期供应不足，会出现营养不良、发育迟缓，引起各种脂溶性维生素缺乏症。如导致维生素D吸收不足，会影响身体对钙的吸收能力；维生素A不足，会出现皮肤干燥、鳞状脱屑等情况，还会使宝宝体重增长减慢。一般来说，食草类家畜的脂肪比较容易被儿童吸收。

### 适量摄取以免引起肥胖

相对来说，脂肪在胃里停留时间比较长，不管是宝宝还是成人，吃了脂肪含量高的食物，都会有饱腹感。但脂肪在体内不容易转化为燃料，很容易在体内堆积，宝宝摄取过多容易引起肥胖。因而，父母应注意给宝宝适量补充。

## 3、糖类

糖类即碳水化合物，是构成人体各组织的重要成分，可以给宝宝的身体提供热量，保证宝宝身体正常运作，还能够维持宝宝体温，促进新陈代谢，驱动宝宝肢体运动，维持大脑和神经系统正常。

如果糖类供给充足，则肝脏中储备的充足的糖原，不仅可作为身体需要时能量的来源，还能在一定程度上避免肝部受到有害物质的损害。碳水化合物中还含有不被消化的纤维，能够吸水、吸脂，对宝宝的通畅排便有帮助。

### 糖类的来源

相比成人来说，0~3岁的宝宝需要较多的碳水化合物。在宝宝最初的饮食中，糖类多为来源于各种奶类的乳糖和蔗糖。刚出生的宝宝可以消化乳糖并吸收，但对于蔗糖则没有较好的消化能力。

宝宝在日渐成长后，可以从蔗糖、大米、小麦、玉米、大麦、燕麦、水果、坚果、蔬菜中获取糖类，但父母要注意适量，同时避免让宝宝过分地直接摄取砂糖以及甜食。

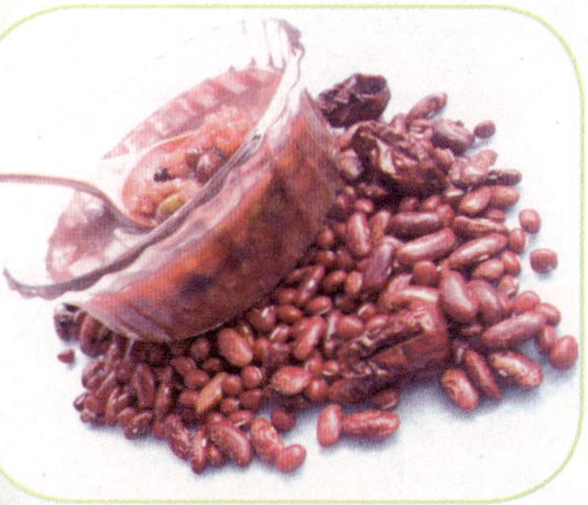

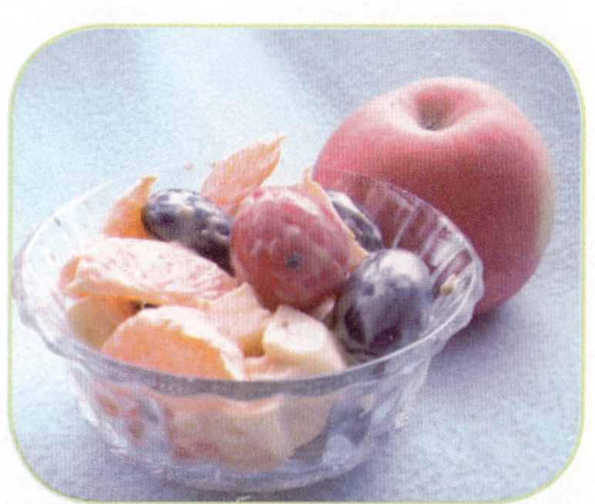

### 糖类需要不断补充

碳水化合物除了存在于血液和细胞液外，主要存在于人体的肝脏和肌肉中，含量并不高，一般很容易在一天中就消耗完，因而需要不断地补充。但正如我们在前面关于甜食过量里所说过的，一定要注意糖类的适量摄入，以免它在代谢过程中转化为脂肪导致宝宝肥胖。

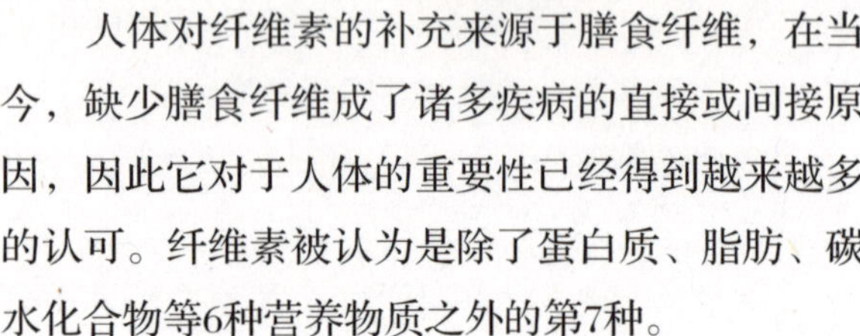

## 4、纤维素

人体对纤维素的补充来源于膳食纤维，在当今，缺少膳食纤维成了诸多疾病的直接或间接原因，因此它对于人体的重要性已经得到越来越多的认可。纤维素被认为是除了蛋白质、脂肪、碳水化合物等6种营养物质之外的第7种。

人们对膳食纤维的补充应从婴儿开始，宝宝自3～4个月能够接触半流质食品的时候，父母就应该给宝宝添加含有纤维素的食品，让他从这时逐渐适应纤维素，这对保护宝宝肠道、避免肥胖有不可缺少的功用。

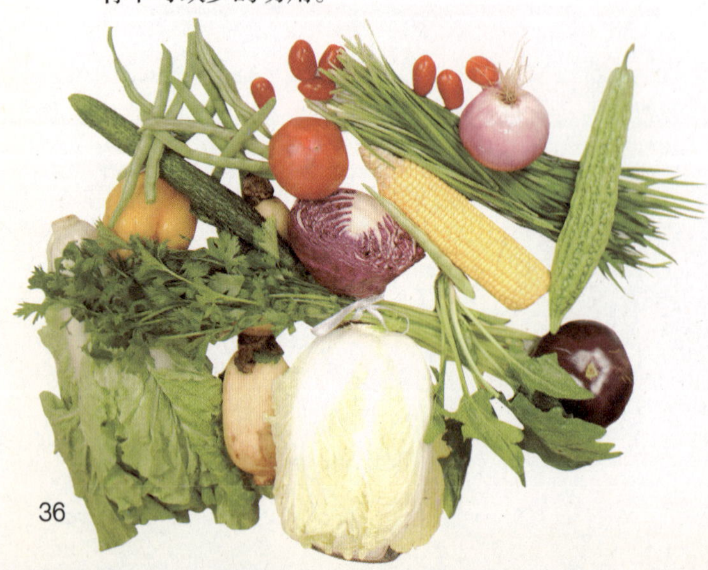

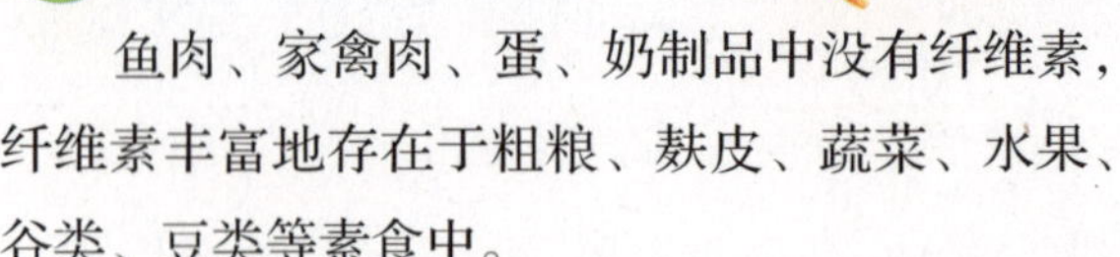

### 多在素食中含有

鱼肉、家禽肉、蛋、奶制品中没有纤维素，纤维素丰富地存在于粗粮、麸皮、蔬菜、水果、谷类、豆类等素食中。

纤维素是碳水化合物的一种。在宝宝摄取时，父母要注意最好适量多样，从不同的食物来源中获得纤维，而不要只是从单一或少数食物中获得。同时，蔬菜在烹饪时，许多纤维会被破坏，因此父母在烹饪蔬菜时应避免时间过长。

### 保护宝宝肠道

纤维不被肠道直接消化和吸收，但可以被肠道细菌分解，继而被人体吸收利用。它对于促进肠道蠕动、保持正常的消化功能是大有裨益的。宝宝1岁左右是建立排便规律的重要时期，这时，父母就应注意逐步给宝宝添加膳食纤维了。

膳食纤维有很好的吸水性，可避免大便干燥，促进肠道的正常蠕动，加快排泄，保护消化功能。不仅对厌食的宝宝、患便秘的宝宝大有帮助，还可以预防肠道疾病。如果父母给宝宝吃的食物太过精细，如总是食用牛奶、肉汤和鸡蛋等缺乏纤维素的食物，会由于对肠道蠕动的刺激少，使食物通过宝宝肠道的速度过慢，便有可能使一些致癌物质在肠道里增加停留时间，加大感染风险，大肠癌的致病原因便多出于此。

因此，父母要注意不能让宝宝的食物过于精细或多吃肉类而不吃素食，而应合理搭配荤素，避免宝宝出现上述肠道疾病现象。此外，纤维素在胃肠中占据的空间较大，容易使宝宝有饱腹感，可避免肥胖。

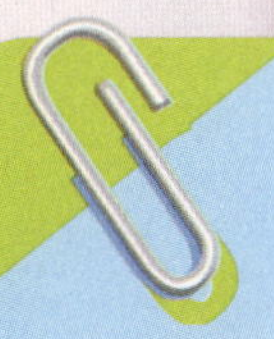
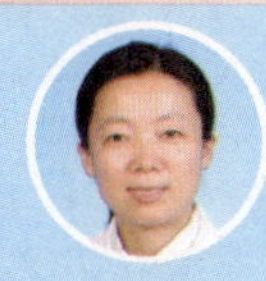

**专家提醒**

在肠道停留的有毒物质超过一定量时，肝脏的解毒能力难以负荷，这些没有被分解的有毒物质便会通过血液循环的方式，入侵宝宝大脑中枢神经，造成中枢神经中毒，出现注意力不集中、记忆力减退、反应迟钝等情况，从而影响宝宝的发育。

### 预防疾病

对于一些成年后易患的疾病，我们可以从婴幼儿时期就开始预防。比如纤维素可降低人体内的胆固醇含量，也可以预防糖尿病。

食物中的纤维素可以通过改变肠道运转时间而减慢人体对糖的吸收速度，降低患糖尿病的可能性。同时，这些纤维素还可以和胆酸——胆固醇的代谢产物在肠道中结合，使人体对胆固醇的吸收减少。

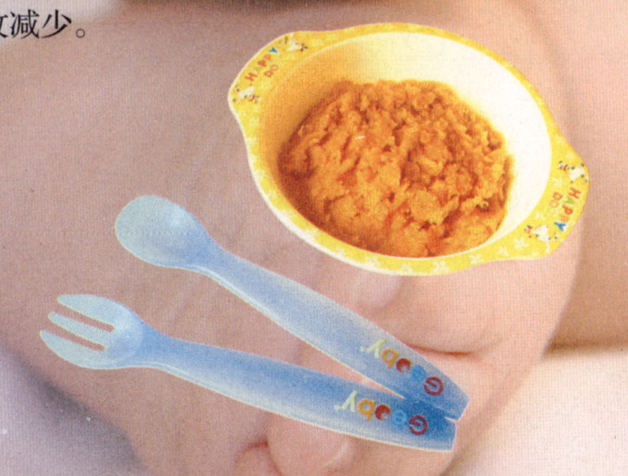

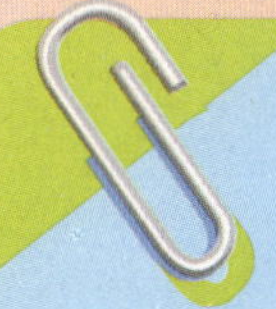
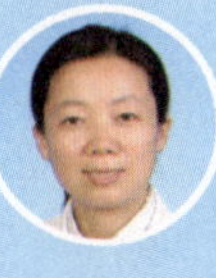

**专家提醒**

虽然膳食纤维有上述诸多好处，但父母也不要盲目给宝宝过多添加，应该掌握合适的量。因为膳食纤维摄取过多，不仅会使宝宝出现腹部胀气、大便次数过多的情况，还会降低锌、铁等宝宝所必须的微量元素的吸收率。

## 5、热量

热量给人体提供基础的代谢能量，人体每时每刻都在消耗能量。婴幼儿时期的宝宝生长发育飞快，热量自然是必不可少的，成人每日每千克体重仅需约209千焦的热量，3~4岁的宝宝需要418千焦，而1岁以下的宝宝需要约500千焦。

### 维持身体基本活动

与成人一样，婴幼儿首先需要用热能来维持生命的基本活动：维持体温、肌肉张力、各内脏的活动等体内基础代谢；其次用于生长发育：给身体各种活动提供能量、帮助消化食物、满足快速生长发育所需。另外还要用于宝宝的运动。爱哭、爱动的宝宝消耗热量比较快，一般要比安静的宝宝高出2倍多。

剩余热量在体内，最终会以热的形式或者排泄的形式来消耗完。因为婴幼儿的新陈代谢比较旺盛，因此所需热量多于成人，如果宝宝没有足够的热量，就会出现疲倦、活动少、食欲差、消瘦等影响生长发育的不良情况。

## 热量的来源

首先，热量来源于食物中的产热营养物质，主要由碳水化合物、脂肪、蛋白质来提供。它们经过氧化产生热量供身体维持生命、生长发育和运动。这三类营养物质普遍存在于各种食物中。脂肪中的热量相对较高，同等情况下，脂肪中的热量高于碳水化合物、蛋白质中的热量两倍之多。

粮食类、薯类食物是碳水化合物最经济的来源；奶油、黄油、植物油、沙拉等都是脂肪含量高的食品；肉类、蛋类主要由蛋白质、脂肪组成；大豆和坚果类同样富含油脂和蛋白质。

## 各营养保持平衡

为了使宝宝的生长发育得到保证，父母给宝宝准备充分的热量是很重要的，但是父母也要注意合理供给。

当热量供给不足时，各种营养物质在宝宝体内会失去应有的功效、无法发挥作用而优先向热量转化。而当热量供给过量时，多余的热量会变成脂肪贮存在宝宝体内，久而久之会引起肥胖症。

同时，父母还要注意在蛋白质、脂肪、碳水化合物的各营养物质之间保持平衡，一般来说，在总热量里，蛋白质供给的热量要占12%~15%，脂肪占25%~35%，碳水化合物占50%~60%。

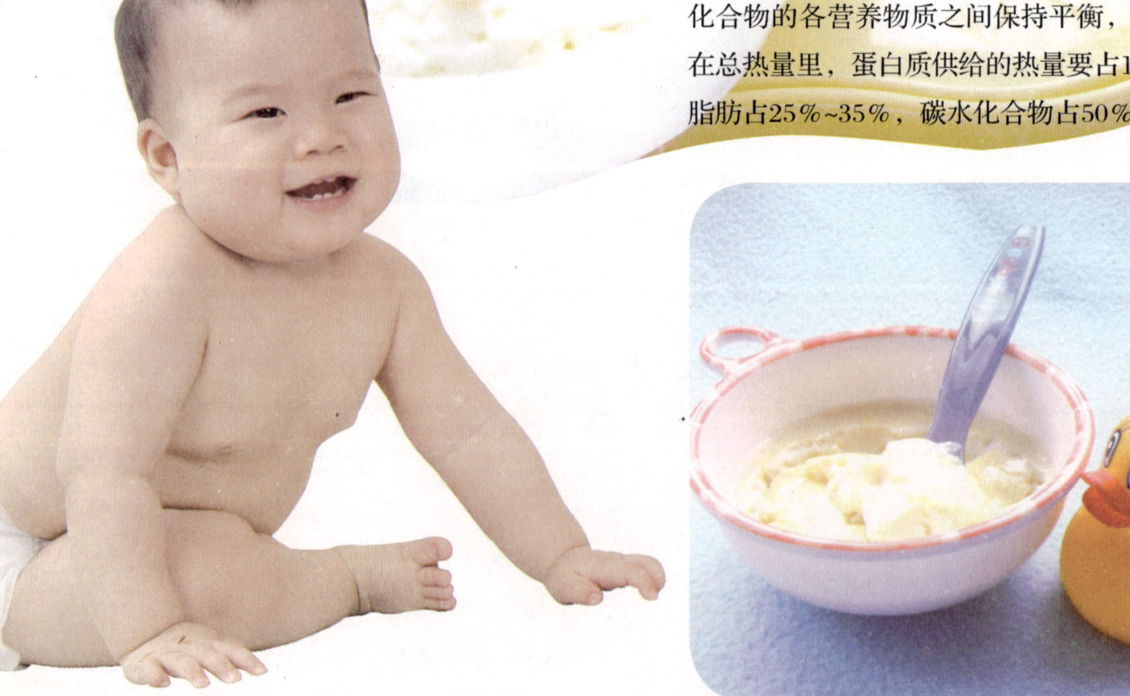

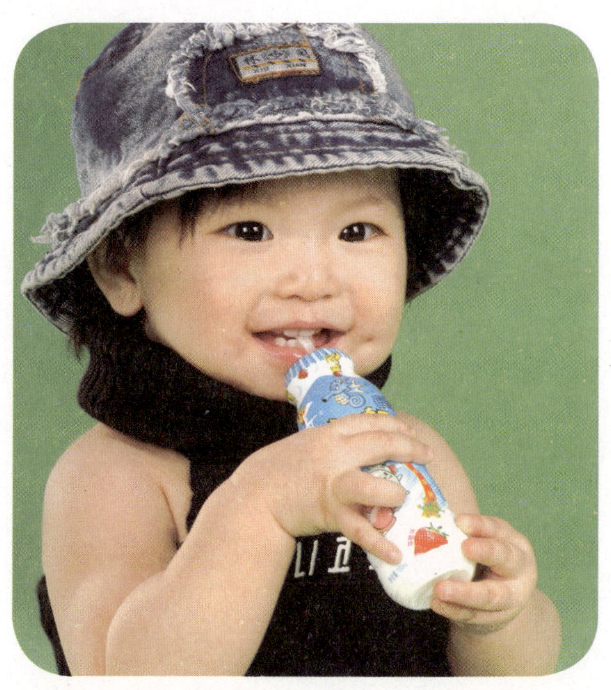

## 6、钙

人体含量最多的矿物质当属钙，它是构成人体骨骼和牙齿的主要成分，并参与人体内的凝血过程，具有维持心肌的正常收缩，降低毛细血管、细胞膜的通透性及神经肌肉的兴奋性等生理功能。

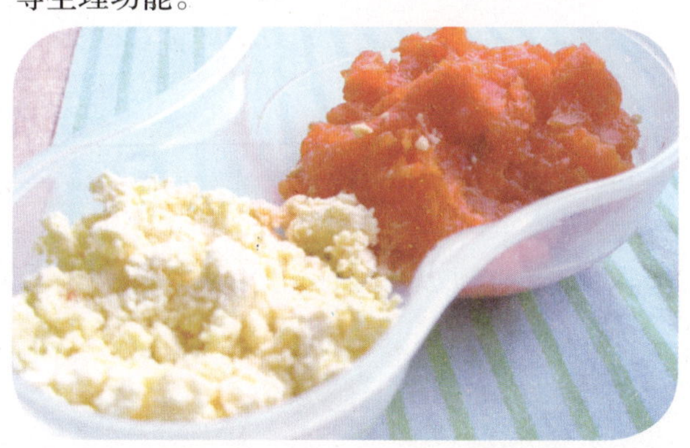

### 构成骨骼和牙齿

人体的大部分钙都存在于骨骼和牙齿里，它和磷相互作用使骨骼和牙齿得以健康。

在人体中的钙是不断更新的，它被不断补充到骨骼中，也不断地被更新掉。对于婴幼儿时期的宝宝来说，其骨骼生长迅速，钙的更新自然也是快于成人的。因此这时，充足的钙源会起到非常重要的作用，它可以帮助宝宝的骨骼和牙齿结实、坚固、顺利地发育成长。如果宝宝在这时期缺少了钙，可能会有佝偻病、牙齿发育不良的情况出现。

同时，足量的钙质对宝宝的大脑发育也有益，能使宝宝更聪明。

### 维生素D配合吸收

有的父母觉得很奇怪，自己一直给宝宝补钙，为何还是出现了缺钙的情况。事实上，单纯补钙，宝宝并不一定就会吸收。这是因为钙要依靠维生素D来帮助促进吸收，维生素D存在于鱼肝油、奶制品、蛋黄等食品中，更可通过晒太阳由皮肤安全地得到有活性的维生素D。所以父母要注意在给宝宝补钙的时候，不要忽略了维生素D的摄取。

### 钙的来源

除了人们熟知的鲜牛奶、酸奶、奶酪等奶制品外，绿色蔬菜、豆制品以及添加了矿物质的果汁也都是钙源。此外，还有海产品，如鱼、虾、海带、紫菜等。鸡蛋中也含有较高的钙。

同时，多食用植物类的食物，可以减少通过肾流失的钙，从而保持骨骼中的钙。

除了依靠食物补充钙，父母给宝宝多晒太阳也是预防缺钙的好方法。因为阳光可以让宝宝的体内产生充足的维生素D，从而促进食物中的钙在宝宝体内的吸收。

专家提醒

半岁以下的宝宝每天需要400毫克的钙，半岁至两岁的宝宝每天需要钙400～600毫克。

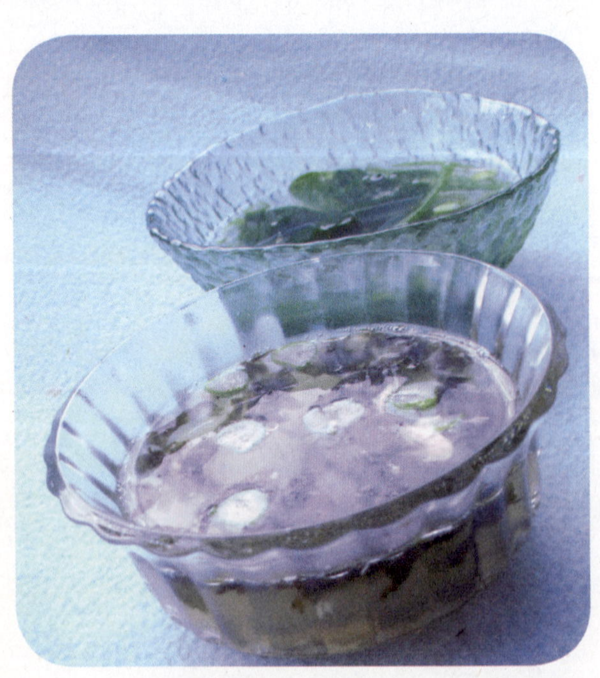

## 7、磷

在人体中磷的含量较多，在人体的主要矿物质中，除了钙，就是磷的含量高。和钙一样，磷同样是骨骼和牙齿的重要组成成分。同时，磷酸促进身体组织器官的修复、参与代谢过程、调节酸碱平衡、给身体提供能量与活力，是构成生命的重要物质。

### 几乎所有食物都含磷

磷的含量很丰富，无论是动物性食物还是植物性食物，几乎所有的人类食物都含磷，磷也很容易被人体吸收，所以一般人们不会出现磷缺乏的情况。

瘦肉、动物的肝、肾、蛋、奶，有很高的含磷量，粗粮、虾皮、海带、紫菜、蔬菜、豆制品、芝麻酱、坚果等，含磷也较丰富。但谷物粗粮中的磷为植酸磷，如果没有经过加工处理，则不容易被人体吸收和利用。

### 磷与钙的抵抗关系

磷的缺乏会导致出现佝偻病、软骨病、牙龈疾病、虚弱、厌食等情况，对于正在长身体、长骨骼和长牙齿的宝宝来说，磷是必不可少的。但幸运的是，因为我们日常的食物中含有非常丰富的磷，所以磷缺乏的情况也很少见。只要按照正常的要求喂养宝宝就可以了，一般不会出现磷的缺失情况。

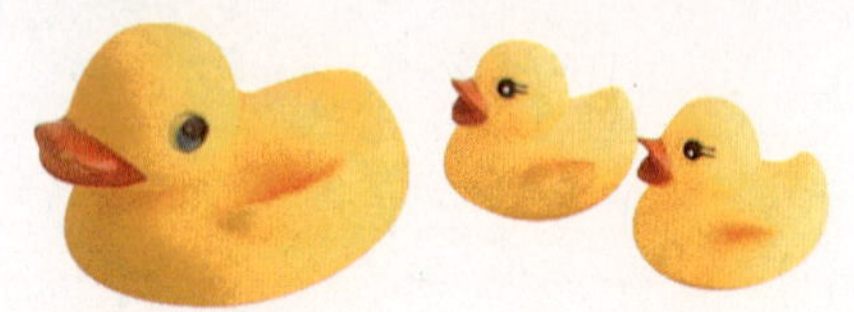

但是，如果摄入磷过高，则会破坏矿物质的平衡，从而干扰、抵制钙的吸收。因为磷与钙有着很密切的关系，它们有一定的抵抗作用。如果体内磷的含量过高，就会形成磷酸，把钙排出体外，导致体内钙含量降低，从而出现佝偻病、牙齿发育不良等情况。

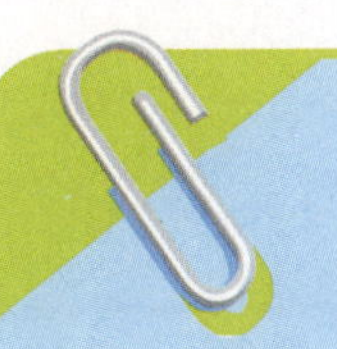

专家提醒

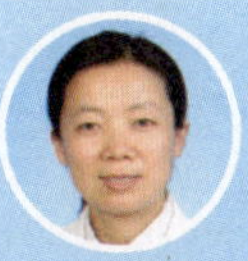

一般而言，1岁以下的宝宝，尤其是新生儿体内钙少，钙与磷的比例大致为5：1。同时，人体对磷的吸收也依靠维生素D。

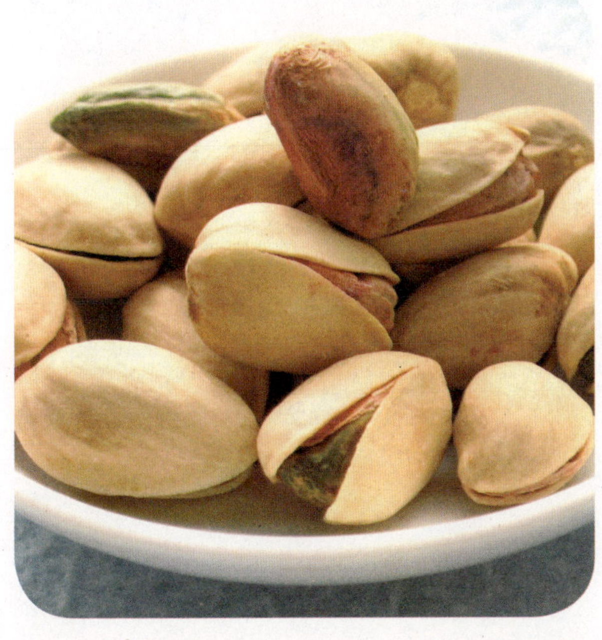

## 8、铁

铁是人体必需的微量元素，我们全身都需要它，它是许多酶的重要成分。铁存在于红细胞中，向肌肉供给氧气。如今缺铁性贫血已成为世界卫生组织确认的四大营养缺乏症之一，补铁应从婴幼儿时期开始。

### 铁是造血原料

铁是造血原料之一，人体中大部分的铁都存在于血液中。它和蛋白质结合成血红蛋白，在血液中参与氧的运输。人体缺乏铁质，就会影响许多酶的正常功效，从而导致缺铁性贫血。

对于半岁以下的宝宝来说，体内存储有来自母体的铁，这些铁可以供宝宝3~4个月的身体所需。而且，母乳中虽然含铁量较少，但是有一种很容易被消化和吸收的铁质，也足以满足宝宝身体所需。当宝宝到了半岁时，由于生长发育迅速，出生时体内有限的铁已经逐渐损耗完了，如果父母没有在这时注意补充铁质，就有可能导致宝宝出现贫血情况。

此外，铁质补充不足还会导致肠炎、肝脏受损、维生素吸收不良等情况，有碍宝宝的健康成长。

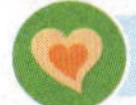

### 铁的来源

谷类、酵母、肝脏、蛋黄、绿色蔬菜、全麦面包中，都含有丰富的铁。相比来说，在动物性食物中，肝脏的含铁量最丰富。而动物性食物中的铁要比植物性的更容易吸收，因此父母可以把

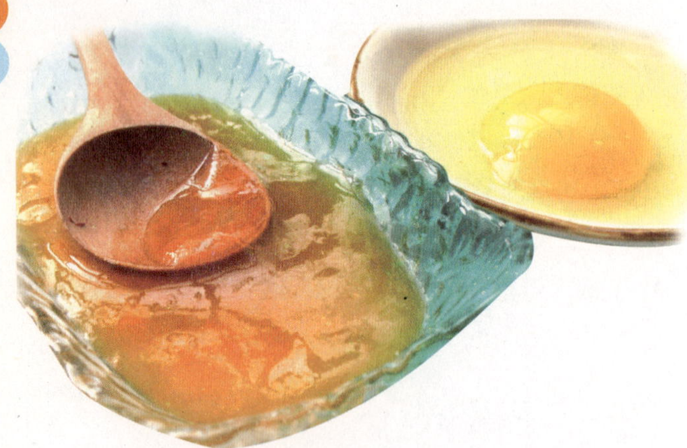

肉类研成肉末放在辅食中，喂给宝宝。

蛋类也含有很丰富的铁，但蛋类中的铁质不但很不容易被吸收，还会妨碍其他铁质的吸收。但父母可以在喂宝宝吃蛋时，加一杯番茄汁或柳橙汁，因为维生素C可以促进蛋类中铁质的吸收。

此外，父母可以在宝宝半岁后，选择给宝宝添加加强铁质的麦片和奶粉以及含铁的滴剂。牛奶中的铁质很少，只吃牛奶不吃其他食物的宝宝很容易产生贫血。宝宝满周岁后，随着牛奶的逐渐减少，父母可适当增加含铁丰富的固体食物。菜花、甘蓝、瓜类、豆类中有很丰富的铁，能够满足宝宝的正常生长和发育，同时因为没有肉类、奶制品中的饱和脂肪，也不会让宝宝发胖。

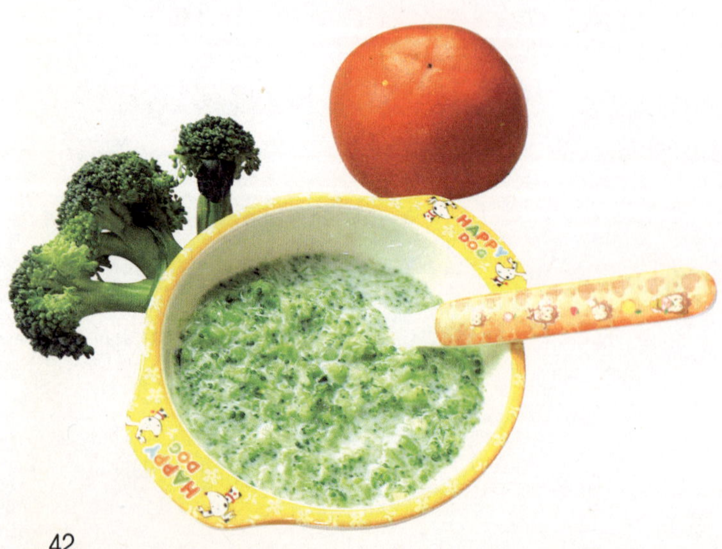


### 铁剂的危险性

一般来说，食物中的铁已经可以满足身体的要求，不需要再额外补充铁剂。

因为铁质过多会破坏维生素E，造成贫血，同时，维生素A、维生素C、胡萝卜素以及必需不饱和脂肪酸及多种激素，会因为缺乏维生素E而被氧化，遭到破坏。

在日常饮食中，如果缺乏镁、维生素$B_6$或胆汁素，也会使组织中积存过多的铁。这些过量的铁在肝脏等组织中存储，可能会形成结痂组织并且钙化，导致铁质过多症，造成某种程度的身体损害。

## 9、碘

碘是人体健康所不能缺少的微量元素，大部分存在于甲状腺中。碘的生理功能也主要是从甲状腺激素中表现出来的：它调节机体物质代谢，维护中枢神经系统的正常结构，增强体内蛋白质的合成，促进多种营养物质的吸收和利用，从而促进人体的生长发育。

一般来说，处于胎儿期的宝宝如果缺碘，会导致甲状腺功能减退，出生后出现甲状腺功能低下的表现。然而，碘并不是越多越好，因为它对甲状腺有双向作用，碘缺乏或是过量都会对健康有危害，如果缺少，会引起低碘甲状腺肿，而过量，则会引起高碘甲状腺肿，所以要注意合理摄取碘。

## 碘与宝宝智力

缺碘对于人体的影响是多方面的，对孩子的影响是很严重的。智力损害的大部分原因都是因为缺碘。0~2岁是宝宝脑细胞发育的非常时期，这一时期宝宝体内的碘是否正常，直接影响着宝宝一生的智力水平。

给宝宝添加固体食物过晚，或者一岁后含碘盐的使用量过少，都会造成宝宝缺碘，从而出现甲状腺肿大，甚至影响宝宝的脑部发育。

缺碘会产生一种对人类损害最为严重的病症，名为克汀病，一般发生在宝宝脑部迅速发育的时期。一般地如果宝宝在出生之前或是出生后的一两年间缺乏碘，会引起甲状腺素不足，从而导致脑发育不全，表现为智力低，听力、语言和运动有障碍，身材矮小，面容呆笨，骨骼和生殖系统发育障碍，智商在50～69之间。如果不能及时诊断和治疗，错过一定的时机，将很难得以纠正和恢复。

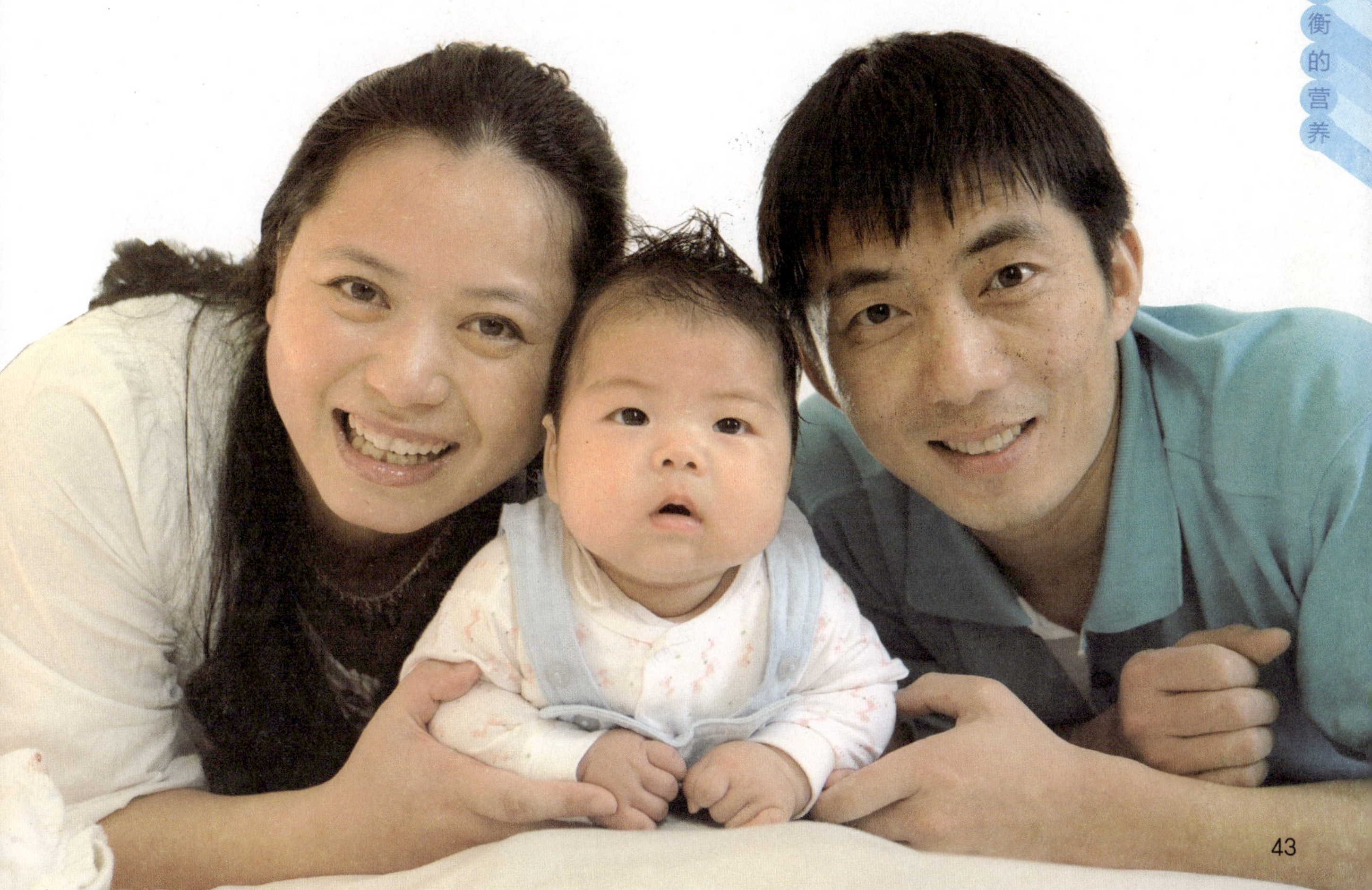

### 碘的来源

我们身体所需要的碘来源还是很广的，空气、水都含有碘，当然，最重要的摄取途径还是食物。

婴儿需要足够的碘。如果母亲的营养很丰富，那么通过母乳喂养宝宝，宝宝的碘需求也是可以满足的。添加了碘的婴儿奶粉，或其他富含碘的饮食，如海带、紫菜、鱼、虾等含碘量较高的海产类食物，都可以减少幼儿期缺碘引起甲状腺肿大、智力低下等问题。

同时，父母在给宝宝烹饪时应用质量有保证的加碘盐。

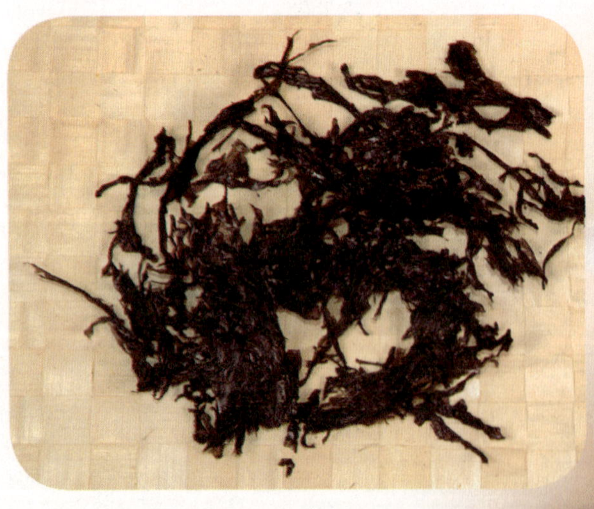

## 10、维生素A

在人体内，β-胡萝卜素转化成维生素A，它对于保持支气管内壁、肠道内壁、泌尿系统、眼睛各部位健康有着重要作用。

### 对生长发育的影响

首先，维生素A是与宝宝的生长发育有很大关系的，它在体内可以促进蛋白质的生物合成和骨骼细胞的分化。而骨骼和牙齿中的象牙质、珐琅质都需要有维生素A才可以正常发育，在宝宝身体各部分生长发育的重要时期里，如果缺乏维生素A，会导致头盖骨发育不良，那么脑部的发展空间就会受到限制。

维生素A对牙齿也有影响，维生素A缺乏会导致出现齿龈增生、角化，影响牙釉质细胞发育，从而停止牙齿生长。此外，维生素A是促进大脑发育的物质，在婴幼儿时期补充足够的维生素A，可以加速核糖核酸的合成，而核糖核酸的数量足够时，便对宝宝的智力很有好处，可避免出现智力低下等情形。

### 对免疫力的影响

几乎每一种感染或是感染性疾病，都无法摆脱维生素A缺乏的干系。实验证明，保持维生素A的充足，可在一定程度上预防感染。

这是因为，维生素A可以提供黏膜保护，在肺、鼻窦、胃、或者类似口腔内膜的组织等身体各通道内侧覆盖。这些黏膜的黏液中有一种酶，可以把病毒和病菌摧毁。而当维生素A不足时，便会使细菌在黏膜积存而无法被摧毁。

婴幼儿时期的宝宝常会受到各种感染。缺乏维生素A，自然会使宝宝免疫力降低，细菌便容易入侵，易出现反复咳嗽和感冒的症状，甚至引起支气管炎、肺炎等疾病。因此父母要额外注意给宝宝提供充足的维生素A。

## 对视觉的影响

维生素A在人体内还有一个很重要的作用，即维护眼睛的健康及视力正常的作用。一个人在昏暗的光线下，如果维生素A充足，那么对黑暗的适应就比较快，看得也比较清楚。反之，人在暗光下无法看清周围物体，便是人们所说的夜盲症。如果严重缺乏维生素A，还会有失明的危险。

这是因为视网膜上有一种杆状细胞，其中的物质是一种感暗光物质，是由维生素A转变而来的。

## 维生素A的来源

动物性食品中，肝、奶油、鱼卵、全脂乳酪、蛋黄含有丰富的维生素A；植物性食品中，绿色、黄色蔬菜、黄色水果是维生素A的主要来源。这些都可以提供给宝宝所需的维生素A。

同时，要保证有足够的脂肪，才能使维生素A得以吸收。因此，如果父母给宝宝喝脱脂牛奶，就会阻碍宝宝对维生素A的吸收。作为抗氧化剂的维生素E，可以保护维生素A不受到氧气的破坏，如果在摄取维生素A时忽略了维生素E，也会使维生素A减少。

鱼肝油是维生素A的最佳来源，其热量低且容易吸收，父母可以在宝宝吃完奶、排完气后，将其滴在宝宝嘴里。

摄入过量的维生素A是有危险的，但多吃蔬菜可以降低维生素A中毒的风险。

# 11、B族维生素

B族维生素是一个拥有多个分支的族群，维生素$B_1$、维生素$B_2$、维生素$B_5$、维生素$B_6$、维生素$B_{12}$及烟酸、泛酸、叶酸等都属于B族维生素。

它们每一项都对人体非常重要，主要参与人体的消化、吸收功能和神经传导功能，有助于产生能量，并帮助身体中的每个细胞生成和酶系统的运作；而脂肪、碳水化合物、蛋白质在体内的作用也都需要B族维生素的支持。同时，B族维生素还有助于形成脑细胞，可调节脑神经功能，预防精神障碍。如果孕妇在怀孕期间缺乏B族维生素，则容易导致宝宝智能障碍。

## 均衡B族维生素

B族维生素中的各成员在人体中是相互协作、相辅相成、共同发挥功效的。所以，我们同时摄取全部的B族，效果要比分别摄取好。此外，如果维生素$B_1$、维生素$B_2$、维生素$B_6$摄取比率不均的话，比如有的摄取量过高，有的过少，便会造成失衡，对人体并不能起到应有的效果。

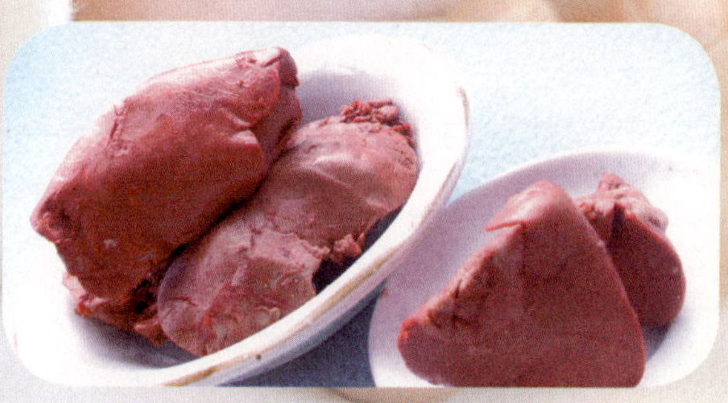

## 维生素B的来源

妈妈肠道内的有益细菌，会促进母乳中含有丰富的B族维生素，继而带给宝宝。所以新生儿可以很好地摄取到B族维生素。宝宝在半岁后，父母就应循序渐进地给宝宝添加富含B族维生素的食物了。

自然食物是B族维生素最好的来源，酵母、肝脏、酸乳酪、小麦胚芽、粗粮都含有丰富的B族维生素。其中B族维生素含量最高的食物是酵母，父母可以用酵母做馒头，给宝宝适量食用。小麦胚芽中的B族维生素含量也很丰富，父母可以把它加在麦片和牛奶中，但在加热过程中B族维生素会略有流失。酸乳酪有助于在宝宝体内制造B族维生素，父母也可以给宝宝食用。

由于B族维生素都是水溶性的，不能在体内长久存储，多余部分会随尿液排出体外，因此父母应每天从食物中给宝宝补充以维持健康。同时，由于维生素$B_1$、维生素$B_2$、维生素$B_6$容易氧化，所以在加工含有B族维生素的食物时，尽量采用焖、蒸、做馅等方式加工。此外，由于维生素$B_1$、维生素$B_2$在酸性环境下耐热，在碱性条件下容易被氧化分解，所以父母可以在烹饪时适量添加一定的醋，或者在加工米、面、豆类时，不要在里面加碱。

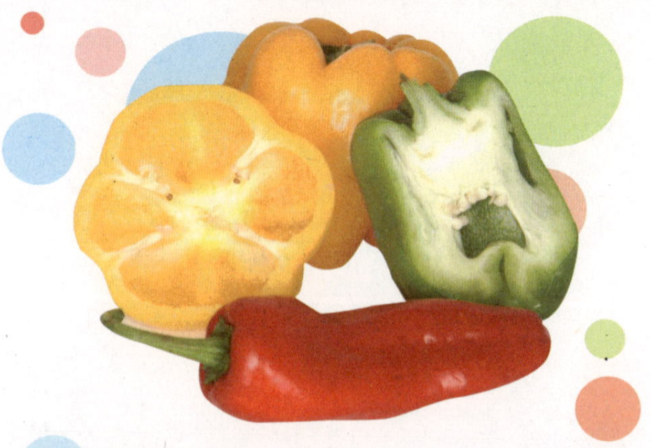

宝宝生病时，需要补充更多的B族维生素，以增强体内的热量。

## 维生素$B_1$

**生理功能** 营养神经、保护心肌、刺激胃肠蠕动。

**主要来源** 谷物米粒的外层、动物肝脏、肾脏、心、肉类、豆类、花生，芹菜叶、莴苣叶。

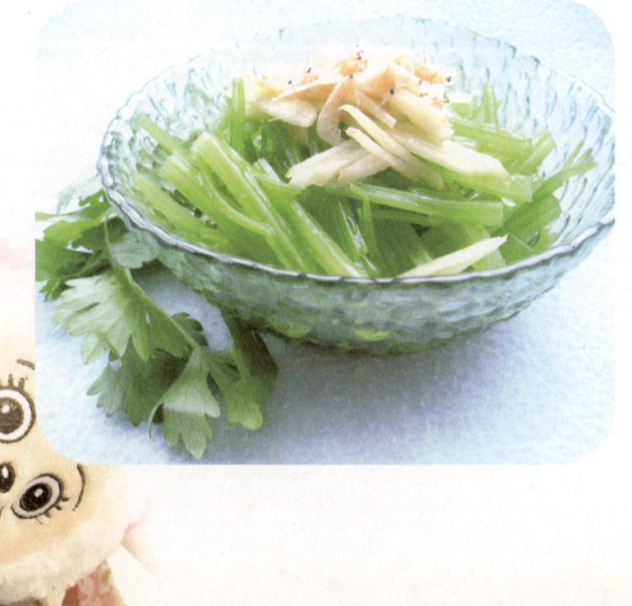

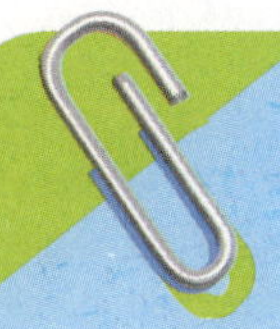
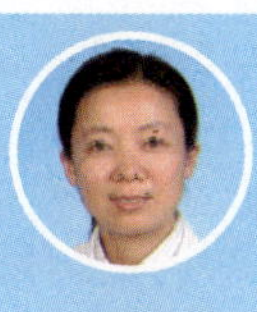

专家提醒

婴幼儿若缺少维生素$B_1$，严重时会引起湿性脚气病、呕吐、腹痛、烦躁不安、心跳过速、呼吸急促，甚至心跳骤停，危及生命。

## 维生素$B_2$

**生理功能** 在人体细胞代谢中起控制作用；激活维生素$B_6$；帮助肾上腺激素的产生、骨髓中红细胞的形成；帮助体内对铁的吸收、贮存和利用，防止缺铁性贫血；辅助氨基酸、脂肪酸、碳水化合物在人体中的代谢。

**主要来源** 主要为动物性食物：肉、鱼、蛋、奶。

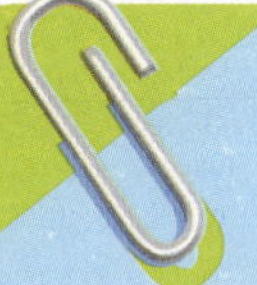
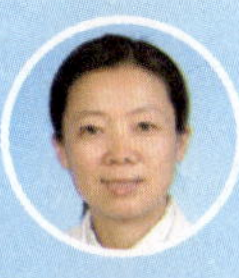

专家提醒

维生素$B_2$很容易被破坏，因此除了避免碱性环境，还要注意避免紫外线的照射。人体在生长速度快、创伤恢复、体力消耗大时，会加大对维生素$B_2$的需要量。摄取时要保证有足够的蛋白质供应。

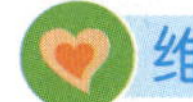

## 维生素$B_6$

**生理功能** 宝宝体内必须要有充足的维生素$B_6$才能产生身体中的蛋白质，同时维生素$B_6$还是肌体内许多酶系统的辅酶。

**主要来源** 动物肝脏、肾脏、蛋、小麦麸、燕麦、粗粮、大豆、花生、甘蓝、胡桃。

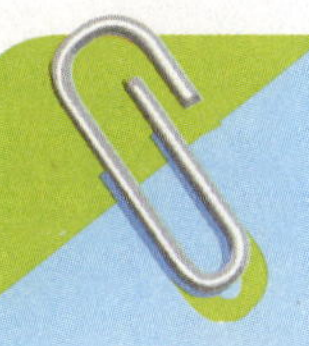
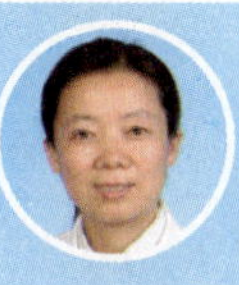

专家提醒

在摄取维生素$B_6$的时候，要兼顾蛋白质的摄取。如果缺少了维生素$B_6$，蛋白质也无法被利用，即使蛋白质摄取再多，也会因为维生素$B_6$缺乏而导致蛋白质利用障碍。

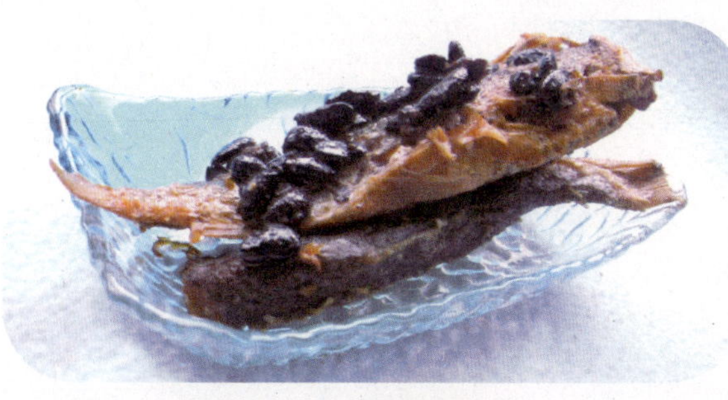

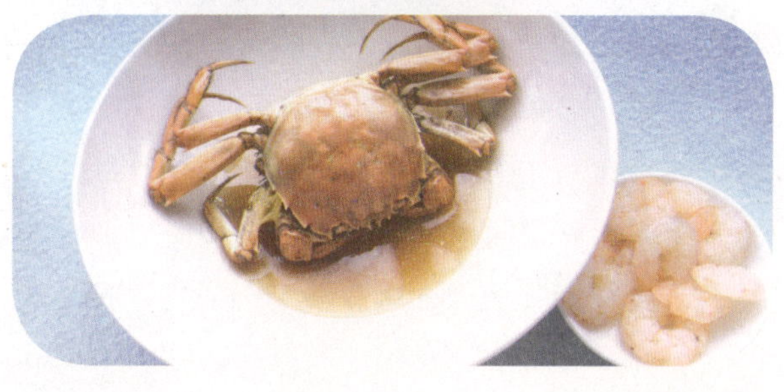

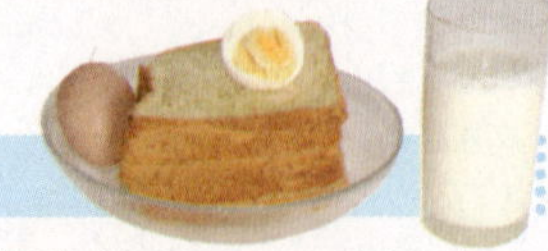

### 维生素$B_{12}$

**生理功能** 维持健康的神经和正常的造血功能。

**主要来源** 动物肝脏、猪肉、牛肉、蛋、牛奶。

## 12、叶酸

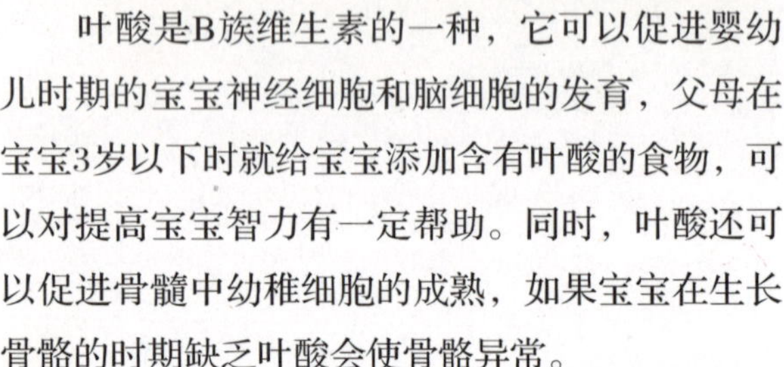

叶酸是B族维生素的一种，它可以促进婴幼儿时期的宝宝神经细胞和脑细胞的发育，父母在宝宝3岁以下时就给宝宝添加含有叶酸的食物，可以对提高宝宝智力有一定帮助。同时，叶酸还可以促进骨髓中幼稚细胞的成熟，如果宝宝在生长骨骼的时期缺乏叶酸会使骨骼异常。

### 生血是主要功能

叶酸的主要功能是生血，它对制造脱氧核糖核酸和红血球很重要。宝宝如缺乏叶酸，会引起巨幼红细胞性贫血，这种贫血情况并不少见。

尽管缺铁性贫血是小儿营养性贫血最常见的原因，但一旦宝宝因为缺铁而导致贫血时，父母不仅要给宝宝补铁，还应同时添加含有叶酸、锌或铜剂来辅助治疗，才能使宝宝贫血情况得到改善。

### 叶酸的来源

叶酸广泛存在于新鲜的绿色蔬菜菜叶和水果中，因此对于成年人来说，并不会出现缺乏情况。但对于食谱简单的宝宝来说，缺乏叶酸的情况则时有存在，父母要注意给宝宝适当添加，以适应宝宝身体生长发育的需要。

芹菜、菜花、土豆、萝卜、芦笋、蘑菇、莴苣等蔬菜，梨、柑桔、香蕉、柠檬等水果，都含有丰富的叶酸。除此之外，动物肝脏、肾脏、蛋类、鱼类也是叶酸储存丰富的地方，酵母、坚果类、大豆类也含有较高的叶酸。

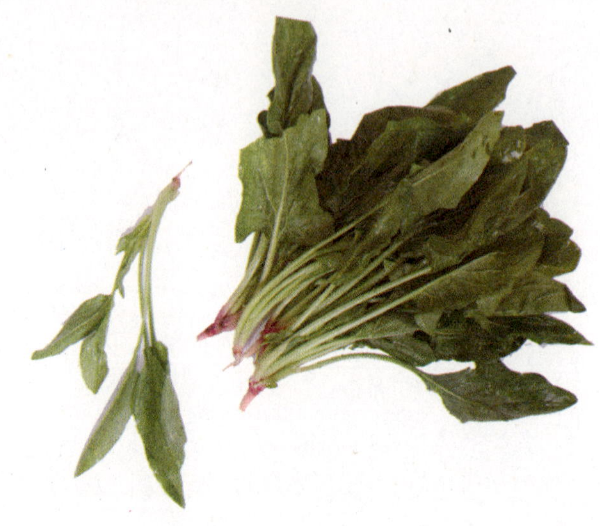

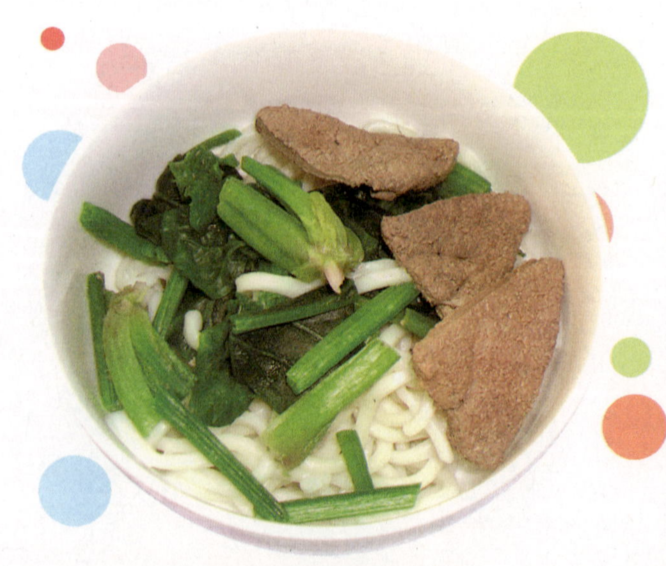

蔬菜在烹调时，一半的叶酸都会被损失掉。因此，父母在给宝宝烹调绿叶蔬菜时，应不要使时间太长，尽量用急火快炒。

## 13、维生素C

维生素C在人体内可以保护酶的活性，改善铁、钙的吸收和叶酸的利用率，改善脂肪、胆固醇等细胞的正常代谢，对于生长发育迅速的婴幼儿在骨骼、牙齿发育和免疫力增强方面有着很大的帮助。

### 帮助身体发育

维生素C对骨骼、牙齿、血管以及其他组织的代谢方面很有帮助，它可以促进牙齿、骨骼的生长，增强机体免疫力，有利于伤口快速愈合。对于母乳喂养的宝宝来说，一般不会出现缺乏维生素C的问题，因为母乳中含有足够的维生素。但只喝牛奶的宝宝体内维生素C含量低，如果没有适当补充，会使骨骼中的软骨组织和牙齿发育停顿，铁质不能正常吸收。

同时，缺少维生素C对于宝宝的脑功能发育也有应影响，充足的维生素C能使儿童脑功能敏锐。

### 可以避免疾病和过敏

如果宝宝缺乏维生素C，最常见的疾病表现就是经常感冒。因为充足的维生素C可增强宝宝的肌体抵抗力，父母应注意给宝宝适量添加，以减少宝宝感冒等疾病的出现。

同时，维生素C有解毒功能，可以消除过敏原的毒性，充足的维生素C能够使宝宝避免出现过敏症状。维生素C还可以促进肠内有益细菌的生长，从而减少身体对B族维生素的需要。

此外，缺少维生素C，会影响体内胶原的合成，使伤口愈合缓慢，从而出现牙龈肿胀出血、皮下出血的情况。

### 维生素C的来源

虽然我们身边有很多含有丰富维生素C的食物，但它只存在新鲜的蔬菜和水果中，而且很容易流失。

韭菜、菠菜、青椒、菜花、卷心菜、西红柿等蔬菜，橘子、柠檬、红果、柚子、枣、猕猴桃等水果都含有丰富的维生素C，但“新鲜”是保证其含量的关键条件。

维生素C除了在酸性环境中比较稳定之外，对碱、热、氧化、光照都很敏感，这些条件会使维生素C的活性降低，结构有所破坏。因此，父母在加工时，不要把食物切得太细，避免加热时间过长，应尽量选择蒸的方法，可以生吃的食品则尽量生吃，而且在保存时不要暴晒。

### 均衡摄取

维生素C水溶性强，在体内不易贮存，会很快随尿液排出体外，所以父母应该每天都给宝宝补充一些。

如果选择合成维生素C补充品，父母应注意不能让宝宝摄取过多，如果摄入过多，容易使宝宝产生骨骼疾病。不能被身体吸收的维生素C，

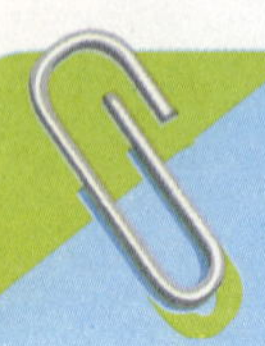

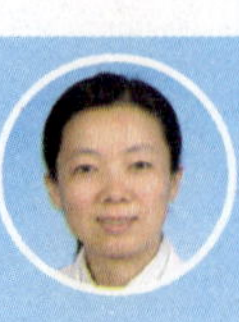

**专家提醒**

建议父母最好给宝宝补充这些来自蔬菜和水果的天然维生素C，比如榨含维生素C丰富的果汁，这要好于合成维生素C，而且不用担心出现维生素C摄取过量的问题。

会使宝宝出现腹泻、恶心、痉挛的现象，还会导致铁过多吸收、破坏红细胞而形成泌尿道结石。长期大量摄取合成维生素C，还会产生依赖性。

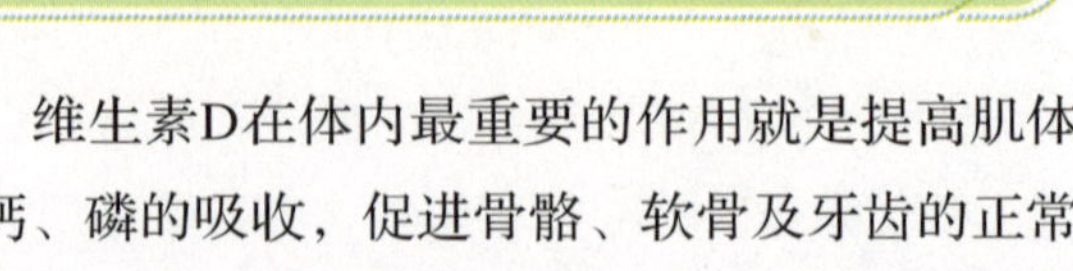

## 14、维生素D

维生素D在体内最重要的作用就是提高肌体对钙、磷的吸收，促进骨骼、软骨及牙齿的正常矿物化，使之不断更新，维持骨和牙齿的正常生长。

### 强壮骨骼需要它

宝宝在骨骼生长的关键时期，对维生素D的需求也比较大。摄取维生素D可以帮助促进骨骼钙化和牙齿健全。

只有维生素D充足，钙才能在人体中被正常吸收与利用，使骨骼、牙齿正常发育。充足的维生素D还能把过量的磷排出。母乳中维生素D的含量不高，父母可以给宝宝专门添加鱼肝油。

宝宝缺乏维生素D，会造成钙和磷的吸收减少，血钙水平下降，妨碍骨骼的矿化，在出生后3~6个月之前有发生骨质软化、变形及软骨症的可能。还会出现佝偻病。因而维生素D又称为抗佝偻病维生素。

### 晒太阳是最好的来源

在阳光的作用下，人体皮下组织有一种胆固醇，可以经紫外线照射生成维生素D，然后存储在体内。这也是维生素D最可靠的来源，不会有摄入过量的风险。

如果不能保证晒到阳光，或者身处阳光不充足的地域，父母可以选择给宝宝添加一些含有维生素D的食品。

如今一些婴儿配方奶粉中也添加了维生素D。

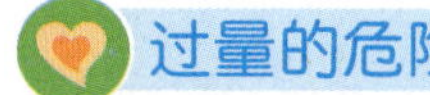

## 过量的危险

过量的维生素D对宝宝来说是有毒的，会引起虚弱、恶心、呕吐、腹泻、抽搐、低热、顽固性便秘、体重减轻等情况。严重时还会导致永久性心脏受损、智力发育迟缓的症状。所以父母要注意给宝宝适量摄取。

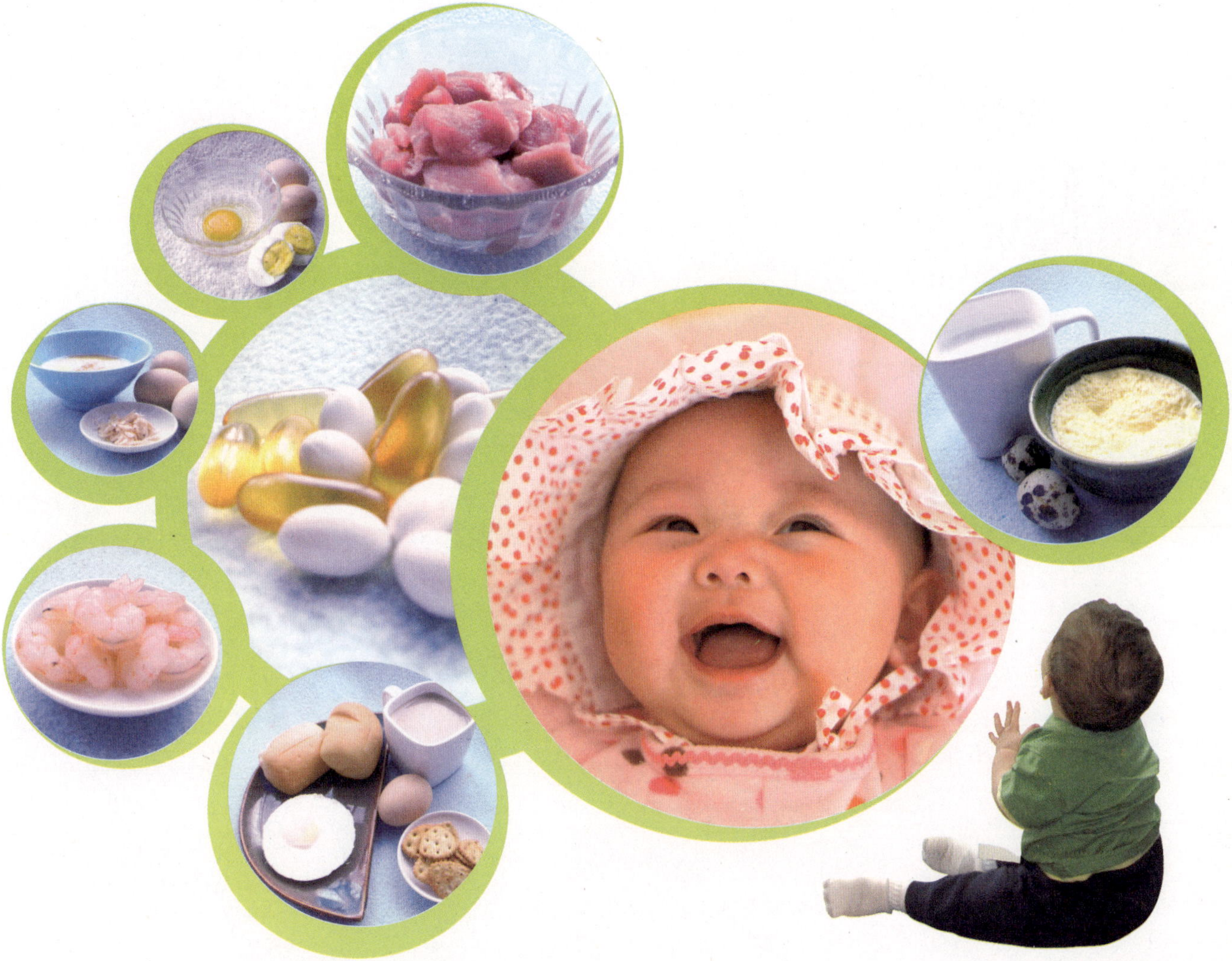

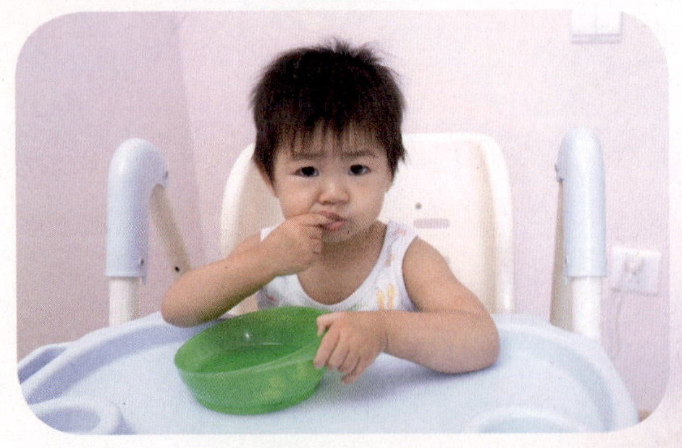

## 15、维生素E

抗氧化功能是维生素E最主要的功能。同样，对于婴幼儿时期的宝宝来说，维生素E最重要的生理功能是减少身体对氧气的需要量，保护维生素A、胡萝卜素、肾上腺、性腺等激素不被氧气破坏。它在体内可以保护细胞不受氧自由基的损伤。缺少维生素E会使皮肤粗糙干燥、生长发育迟缓。

此外，维生素E还可以维持肌体的免疫功能，提高肌体对钙、磷的吸收，促进宝宝骨骼钙化、牙齿健全等生长发育。

同时，维生素E的需要量会随着膳食中其他成分而改变，当不饱和脂肪酸含量增高时，由于机体容易被氧化，就需要较多的维生素E。

### 保护智力 保护早产儿

充足的维生素E，可以保护红细胞膜的完整，避免宝宝脑部缺氧、出现智力发育迟缓的现象。同时可以促进脑细胞增生、保持脑细胞的活力。

对于早产儿来说，充足的维生素E，可以保护红细胞膜的完整，进而避免早产儿发生溶血性贫血。

### 维生素E的来源

母乳中维生素E的含量要大大高于牛奶，所以非母乳喂养的的情况下，父母要注意给宝宝添加维生素E。

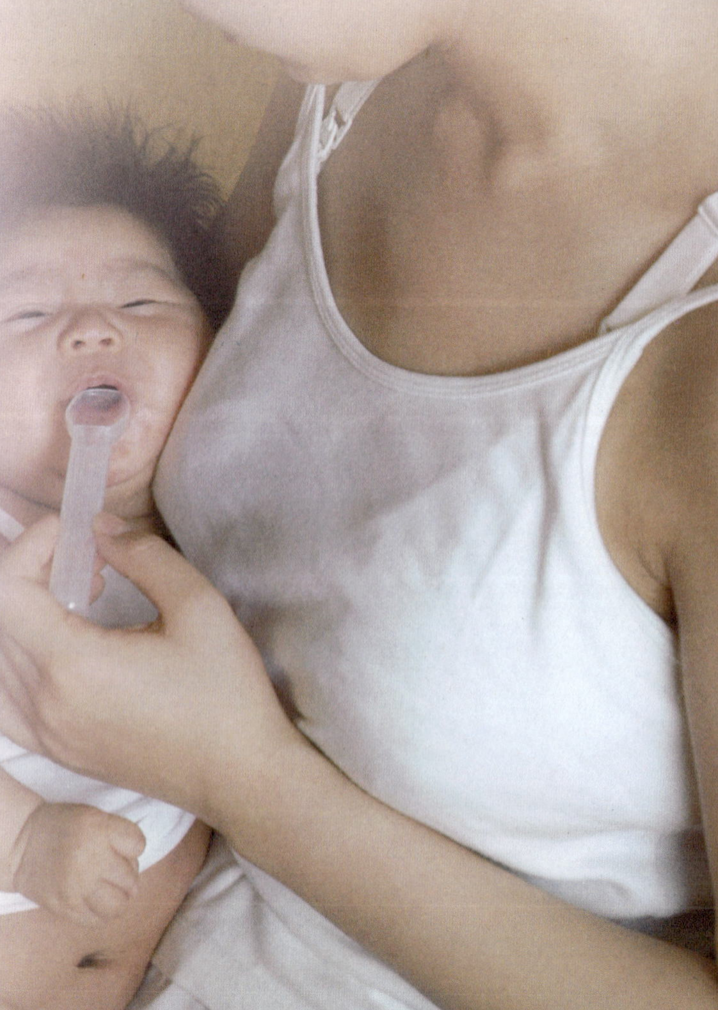

维生素E一般存在于油料种子及植物油中，如麦胚油、棉籽油、玉米油、花生油、芝麻油等，其中小麦胚芽油是其最丰富的来源。绿色蔬菜、肉、蛋、奶中也含有少量的维生素E。

父母还可以给宝宝喂富含天然维生素E的滴剂和鱼肝油，当宝宝可以咀嚼时，可以给宝宝服用维生素E咀嚼片。在摄取时，可以与含有脂肪的食物一起吃，便于维生素E被有效吸收。

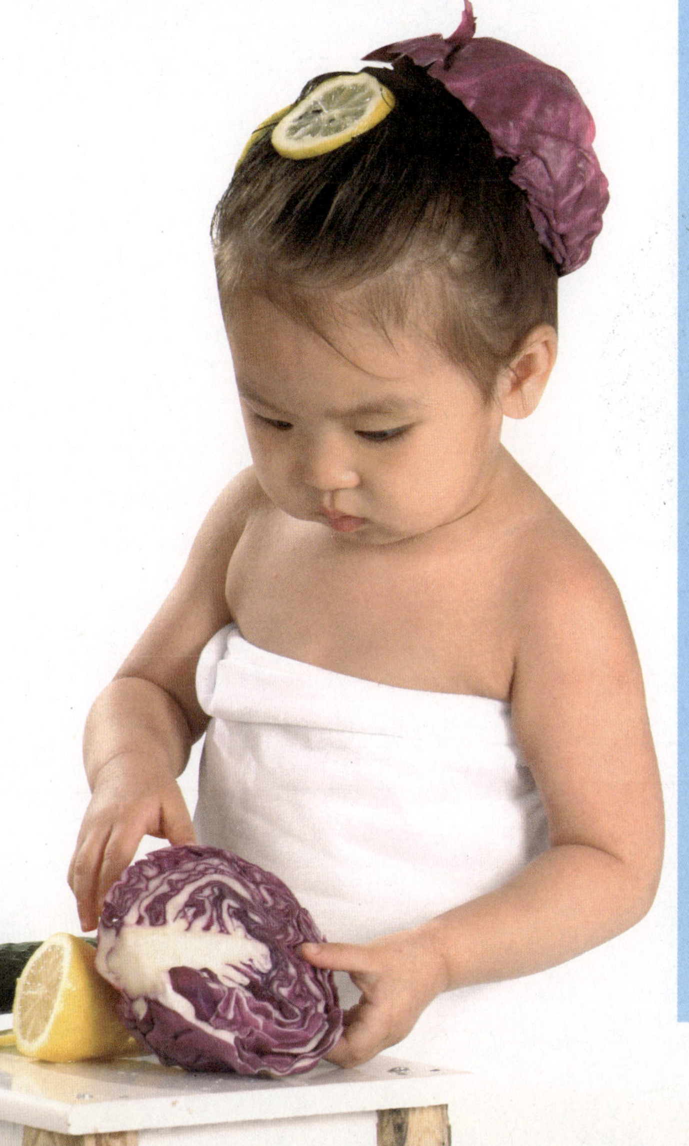

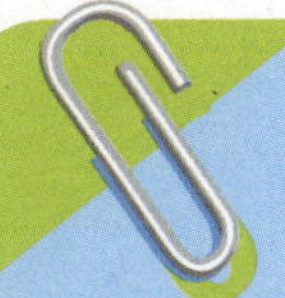

### 专家提醒

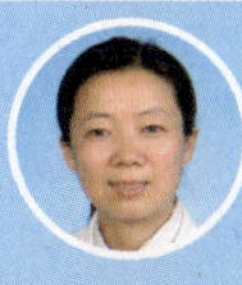

在宝宝的成长中，难免出现烧伤、烫伤、创伤等情况。除了疼痛，留下的疤痕对宝宝的一生都是难以抹平的遗憾。维生素E有预防伤口恢复时发痒、疼痛，减少组织收缩时形成疤痕的功效。因此如果发生了意外，父母可以给宝宝服用维生素E，或用针刺破维生素E胶囊，将其涂抹在患处，患处即可以被正常的组织快速包覆，从而避免形成疤痕。维生素C也有类似功效，可以配合使用。

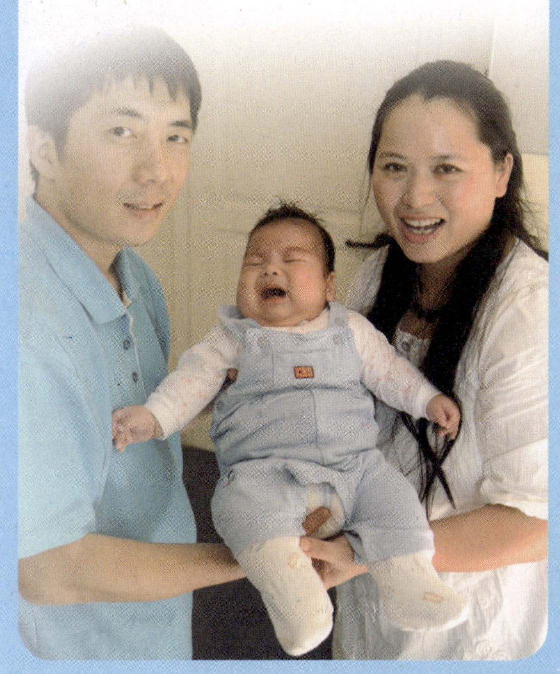

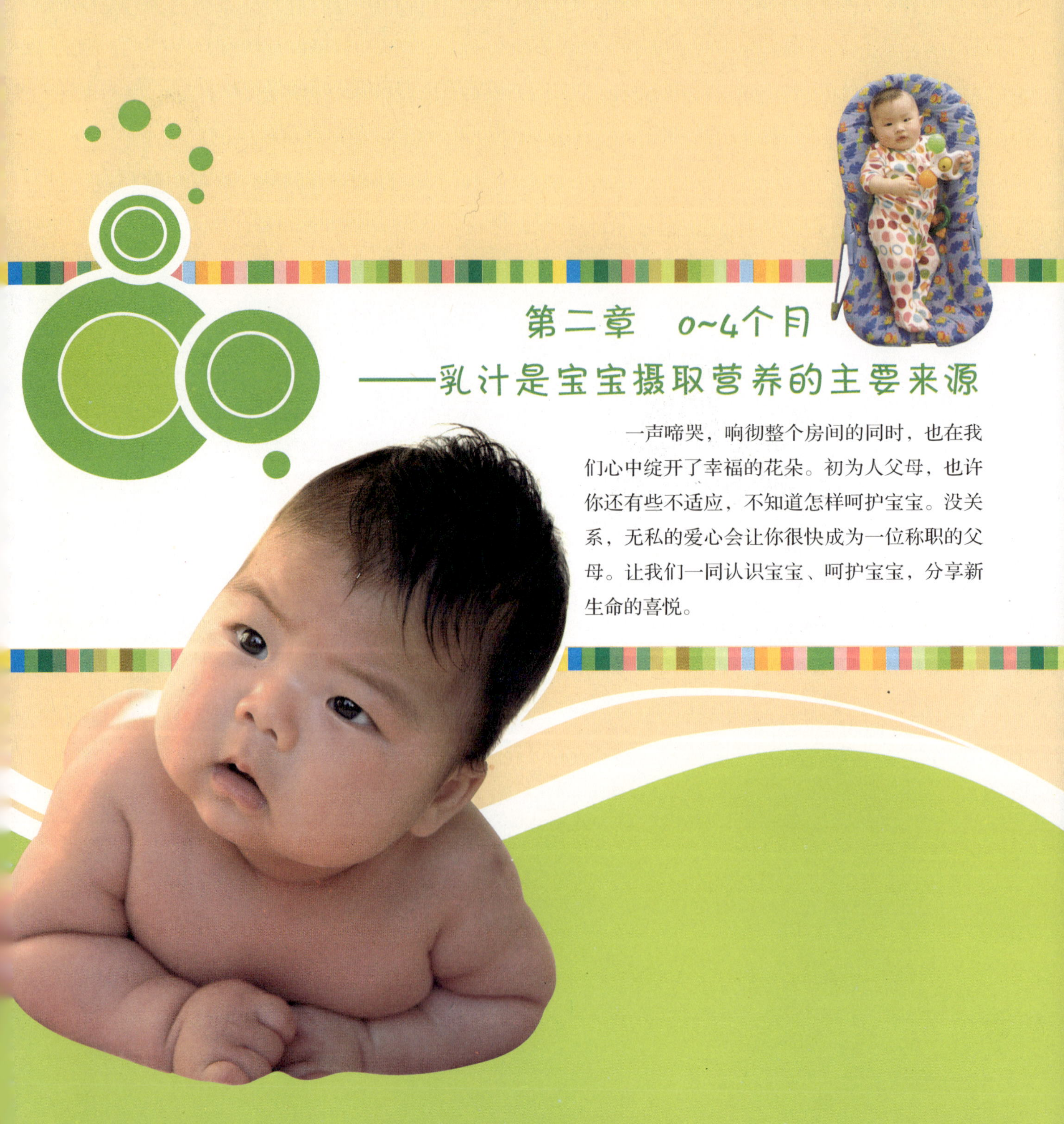

# 第二章　0~4个月
## ——乳汁是宝宝摄取营养的主要来源

一声啼哭，响彻整个房间的同时，也在我们心中绽开了幸福的花朵。初为人父母，也许你还有些不适应，不知道怎样呵护宝宝。没关系，无私的爱心会让你很快成为一位称职的父母。让我们一同认识宝宝、呵护宝宝，分享新生命的喜悦。

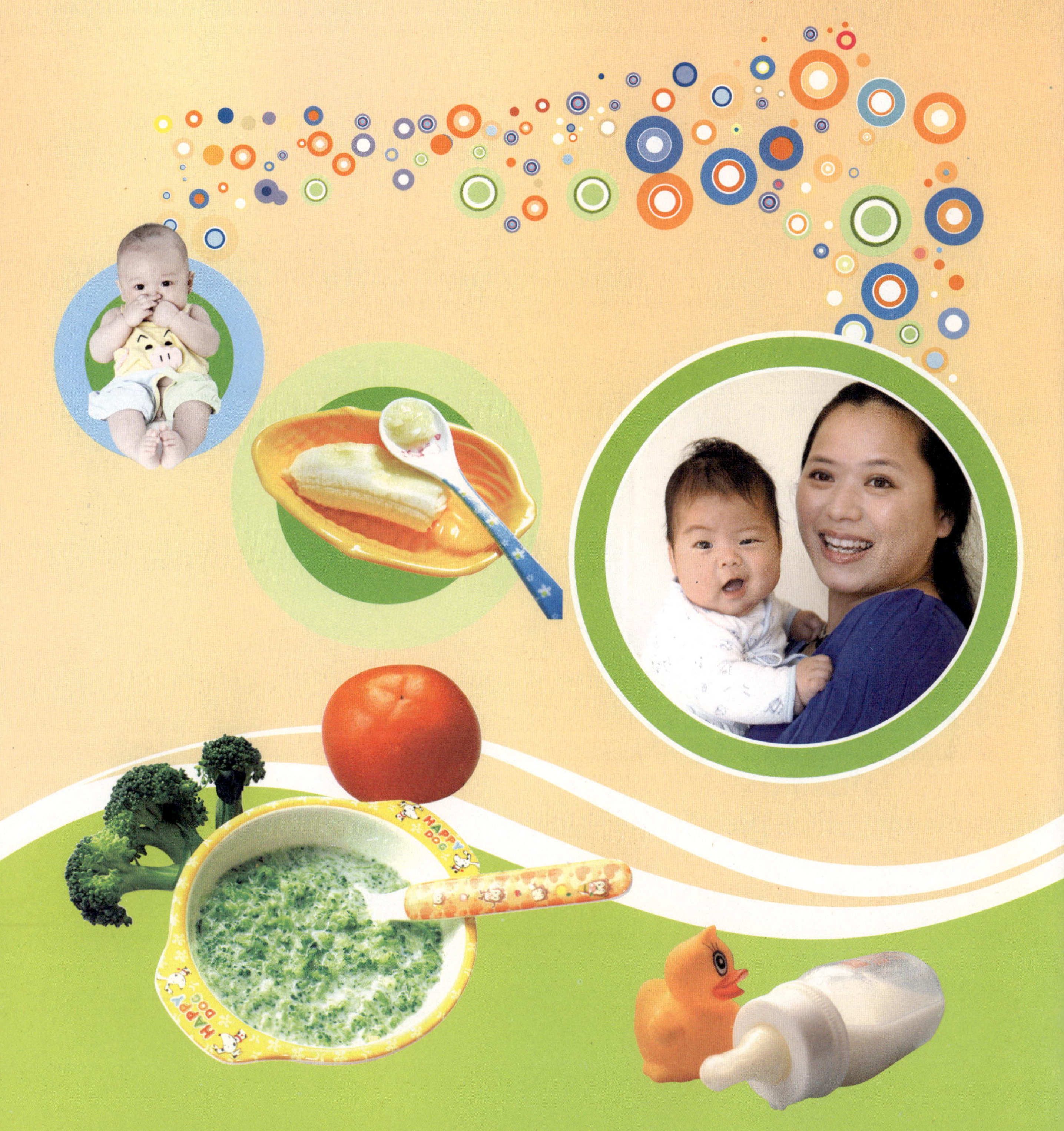
HAPPY DOG
HAPPY DOG

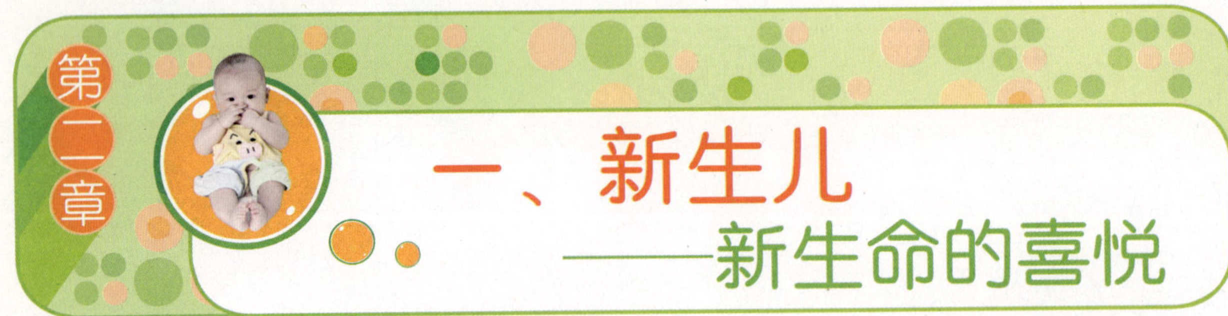

# 第二章 一、新生儿——新生命的喜悦

## 1、宝宝的成长

### 宝宝的样子

**外貌**　宝宝出生了，看起来脸部浮肿（尤其是眼睑处），肌肤红润有弹性，有着响亮的哭声，手脚活动自如。刚出生的宝宝眼睛能够看得见，但看东西最合适的距离一般为20厘米左右，相当于妈妈在哺喂新生儿时，妈妈与新生儿脸间的距离。

**脑袋**　宝宝诞生时，头呈椭圆形，头围在33~35厘米之间，如果过大或是过小，父母要在医院给宝宝做进一步检查，排除脑积水、小头畸形等异常情况。刚出生的宝宝，头顶有一片柔软无骨的区域，称为囟门，是头骨之间形成的缝隙，有利于在通过产道时改变头骨形状。囟门大约会到两个月左右时变大，到9~18个月左右闭合。

**体重**　宝宝根据不同体重可以分为三类：正常体重儿、低体重儿、巨大儿。正常体重儿的体重在2500～4000克之间；低于标准的为低体重儿，高于标准的为巨大儿。体重虽然是衡量健康的标准，但不是唯一标准。在宝宝出生后3～5天内，体重会下降5%～10%。这是因为宝宝出生后要排泄粪便和小便，还会呕吐一些在出生过程中吸入的羊水，体内水分也会随肺呼吸、皮肤散发一些。

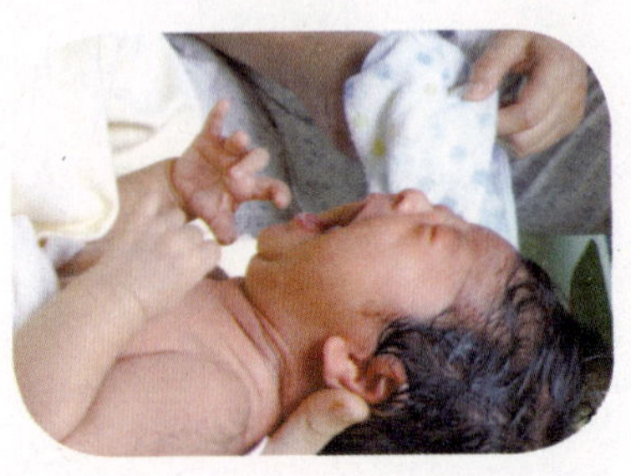

**身长**　不管是男宝宝还是女宝宝，只要是正常足月出生，诞生时身长一般都在47~52厘米之间。头部占身长的1/4。

**体温**　宝宝刚出生时体温与母亲相同，之后处在36.0℃~37.4℃之间。

**胎记**　刚出生的宝宝，后背或腰部一般会有青色的胎记，脖子前面、眼睑、鼻子旁边处有形状不规则的小红痣，鼻子下面可能有由于汗腺扩张形成的痱子，这些都会随年龄增长而逐渐消失，父母不用担心。

## 宝宝在干什么

**睡眠** 营养充足的宝宝在出生后的一周里，多数时间处于睡眠状态，有时会睁开眼睛，但是过不多久又会睡着了。

**呼吸** 新生儿的肺容量较小，但新陈代谢所需要的氧气量并不低，因而只能以加快每分钟呼吸的次数来满足对氧气的需要。正常新生儿每分钟呼吸35~45次。由于新生儿呼吸中枢不健全，常伴有呼吸深浅、速度快慢不等的现象，表现为呼吸浅快、速度不匀，这也是正常的表现。

**排泄** 新生宝宝一般在24小时内排尿，但也有48小时后排尿的正常宝宝。在宝宝的尿液中，会有砖红色，是因为含有尿酸盐的原因。大便一般也在24小时内排泄，呈墨绿色、黑色稠糊状，3~4天后，大便正常。

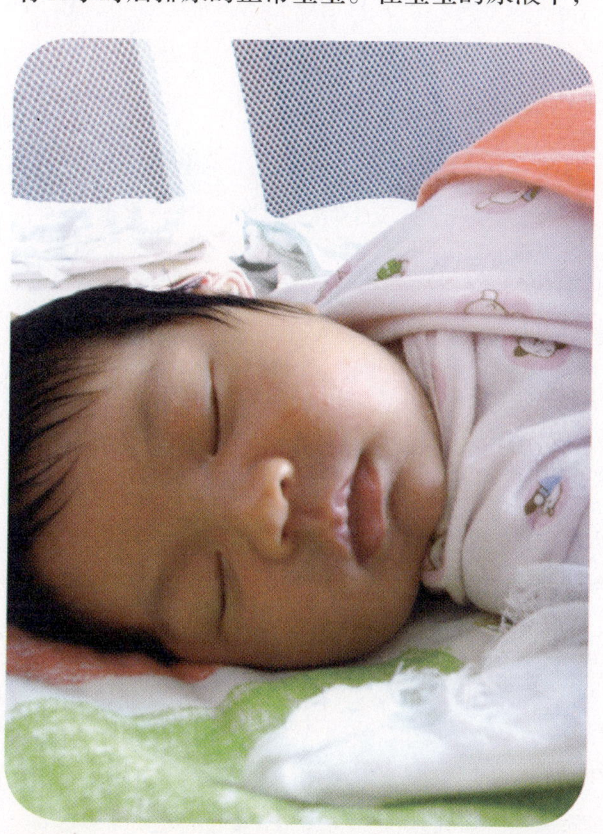

**黄疸** 近乎一半的宝宝在出生第三天后，皮肤会出现黄疸状况。这是因为宝宝在妈妈腹中时，氧气并不丰富，因而血液中的红细胞数较多。出生后，氧气突然增多，那些红细胞没有了用处，便在体内自行破坏，代谢过程中转化成胆红素，引起黄疸，一般在一周左右就可以消退。

## 宝宝的小个性

宝宝从出生的第一周起，就可以体现出不同的个性。

有的宝宝很爱哭，不管是饿不饿、舒服不舒服，都会大而响亮地啼哭，有的宝宝则很安静，不怎么哭；有的宝宝排泄间隔长、次数固定，有的则间隔短、次数不固定；有的宝宝吃奶时断断续续，有的宝宝则一气儿吃饱……但这只是宝宝的个体差异，只要生长发育正常，父母都不用太在意。

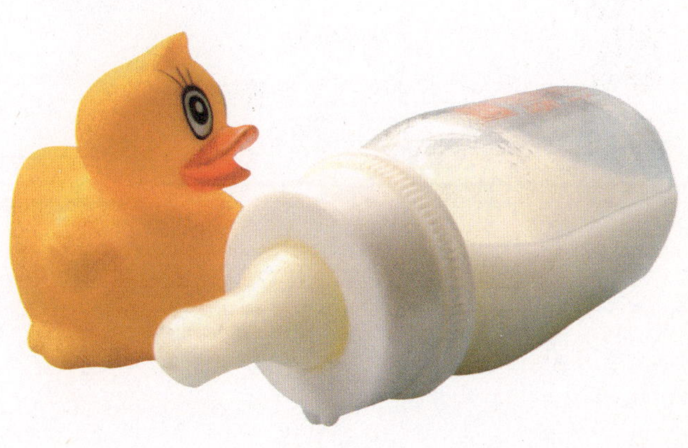

# 2、宝宝需要的营养

## 母乳是最好的选择

经过了最初的欣喜，爸爸妈妈们要把注意力放在如何喂养这个嗷嗷待哺的小家伙上了。不管各种推销员如何夸夸其谈奶粉的好处，父母们也要清醒地意识到，母乳是宝宝最好的选择。

刚刚出生不到一周的宝宝，其消化能力、吸收能力都不是很强，母乳最适合宝宝消化和吸收，而且健康母乳的营养价值高于任何奶粉，它含有宝宝生长发育所需的各种营养物质，可以让宝宝骨骼发育更好，活泼开朗、健康可爱。同时，母乳含有免疫球蛋白，能增强宝宝身体抵抗力，母乳喂养的孩子很少会过敏，喝牛奶的宝宝则没有这种保险。相对母亲来说，母乳喂养也更方便，可以随时喂给孩子，还能增进和宝宝之间的感情。

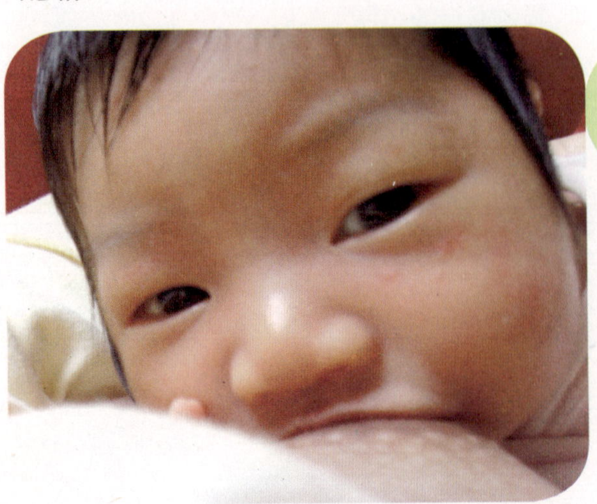

母乳中的蛋白质，其乳蛋白、酪蛋白的比例最适合新生宝宝的需要，可以帮助氨基酸完全代谢；母乳中的钙质丰富，有利于宝宝骨骼的发育；母乳中的铁和牛奶中的含量近乎相同，但要比牛奶中的铁易于吸收；母乳中丰富的不饱和脂肪酸、糖类易于宝宝吸收，适宜的钙和磷有利于宝宝骨骼的健康成长；母乳中丰富的半胱氨酸和氨基牛磺酸，有利于宝宝智力和身体的生长发育。

## 初乳必不可少

初乳是指妈妈在生下宝宝后最开始几天所分泌的乳汁。初乳含有丰富的蛋白质和丰富的抗体，但脂肪和糖类并不多，对于新出生的宝宝来说，初乳是必不可少的。

喂养初乳可增强宝宝抵抗感染的能力，初乳中的分泌型免疫球蛋白A，可以使宝宝的呼吸道、胃肠道抵抗力增强。初乳中所含有的乳铁蛋白还能够杀菌。

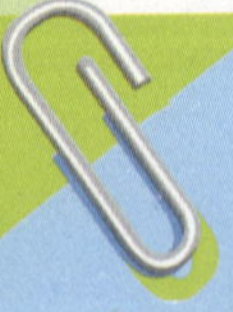

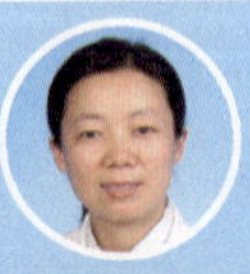

**专家提醒**

即便妈妈在疲劳时，尤其在哺喂3个月之内的宝宝时，也最好不要选择卧位哺乳。因为当宝宝吃奶时，也许妈妈会不小心睡着，从而使乳房压住宝宝的口鼻，发生危险。

如果妈妈没有丰富的奶水，但也会有初乳，应在宝宝出生半个小时后给宝宝喂初乳，并坚持一周。即使日后要用牛奶或其他人工喂养方式，给宝宝喂养初乳也是必须的。

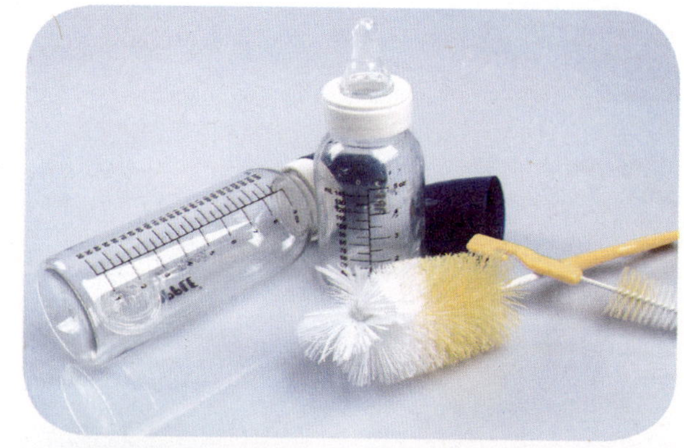

## 当母乳不足时

一般在这个阶段，宝宝的食物仅限于母乳。但当妈妈母乳实在不足时，便要给宝宝采用混合喂养的方式添加牛奶了，现在有奶粉和鲜牛奶可供选择。

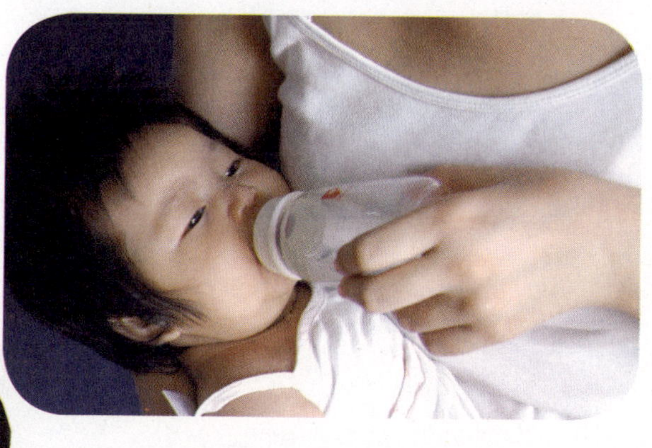

目前的市售配方奶粉，已根据母乳的成分比例对各种营养物质、矿物质、维生素等做了调整，配方更接近母乳，更容易耐受，基本能达到母乳喂养的效果，但其在免疫球蛋白等方面仍不能达到母乳的标准。

牛奶也是母乳缺乏的替代食品。牛奶中的蛋白质和钙的含量高于母乳3倍，但新出生的宝宝，尚不能充分消化、吸收这些蛋白质，因此，鲜牛奶需要进行稀释调配。此外，在脂肪、钙、磷比例等方面，牛奶的成分及比例并不完全适合婴儿，加之在喂养过程中存在污染、过度加热致营养成分破坏等问题，所以对于母乳不足的新生儿，应尽量使用婴儿配方奶粉喂养。

对牛奶过敏的宝宝还可以食用豆奶。目前市场上有配方豆奶粉，从大豆中分离出浓缩的蛋白质，添加了谷类糖浆、蔗糖、植物油、矿物质、维生素等物质。但注意要选择含碘的豆奶粉。

## 重要的营养物质

在通过母乳喂养或人工喂养宝宝后，父母要注意给宝宝添加一些有益的营养物质：

**乳糖** 乳糖对宝宝有很多好处，不同于其他添加在配方奶粉中的蔗糖，乳糖能够给宝宝提供能量、合成B族维生素，能促进宝宝肠内有益菌的繁殖，能转换为乳酸促进矿物质的吸收。而且乳糖不会导致宝宝肥胖。

**乳酸菌** 乳酸菌利于肠道有益菌的繁殖，父母可以给不食用母乳的宝宝适量添加乳酸菌制剂。

**维生素C** 人工喂养的宝宝，不能补充足够的维生素C，会使体内的铁质无法正常吸收，致使骨骼、牙齿发育迟缓，容易过敏。父母可以给宝宝每天补充一点。

**铁质** 喂养母乳的宝宝在出生后4个月内，身体内会有充足的铁，但是喝牛奶的宝宝则要补充了，可选择添加了铁质的配方奶粉。

**碘** 碘缺乏会对宝宝脑部有影响，母乳喂养的宝宝不用担心，人工喂养的宝宝要选择加碘奶粉。

## 早产宝宝的营养配方

早产的宝宝因为先天储备不足、抵抗力低下，因此生长发育需要跟上，尤其需要母乳喂养，以免因营养不足导致疾病和智力异常。

据研究显示，相对于正常的宝宝，早产的宝宝对蛋白质、钙、铜、铁、维生素的需求更大，但喂食过量会因无法吸收而使身体负担加重。所以，父母要适量给早产宝宝补充。目前已经有比较适宜早产宝宝的低出生体重儿配方奶粉，可满足母乳不足或无法获得母乳的早产宝宝生长发育所需。

同时，就算早产的宝宝是母乳喂养，也要注意每天补充多种维生素，在帮助宝宝发育的同时，增强机体抵抗力，预防疾病。

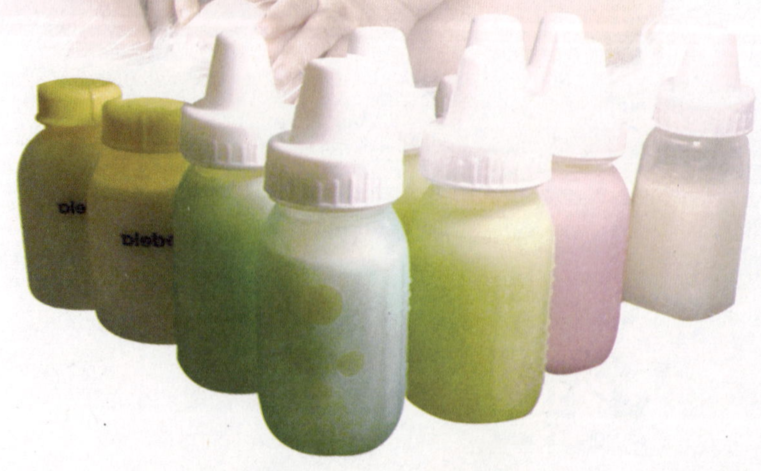

## 3、专家指导宝宝好营养

### 母乳应尽早喂养

研究发现，新生儿出生后第1个小时是个敏感期，在出生后20~30分钟内，婴儿的吸吮反射最强。如果此时没能得到吸吮的体验，将会影响宝宝以后的吸吮能力。宝宝还能通过尽早的吸吮和吞咽母乳动作，来促进肠蠕动，促进排泄胎便。

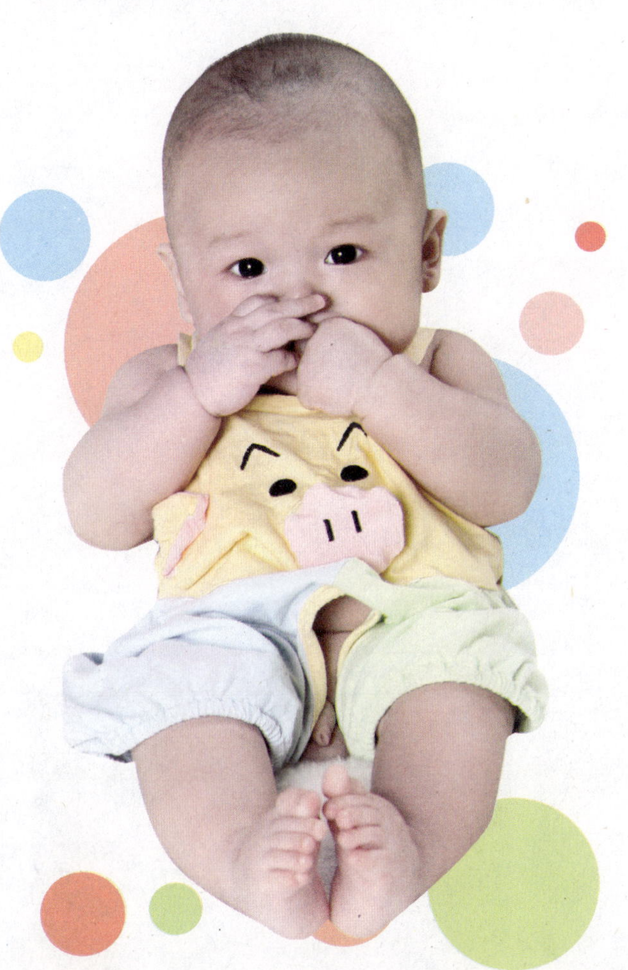

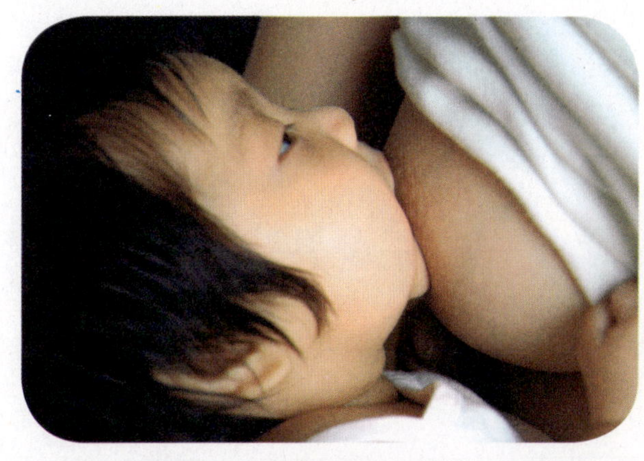

妈妈尽早给宝宝喂养母乳，这样不仅能增加母乳的分泌量，还可以促进奶管通畅，避免出现奶胀和乳腺炎的情况。同时，宝宝的吮吸动作能够刺激妈妈的子宫收缩，帮助子宫快速恢复，减少产后出血、感染的机会。

新生儿出生后，母子接触的时间越早、越长，母子间的感情就越深，婴儿的心理发育就越好。新生儿敏感期又是确立母子间感情联系的最佳时期，因此，人们主张让新生儿在出生后30分钟之内就开始吸吮乳头，以尽早获得“物质和精神食粮”。

**专家提醒**

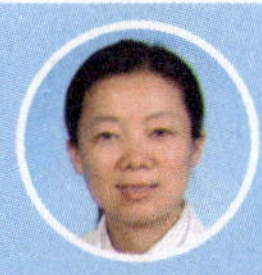

在哺乳前你应该清洗双手，并保持乳头清洁。这样不但可以防止宝宝患肠胃疾病，还可以防止乳头破裂或引起乳腺炎。

## 正确的哺乳姿势

一般来说，妈妈给新生儿喂奶可采取坐势、半躺势等正确姿势。坐势就是坐在椅子上，将新生儿所吸乳房一侧的脚垫高，抱着新生儿喂奶；半躺势就是妈妈后背垫一枕头，将新生儿垫高，使之紧靠乳房吸奶。

如做了外阴切开手术或发现坐起来很痛，妈妈不妨采用斜倚的姿势。这种姿势也适合夜间哺乳。用枕头充分地支撑起身体，让宝宝躺在臂弯里，使他的嘴与乳头齐平，妈妈用另一只手托起乳房哺乳。

不管妈妈采用什么姿势哺喂宝宝，在喂完后，妈妈都要抱起宝宝，轻拍宝宝背部，让宝宝打嗝，排出在吃奶时吸进的空气。

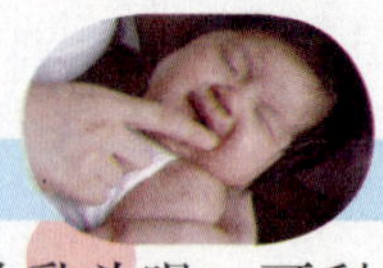

## 帮宝宝吸到乳头

怎样使宝宝吸到你的乳头呢？可利用新生儿的觅食反射，让宝宝的头脸转向乳头方向。可先用乳头触宝宝的嘴巴，宝宝由于饥饿张开嘴巴时，你就可把乳头放进他的嘴中，用这样的方法使宝宝吸到母亲的乳头。

## 前奶、后奶都要喂

妈妈在给宝宝喂养母乳时，母乳也会因为喂养时间而有营养成分上的变化。先被宝宝吸出来

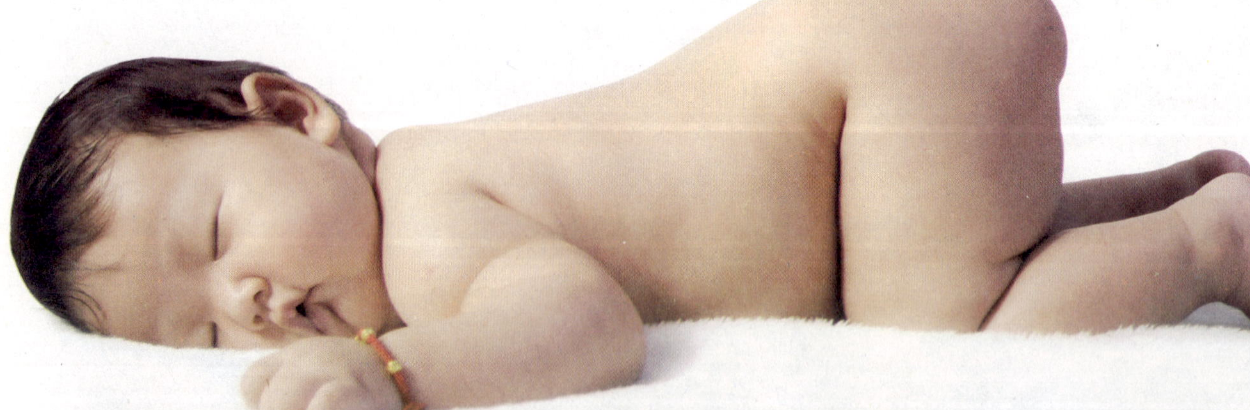

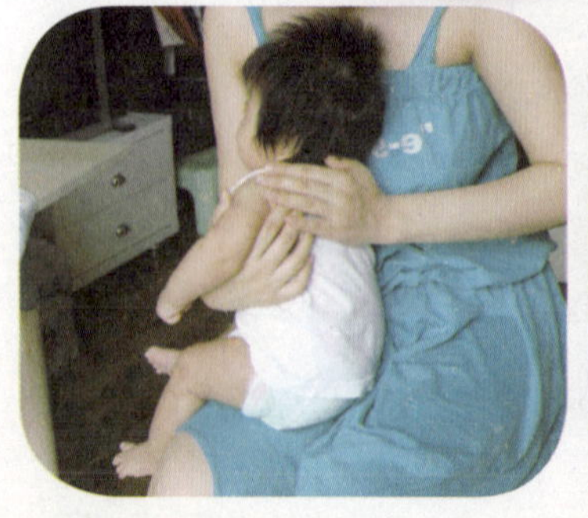

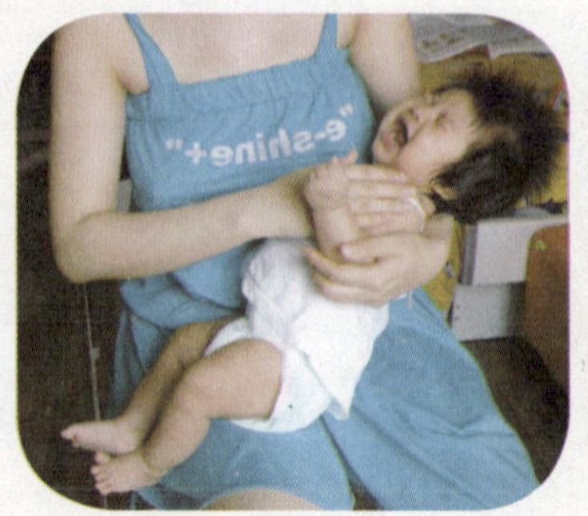


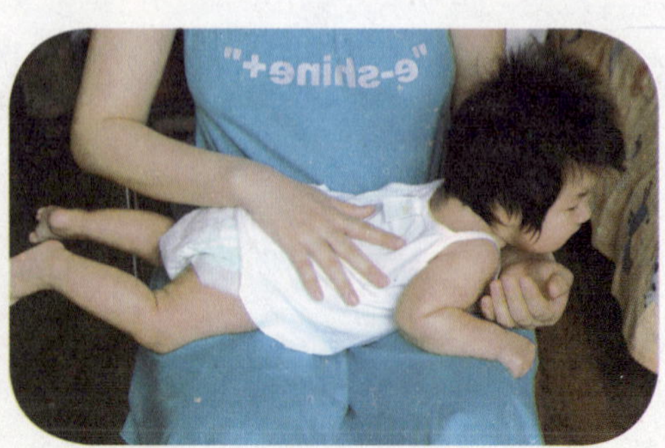

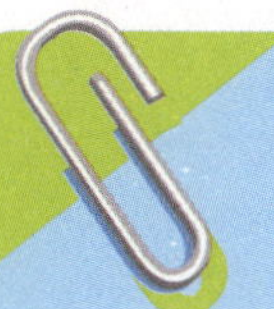
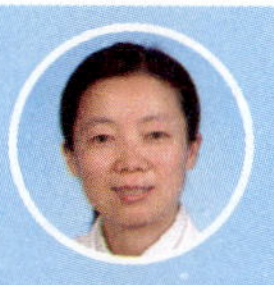

专家提醒

如果宝宝腹泻了，妈妈就应该让宝宝多吃前奶，减少含脂量较多的后奶。

的奶一般称之为“前奶”，“前奶”之后的奶为“后奶”。

前奶比较稀薄，含有丰富的水分和蛋白质。后奶比较浓稠，含有丰富的脂肪、乳糖和其他营养物质，可以给宝宝提供许多热量，也能让宝宝有饱腹感。

因为前奶含有很丰富的水和蛋白质，宝宝在出生后的4个月内，只需食用母乳就能满足体内对水和蛋白质的所需，父母不用给宝宝额外补充水。

最重要的是，妈妈在给宝宝喂养时，不要只给宝宝喂养前奶，让宝宝在没吃完一侧时换另一侧；或是把前奶挤去，只喂养后奶。应该做到让宝宝放开吃，前奶和后奶都吸收，才能使宝宝身体补充到全面的营养。

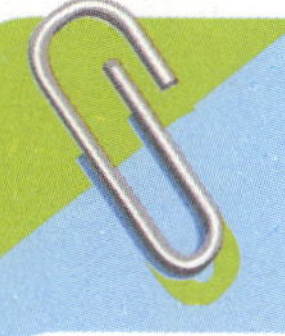
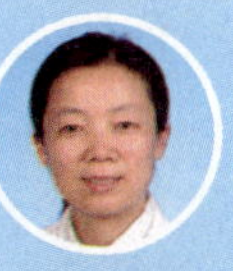

专家提醒

奶急的妈妈不必采用喂奶前挤去前奶的办法来缓解奶水的过于充足。因为挤去富含蛋白质、水的前奶，宝宝只能吃脂肪多的后奶，势必会造成营养不均衡。

## 按需哺乳

妈妈在给宝宝喂养母乳时，不必严格地规定宝宝吃奶的时间。因为妈妈的乳汁有时不同量，宝宝吸收到的也会各有不同，有的宝宝吸收到的多，有的吸收到的少。妈妈应该按照宝宝对母乳的需要来哺喂，只要宝宝饿了，想吃，妈妈就随时喂宝宝。

这样做的好处是，既能够及时排空妈妈的乳汁，还能通过宝宝频繁的吸吮来刺激妈妈的泌乳反射，增多奶量。

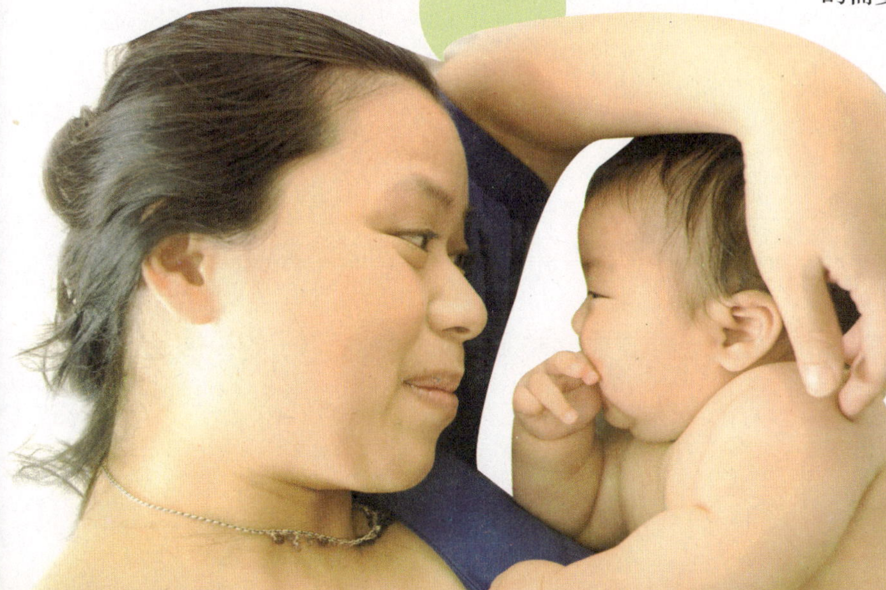

## 宝宝一哭就喂奶

啼哭是婴儿情绪表达的主要方式，除了饿，宝宝啼哭还会是因为尿了、不舒服或者是想让大人来抱抱。但对于1周以内的宝宝来说，哭闹的原因一般都是饿了。

这时，妈妈可以在宝宝一哭的时候就喂奶，而不必担心过量。相比给宝宝规定喂奶时间，过几个小时就把正在熟睡的宝宝叫醒喂奶，这种只要宝宝饿了哭闹妈妈就喂奶的方式实在要好得多。而且宝宝一哭，父母就做出回应，会从心理上给宝宝一种安全感。

但对于母乳不足的妈妈来说，宝宝哭时，可能妈妈并没有足够的奶水，而坚持哺喂可能会造成乳头破裂。这时妈妈也不必紧张，可以先给宝宝喂母乳，之后适量补充配方奶粉，而不要轻易放弃母乳喂养。

## 喂奶的次数

在喂奶次数上，宝宝刚出生时，一般胃容量只有30毫升，而且每次大约只能吸吮到20毫升左右的奶量，加上奶在胃中停留时间短，宝宝很快就会有饿的感觉，所以吃奶次数比较多，一般两小时左右喂一次奶，一天可达十几次。有时即使是后半夜，宝宝也吃得比较频繁。到了三四周后，宝宝吃奶次数会明显下降，每天也就7～8次，后半夜往往一睡五六个小时而不吃奶。

## 宝宝拒绝吸奶怎么办

如果妈妈没有在产后48小时内尽早喂养宝宝母乳，使宝宝错过了学会吸吮乳房的最佳时间，也许会给宝宝以后学习吸吮乳房带来难度。宝宝会因为先接触到了奶瓶上的奶嘴，印象深刻，而对妈妈的乳头有错觉，拒绝吸奶。

这时，妈妈要耐心坚持，让宝宝学习吮吸乳房，慢慢用乳汁吸引宝宝，这样也利于妈妈的乳汁供应充足。

## 妈妈奶水充足

有的妈妈喂宝宝时，宝宝会有哭闹、抵抗等拒绝吃奶的动作，当宝宝吐掉妈妈奶头时，妈妈的奶水会喷出来。这是因为妈妈的奶水太充足，造成了奶水喷出，可能会给宝宝带来危险。宝宝在吸吮时，如果妈妈的奶水太充足，会使宝宝吞咽急速，如果一口没有接上，很容易就呛奶。

奶急的妈妈们在饮食上要有所注意，避免喝太多的汤，同时在喂养宝宝时，可以采用剪刀式喂哺方法：妈妈一手做出食指、中指分开的剪刀样，夹住乳房，以减慢乳汁流出的速度。

## 增加母乳的办法

有的妈妈奶水不足，最好想办法增加奶量，而不要轻易放弃母乳喂养，因为，毕竟母乳才是这一时期宝宝最好的选择。

妈妈在产后就和宝宝保持接触，一般可以增加40%的乳量；即使妈妈最初没有太多的奶水，也可以让宝宝通过勤吮吸乳头，刺激妈妈脑下垂体，使之分泌出更多的催乳素，增多奶量；每次喂奶时要争取让宝宝把奶全吮吸完。

奶水不足的妈妈还可以多吃一些催奶的食物，如猪蹄、鲫鱼、鲢鱼、丝瓜、芝麻、黄花菜等。

同时，妈妈情绪过度紧张、焦虑，也会通过反射机制来抑制乳腺分泌。所以，哺乳期的妈妈们不要忘了保持放松愉快的心情。

## 哪种情况不能喂养母乳

母乳虽好，但如有不慎，也会给宝宝带来危险。比如患有某些疾病的妈妈和宝宝，是不能喂养、进食母乳的。

如果妈妈患有各型肝炎、艾滋病等病毒感染性疾病，这时哺乳宝宝，会增加感染宝宝的机会；长期服药控制某些疾病的妈妈，如果哺乳宝宝，服用的药物可能会进入乳汁，对宝宝产生影响；患有严重心脏病的妈妈，哺乳会恶化妈妈的心功能；患有严重肾脏疾病的妈妈，哺乳会加重脏器的负担和损害。

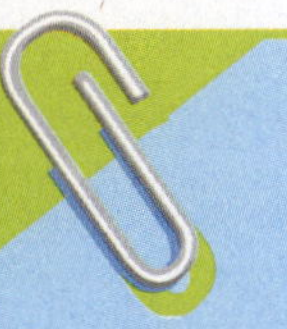

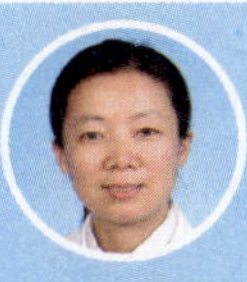

### 专家提醒

在冲调配方奶时，严格消毒是非常必要和关键的，父母可把奶瓶等用具蒸煮消毒，同时避免手、抹布、房间里的灰尘等任何污染源给宝宝带来细菌。父母还要注意，给宝宝配好的奶，如果宝宝一次没有喝完，不要留到下一次。

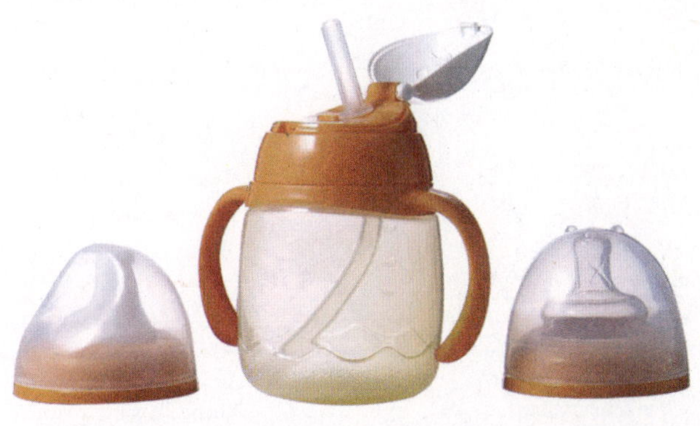

此外，处在细菌或病毒急性感染期的妈妈、接触有毒化学物质或农药的妈妈都不宜哺乳。患有半乳糖血症、枫糖尿病等代谢病的宝宝也不宜进食母乳。

## 配方奶的配制

一般的配方奶粉外包装上都标有冲调比例，只要按比例冲调就可以了。

## 正确使用奶瓶

如果用奶瓶喂哺宝宝，喂奶时应注意将宝宝抱紧，使他能体验及享受你的温情。喂奶之前要先滴几滴奶在手腕或手背上，试试温度，不可太热或太冷，温度要正好适宜食用。

喂奶时，要倾斜奶瓶以便使奶嘴充满奶水，使宝宝不会吸入太多空气。奶水要能从奶嘴迅速滴出，但不可像一道水流流出。如果奶嘴孔太小，可用消毒过的针头使它扩大；如果洞孔太大，应更换奶嘴，因为喂得太快，很容易引起宝宝呛奶和喂奶过量等问题。

喂奶中偶尔要将奶瓶拿开让宝宝休息。宝宝通常在10~15分钟内将奶吃完。不要让他的手指接触奶嘴，也不要让他单独和奶瓶在一起。

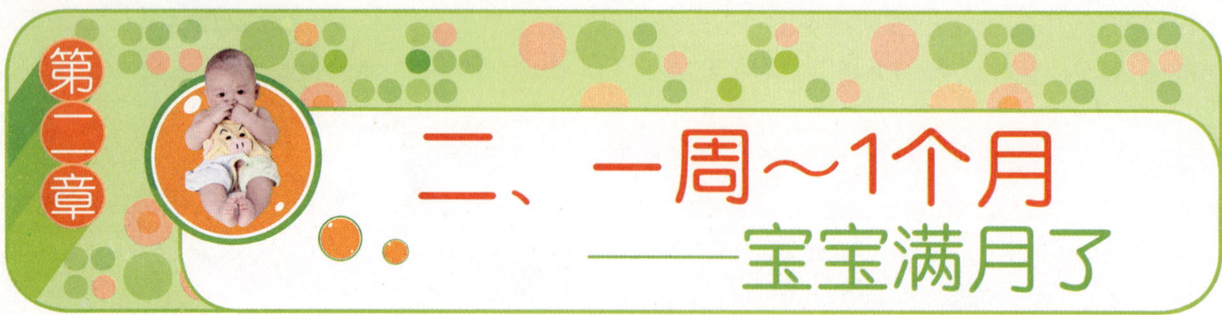


## 1、宝宝的成长

### 怎么看都觉得可爱

宝宝刚出生时好像没有想象得那样好看：一颗约占了身长近1/4的脑袋瓜，细小的腿，麻秆似的小胳膊，鼓起的肚子和一张被羊水浸泡的小脸。但经过了1周后，宝宝的脸蛋舒展起来，不浮肿了，怎么看都觉得可爱。皮肤也褪去了出生时的胎脂，呈粉红色，柔软光滑。见表2-1。

表2-1　宝宝第1个月发育速查

| 性别 | 身长（厘米） | 体重（千克） | 头围（厘米） | 胸围（厘米） |
|---|---|---|---|---|
| 男宝宝 | 56.8±2.4 | 5.11±0.65 | 38.0±1.3 | 37.5±1.9 |
| 女宝宝 | 55.6±2.2 | 4.73±0.58 | 37.2±1.3 | 36.6±1.8 |

### 在睡觉中成长

这个时期的宝宝像第一周一样，吃饱了睡，睡醒了吃。宝宝的体位还是保持在母体里的姿势，手臂和腿弯向躯干一边，小手攥成拳头。乱蹬乱踹只是一种无意识的活动。

宝宝吃奶及大小便次数多，且尚无规律。宝宝排尿一般在每天6次以上，但大便一般各有不同，尤其是母乳喂养的宝宝大便次数多且稀。如果是配方奶喂养，则一般大便次数少，一天只排一两次。

这个时期的宝宝正在逐渐适应新的生长环境，他的听力很敏感，尤其是对爸爸妈妈的声音。所以爸爸妈妈们不要错过和宝宝交流的机会，常对宝宝说话、唱歌，是和宝宝交流的好办法。同时大人们还可以多抱抱宝宝，让宝宝多感受来自亲人的温暖和幸福。

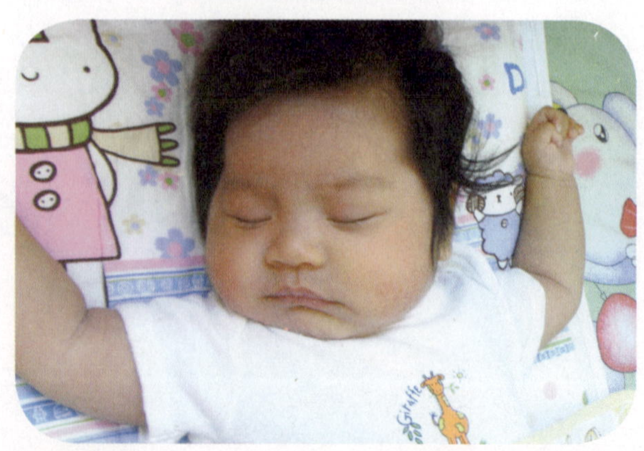

## 2、宝宝需要的营养

### 母乳仍是首选

此时，宝宝的消化能力在渐渐加强，妈妈的乳汁也在渐渐增多，宝宝最好的食物仍是母乳。

宝宝的身体开始迅速成长了，母乳喂养的宝宝体重增长一般不如配方奶喂养的那样快，但妈妈没有必要放弃母乳喂养而选择配方奶，因为母乳喂养儿的体重增长是更适宜的，这种相对不快的体重增长可降低成人期代谢性疾病的风险。

### 配方奶粉

如果选择给宝宝喂养配方奶粉，目前市面上的配方奶粉添加了许多营养成分，也基本可以满足宝宝的营养需要。

### 一些重要的矿物质和维生素

一般来说，宝宝在妈妈子宫时，所吸收的营养物质可以在体内存储起来，以在宝宝出生后的前4个月内进一步满足宝宝的营养所需。但这种情况的前提是，妈妈的营养是足够的，营养物质的摄取是合理、均衡的。如果妈妈在怀孕时偏食，或体内缺少维生素等营养物质，那么宝宝是无法吸收全面的营养的。见表2-2。

从预防的角度来说，为了避免宝宝缺乏某些必需的营养物质，妈妈可以从现在开始给宝宝补充某些营养物质。

脂肪、蛋白质、糖、钠、钾、氯、钙、磷、镁、锌等营养物质，一般宝宝都可以从母乳中获取。如果宝宝是早产，或者妈妈在孕期里维生素摄入严重不足、胎盘功能低下，就要在这一时期根据宝宝维生素的缺乏程度而给宝宝额外补充了。

表2-2　此时期主要营养成分需求

| | |
|---|---|
| 热能 | 宝宝出生第二周以后，每日每千克体重需要81~120千卡热能 |
| 蛋白质 | 每日每千克体重需要2~3克 |
| 糖 | 每日每千克体重需要12克 |
| 水分 | 每日每千克体重需要150~200毫升 |

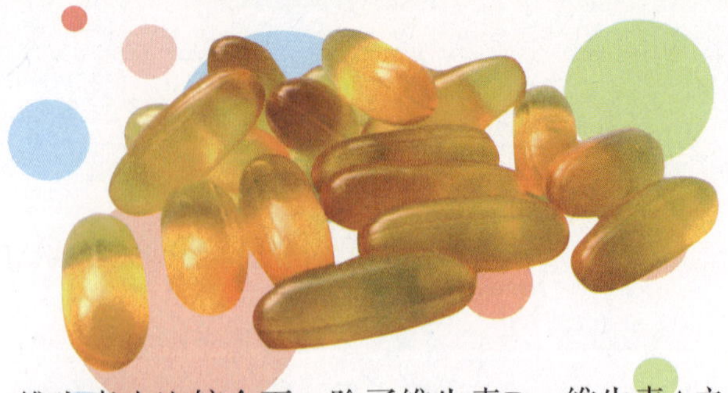

### 鱼肝油到底好不好

随着宝宝在这一时期身体的快速生长和发育，对维生素D的需求也增多了起来。维生素D缺乏会发生佝偻病，父母最好在宝宝出生半个月就开始补充维生素D，鱼肝油就是不错的选择。

鱼肝油含维生素A和维生素D，维生素A对宝宝视觉和上皮细胞的完整有很好的作用。维生素D可以帮助钙的吸收，促进骨骼钙化。但是，普通鱼肝油中所含维生素A的量要高于维生素D10倍，如果父母只注重给宝宝补充维生素D，而忽略了维生素A过多摄取的情况，很容易就产生维生素A蓄积中毒。

所以，对于这么幼小的宝宝来说，应该选择婴儿剂型的鱼肝油，也可以选择用复合维生素液来给宝宝补充所需维生素。复合维生素液所含的维生素也比较全面，除了维生素D、维生素A之外，还含有维生素C和维生素$B_1$，可以每天给宝宝喂一次。同时也要注意不能摄取过量。

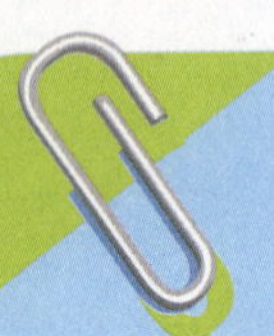

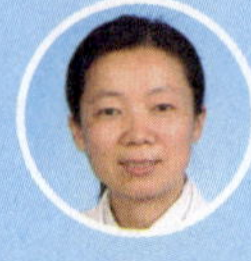

**专家提醒**

建议维生素D每日补充400IU（国际单位），尤其是冬天出生的宝宝比较容易缺乏维生素D；在补充维生素D的同时适量配合补充维生素A，但要注意避免过量、发生中毒；此阶段维生素E一般只针对早产儿补充。

## 3、专家指导宝宝好营养

### 母乳喂养次数

从宝宝的成长上可以看出，这一时期的授乳次数较上周适当减少了，一般为每天8~10次。但相同于上一周的是，这一时期内，妈妈给宝宝喂养母乳的次数仍然不需要硬性规定，只要按需给宝宝喂养即可。而且，母乳的分泌并不固定，如果分泌多，宝宝可以吃饱，距离下次吃奶的间隔

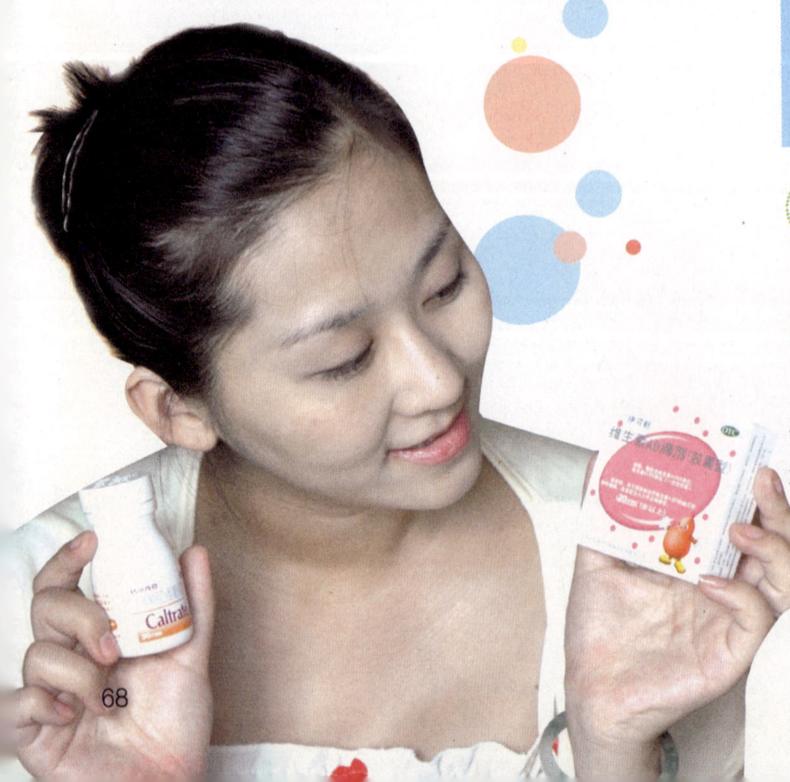

就会长；反之则短。所以，可以根据宝宝自身的饥饱程度来决定授乳间隔时间。同样的道理，在这一时期，规定母乳的喂养量也是没有必要的。

## 多余的乳汁该不该挤出

如果妈妈乳汁充足，有的宝宝在吃母乳时会剩下母乳，许多妈妈不知道这剩下的母乳是挤出好，还是留下好。

这个问题是因人而异的，有的妈妈把剩余的乳汁挤出，可以刺激乳汁的分泌，让乳汁更充足，如果妈妈希望达到这样的效果便可以这样做；但对有的妈妈来说，挤出与否不会改变乳汁的分泌量；还有的妈妈乳汁分泌充足，如果不把剩余的乳汁挤出，会出现乳房胀痛的情况，总之，妈妈们可以根据自己的情况决定。

当然，妈妈们可以放心的是，剩余在妈妈体内的母乳留到下一次给宝宝吃是没有问题的，不会变质。

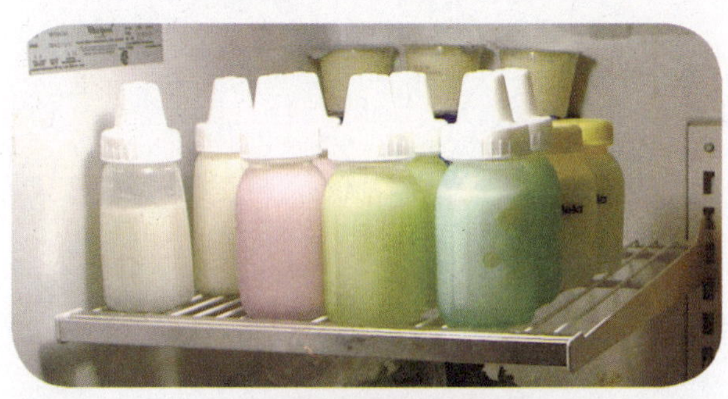

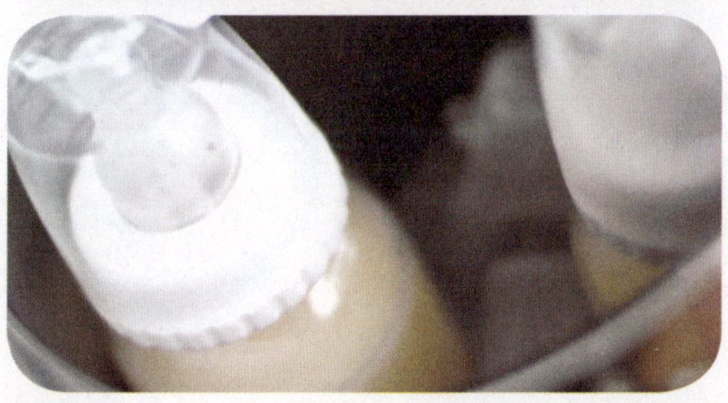

## 怎样挤出母乳

现在市面上有形式各样的吸奶器可供选择，也可用传统的手工挤奶。

在开始之前，准备好已消毒的工具，如吸奶器、奶瓶等，妈妈彻底清洗双手后就可以用吸奶器或手挤奶了。妈妈可以把挤出的母乳储存在器皿中，放进冰箱，在妈妈无法哺乳的时候使用。但妈妈们要注意的是，储存乳汁的时间最好不要超过24小时，以免宝宝食用后腹泻。

## 乳汁的味道

妈妈的饮食会影响乳汁的味道，乳汁的味道会影响宝宝的食欲。

据美国的一个研究中心对12位哺乳的妈妈进行的一项实验表明，妈妈饮用含酒精的果汁后，她们乳汁的味道就会带有酒精味，宝宝则不爱吃，体重也会减轻。虽然这时乳汁中的酒精成分

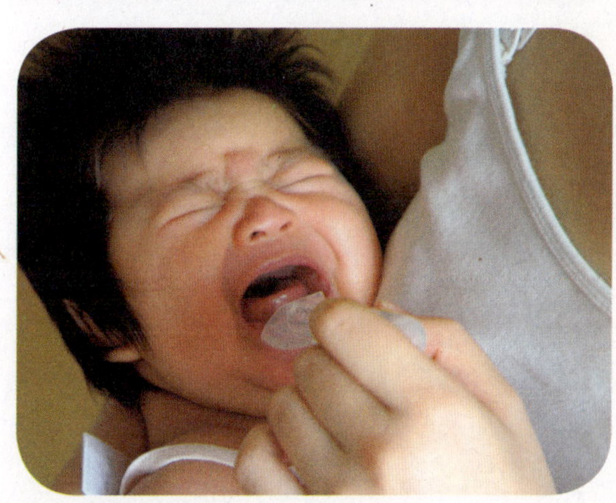

非常少，但宝宝吃后也会有“醉”的反应，睡眠时间会变得短而频繁，跟平日不一样。

所以，哺乳期的妈妈们要注意避免食用辛辣、刺激的食物，以免使宝宝排斥母乳。

## 减少乳头皲裂

这一时期，宝宝吃奶的力量有所加大，如果妈妈的乳汁不充足，宝宝可能会吮吸很长时间，并且加大用力，这时就有可能对妈妈的乳头造成伤害。

乳头破裂后，不仅使妈妈感受疼痛，还会有使妈妈患上乳腺炎的危险。因而建议妈妈保护好乳头。比如，在每次喂奶之后，妈妈可以用少量乳汁按摩乳头，减少乳头干裂。或者让宝宝在吃奶时尽量含住妈妈的乳晕，从宝宝嘴里拉出乳头时动作要轻。

如果妈妈的奶水充足，宝宝只吃一侧就可以吃饱，妈妈就可以让另一侧乳房得到休息和缓解，减少乳头皲裂的情况发生。或者实在疼痛的话，妈妈可以选择使用吸奶器将奶吸出，使乳头适当得到休息。

## 奶水不足是正常的

在这一时期里，有时妈妈的奶水会突然出现分泌不足现象，而前几天还好好的。去医院检查，妈妈和宝宝也都没有问题。其实，这种情况为“暂时性母乳缺乏”，在宝宝满3个月之前，有时会出现，一般持续7~10天，妈妈不用担心。

新手妈妈难免有紧张不安的情绪和过度疲劳的现象，加上月经的恢复，这些都会使母乳分泌减少，造成出现暂时性母乳缺乏。这时，妈妈要做的不是赶紧给宝宝添加牛奶等替代食品，而是积极调整自己的状态，并加强自己的营养，坚持给宝宝喂养母乳。这只是一种暂时的现象，待妈妈调整好后，母乳会逐渐丰富起来的。

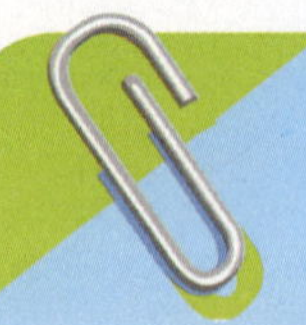

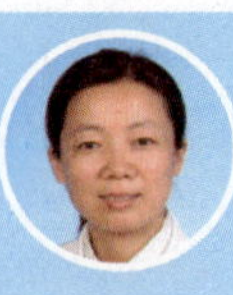

**专家提醒**

出现这种情况，妈妈可以继续坚持夜间哺乳，因为妈妈在夜间睡眠时的泌乳素水平要高于白天。还可多吃一些能促进乳汁分泌的食物。在月经期的前两天，母乳也会相对减少，这时妈妈可以相应增加哺乳次数。

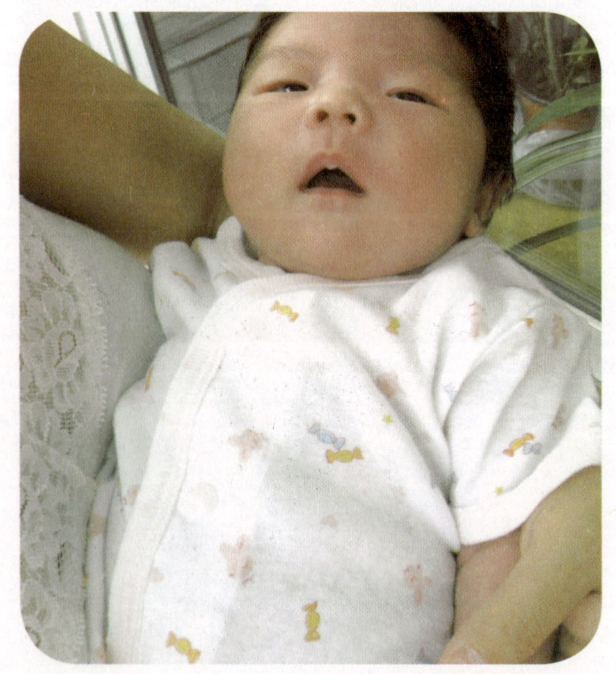

## 母乳之外的喂养

这一时期，母乳确实不足的妈妈可以选择在喂母乳后给宝宝添加适量配方奶。对于混合喂养的宝宝，可以先喂母乳，再补充配方奶，也可以一顿母乳、一顿配方奶地间隔喂养。前一种方法比较费力一些，但有利于保持或增加母乳的量。而后一种方法，可能会因母乳喂养次数的减少而导致母乳分泌也逐渐减少了。

如果是完全喂养配方奶，妈妈要记得在给宝宝喂奶的两次中间，给宝宝喂适量的白开水，以减少便秘等上火现象。

## 选择合适的奶嘴

奶嘴上的开口大小、材质软硬程度也会影响宝宝的食欲或健康。在选择上，妈妈要尽可能选用与妈妈乳头相似的奶嘴。

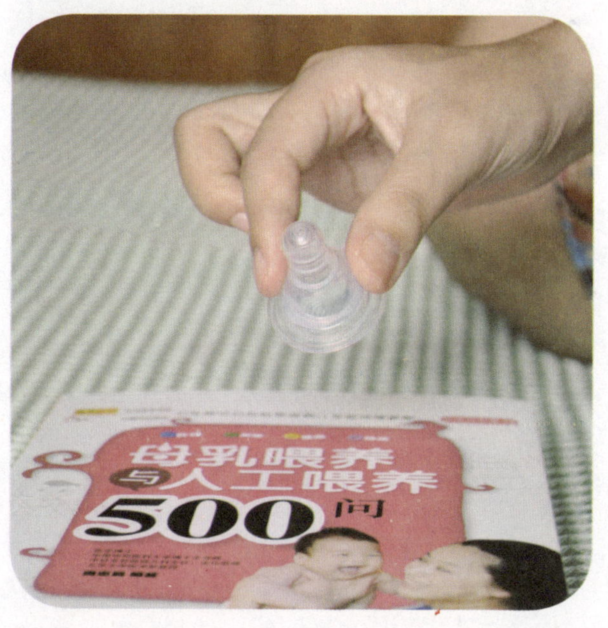


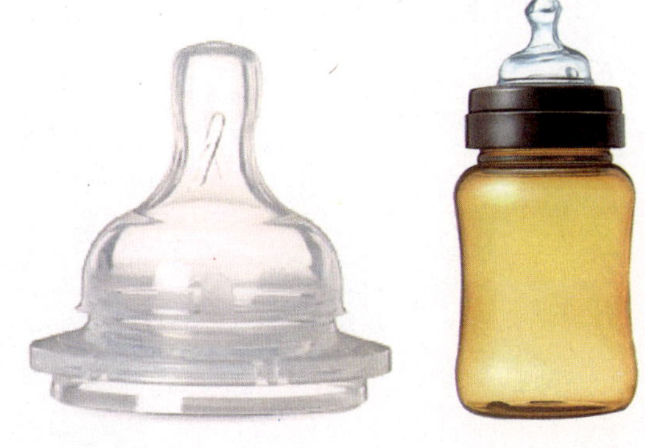

目前市面上有圆孔、十字口两种开口的奶嘴。不管是哪种，都要注意开口不要太大，以减少宝宝在进食时吞进空气及奶流过大发生呛奶的风险。圆孔适合月龄小或吸吮力气小的宝宝，但圆孔的开口无形中成了细菌入侵的小通道，也有在宝宝呼吸吞咽不协调时，因圆孔持续有奶流出而发生呛奶的风险。十字型的开口适合月龄稍大的宝宝，可以在宝宝不吮吸时自动关闭而阻挡细菌的入侵，还能根据宝宝的吮吸力度调整牛奶的流量。

在奶嘴的材质方面，如果宝宝不喜欢橡胶味，可以选择硅胶材质的奶嘴。

## 宝宝吐奶了

宝宝吐奶一般出现在出生半个月之后，不管是母乳喂养还是人工喂养都会出现。如果宝宝没有其他不适，医生往往会诊断为“幽门痉挛”。父母不用紧张，不要误解医生的意思。其实，宝宝在吐奶时，幽门自然就会痉挛而完成这一动作，这不是病，只是对吐奶的专业解释，是宝宝常见的现象。

因为宝宝的胃呈水平位，容量小，连接食管处的贲门较宽，关闭作用差，连接小肠处的幽门较紧，而宝宝吃奶时又常常吸入空气，因此奶液容易倒流入口腔，引起溢奶。有的宝宝每次吃奶后都吐，有的宝宝是在刚吃完就吐，有的宝宝是在吃完后过了20分钟再吐。

如果宝宝边吃边从嘴角流出奶，是没有关系的，这可能是因为妈妈奶水充足。如果宝宝总是一下吐出很多奶，妈妈就该想想原因和办法，如喂奶后是否应把宝宝立起来轻拍背部，让宝宝打嗝排出空气。对于经常吐奶的宝宝，妈妈可以试着减少每次喂养的母乳量而增加次数。如果是严重的吐奶，要及时带宝宝去看医生，以排除先天性幽门肥厚性梗阻的可能。发生吐奶时，妈妈要注意看好宝宝，使之侧卧并拍打背部，以免吐奶时奶进入气管引起窒息。

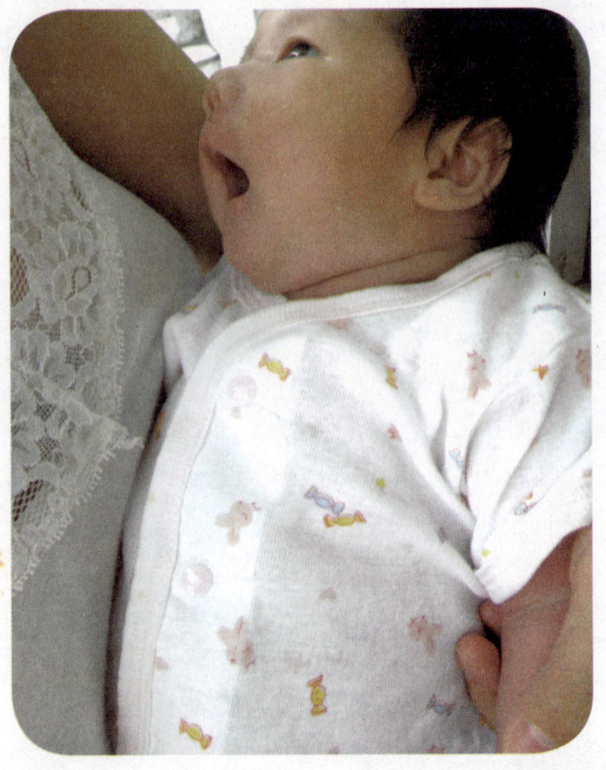

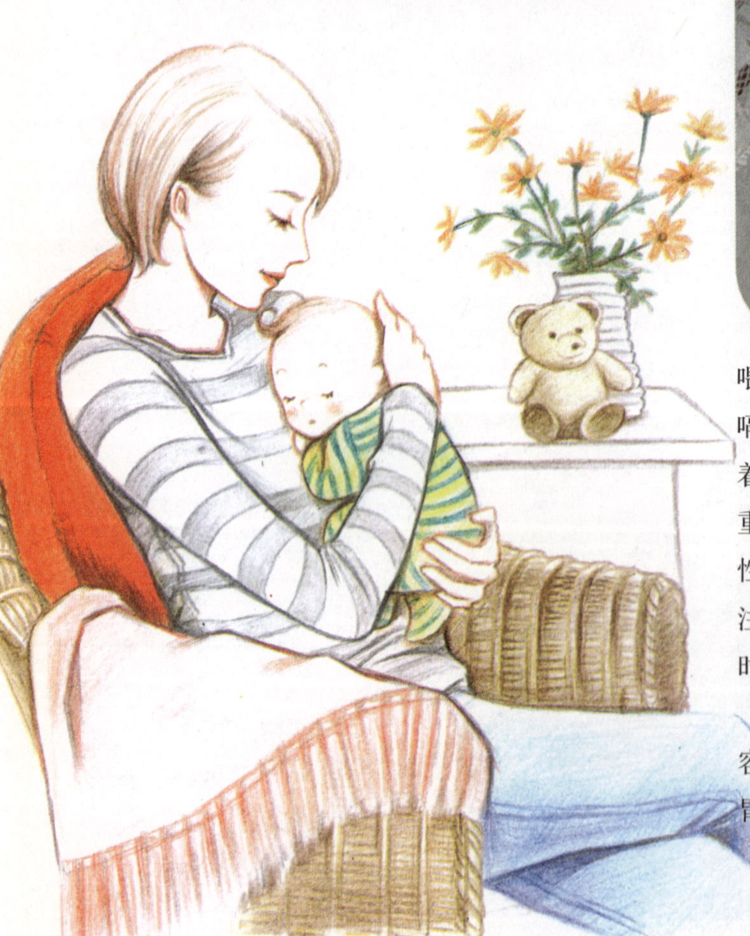

总地来说，健康的宝宝由于胃肠蠕动活跃，容易发生溢奶。这种情况会在6个月之内随着宝宝胃肠功能的成熟而逐渐减轻，直至消失。

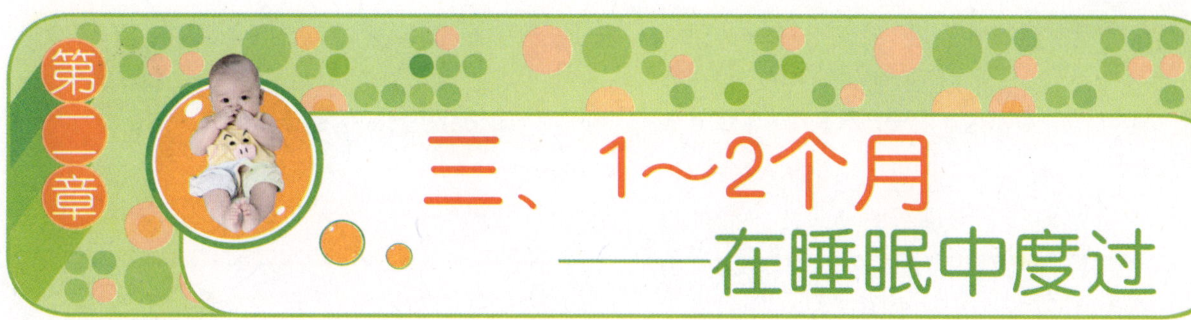

# 三、1～2个月——在睡眠中度过



## 1、宝宝的成长

### 宝宝长高、长胖了

这时候的小宝宝，脸部长得扁平，鼻阔，皮肤也光滑、白嫩了，肩和臀部显得较狭小，脖子短，胸部、肚子呈现圆鼓形状，小胳臂、小腿也变得圆润了，而且总是喜欢呈屈曲状态，两只小手握着拳。所有这一切都表明，宝宝已经平安顺利地度过了新生儿期，开始迎接自己的新生活。

经过1个月的悉心照料，宝宝体重和身高迅速增长，他长高了，也长胖了。宝宝的体重比出生时平均增加了1千克，身高也平均增长了3～4厘米。有些生长顺利的宝宝，每天的体重增加量超过30克。但这只是平均数值，宝宝的生长，在很大程度上取决于各人的差异。见表2-3。

表2-3 宝宝第2个月发育速查

| 性别 | 身长（厘米） | 体重（千克） | 头围（厘米） | 胸围（厘米） |
|---|---|---|---|---|
| 男宝宝 | 60.5±2.3 | 6.27±0.73 | 39.7±1.3 | 39.9±1.9 |
| 女宝宝 | 59.1±2.3 | 5.75±0.68 | 38.8±1.2 | 38.8±1.8 |

### 宝宝爱动、爱笑了

以前整天睡觉的“小贪睡鬼”现在已经熟悉了生活的节奏，醒着的时间多了一些，宝宝也变得越来越可爱，有了更丰富的表情，会笑了，偶尔还会发出一些“啊啊呜呜”的小声音。他的视力和听觉越来越发达，白天一双圆溜溜的大眼睛骨碌碌地转个不停，还能辨别声音的方向。

这个时期的宝宝似乎已经“认识”了朝夕相处的父母、家人，可以和家人互动了，见到他们会露出很高兴的样子，在家人逗他时会脸上笑着、嘴里叫着、手脚舞着，也乐于让家人抱他。

同时，宝宝的手脚也灵活了一些，小手可以送到嘴边自己吮吸，腿脚开始“不老实”，总是把妈妈盖好的小被子踢开。这个时候的宝宝，在俯卧位时已经可以抬头了，当然还不能坚持太久。

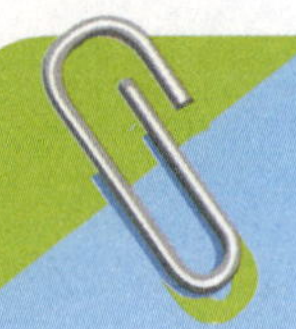
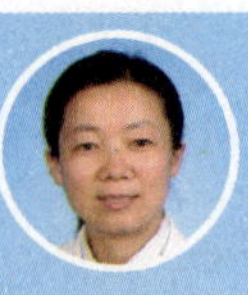

**专家提醒**

如果没有特殊情况，仍然不建议给宝宝采用混合喂养，因为奶嘴吸吮省力，奶粉又比母乳甜，如果在母乳喂养过程中添加奶粉，很容易让宝宝喜欢上奶粉而不再喜欢母乳了。

## 2、宝宝需要的营养

### 坚持母乳喂养

在这一时期，妈妈还是要尽量给宝宝喂养母乳。母乳不仅能给新生的宝宝提供各种所需的营养，并且容易吸收，还能促进宝宝肠内有益细菌的繁殖、提供分泌型免疫球蛋白、增强宝宝抵抗力、增进母子感情等。这些优点是广为人知的。事实证明，大部分妈妈都是可以给宝宝喂养母乳的。

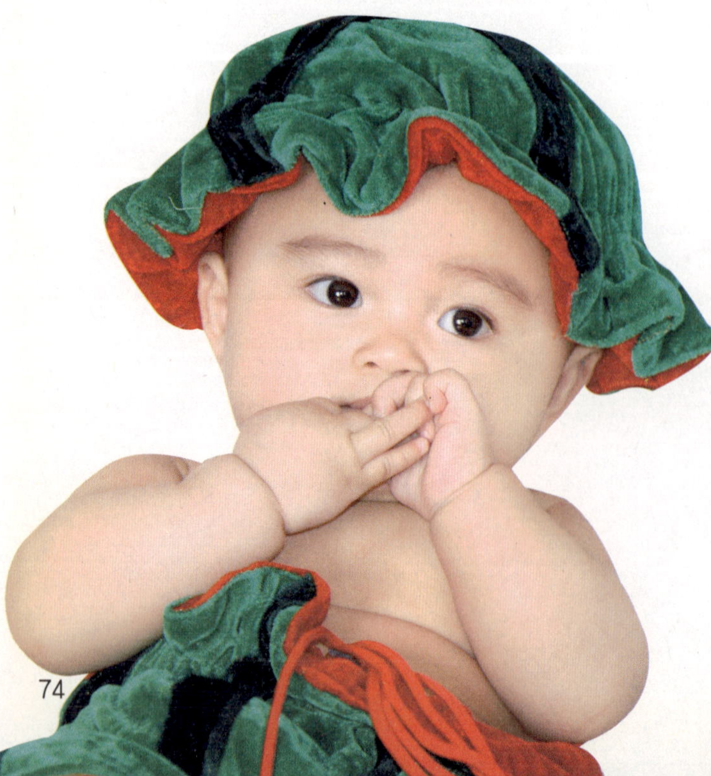

宝宝满月了，妈妈的精力和体力也得到了恢复，乳量有所增加。孩子所需乳量也不断增加，吸吮力增强，乳头大小已经适宜孩子，母亲喂奶姿势也比较自然了，从此进入了良性喂养阶段。

### 重要的营养物质

从这个月开始，宝宝进入了快速增长期。为了宝宝生长发育的需求及健康，也需要你给小宝宝提供足够的营养。如果母乳不足（一定不要轻易认为你的母乳不足，有时是因为休息和饭量不足而引起暂时的奶量不足），父母在给宝宝添加配方奶时，要同时注意下面这些营养元素的摄入。

**热量** 对于宝宝来说，要求摄入的热量是成人的2.5～3倍。这个月的宝宝每日所需的热量仍然是每千克体重100～110千卡，如果每日摄取的热量超过120千卡每千克，就有可能造成肥胖。

**维生素D和钙** 此阶段，仍要注意给宝宝补充维生素D和钙，这对于母乳喂养或是人工喂养都是必须的，除了添加含有维生素D和维生素A的适量的复合维生素制剂和钙类产品，还可以让宝宝多晒晒太阳，促进钙的吸收。

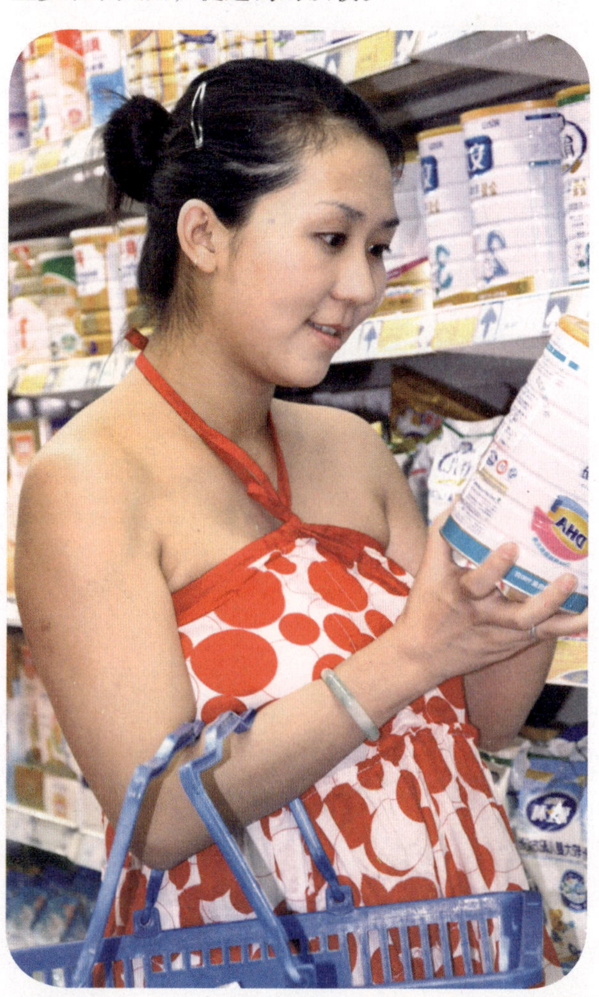

**脂肪酸DHA和AA** 脂肪酸DHA和AA是大脑和视网膜的重要组成部分。母乳中含有丰富的DHA和AA，但是对于母乳不足或无法给宝宝喂养母乳的妈妈，可以给宝宝选择添加了DHA和AA的奶粉。

## 适当喝些果汁

一般来说，母乳中含有维生素C，人工喂养的宝宝也可以从奶粉、复合维生素液中获取一定的维生素C，不用额外从果汁里补充。但是，适当给宝宝喝些果汁还是不错的。

尤其对于人工喂养的宝宝来说，适当的果汁可以帮助宝宝通便，而且，宝宝会感觉到果汁甜甜的，很好喝，从味觉上也能给宝宝带来愉悦。使用稀释的果汁，可根据宝宝的喜好调整果汁的浓度。最好在宝宝口渴或是洗澡后、户外回家后喂给宝宝，每次喂少量。

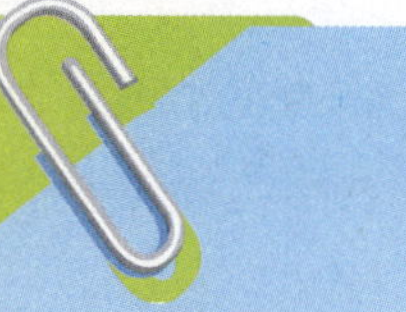

**专家提醒**

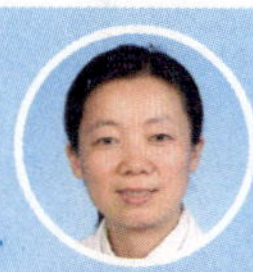

如果果汁没有加糖宝宝也愿意喝，就尽量不加糖。如果是榨原汁，在制作过程中要注意清洁。

## 早产宝宝要补铁了

每个足月的宝宝出生时，体内都已经储备了一定的铁。但早产的宝宝在妈妈体内的时间不

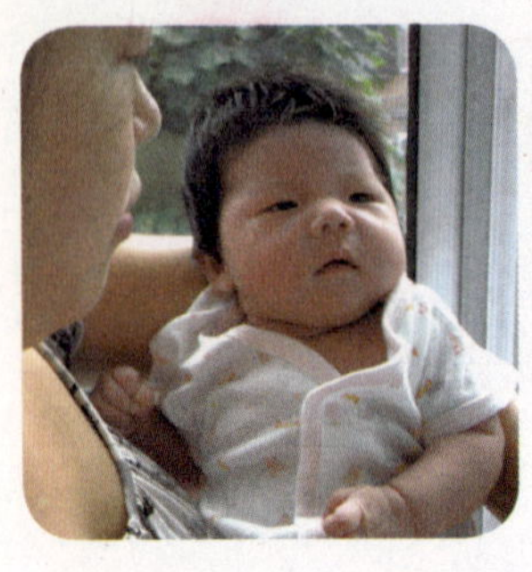
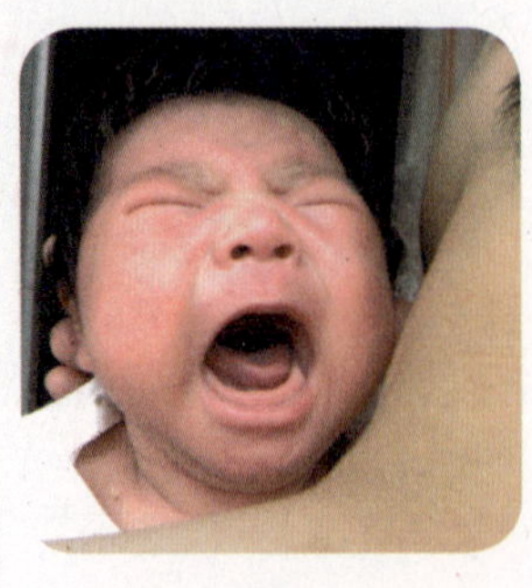

足，铁的储备很少，容易出现贫血现象。所以早产的宝宝出生后，医生都会建议添加铁剂。

对于人工喂养的宝宝来说，配方奶粉里一般都添加有铁，而母乳喂养的宝宝，母乳中铁的含量有限。对于早产儿，尤其出生胎龄较低者，最好在满周岁前坚持补铁，同时需要兼顾补充维生素C和维生素E。

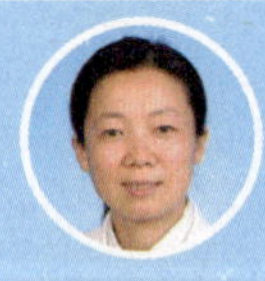

**专家提醒**

父母应把握正确的喂食规律，要注意喂食间隔的时间不要太长，因为宝宝体力消耗过大后，吃东西时他可能会感觉累。其次，喂食的时候，父母应将全部注意力集中在他身上。有的父母不确定宝宝有没有吃饱，其实如果宝宝吃饱了会以自己的方式告诉你的，父母不用担心。

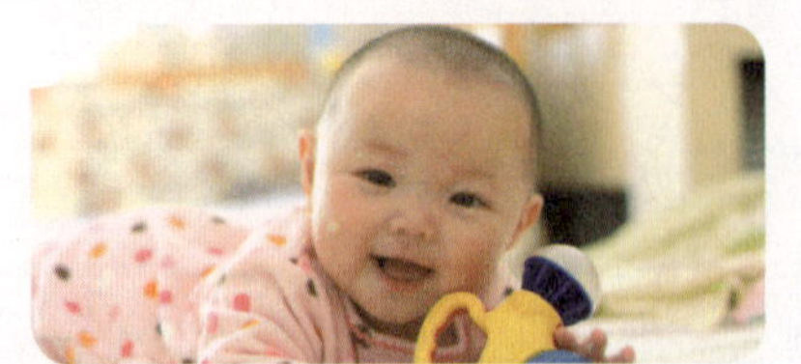

## 3、专家指导宝宝好营养

### 吃奶时间缩短别担心

这个月的宝宝吸吮能力增强，吸吮速度加快，因此，吃奶的时间势必也要缩短，这是正常现象。可是，有些妈妈却认为宝宝吃得快，是因为自己的奶少，不够宝宝吃了，其实这是多余的担心。这个月的宝宝比新生儿更加知道饥饱，吃不饱他是不会入睡的，即使一时睡着了，很快也会醒来要奶吃。如果一天吃不饱，大便就会减少；即使次数不少，大便量也会减少。

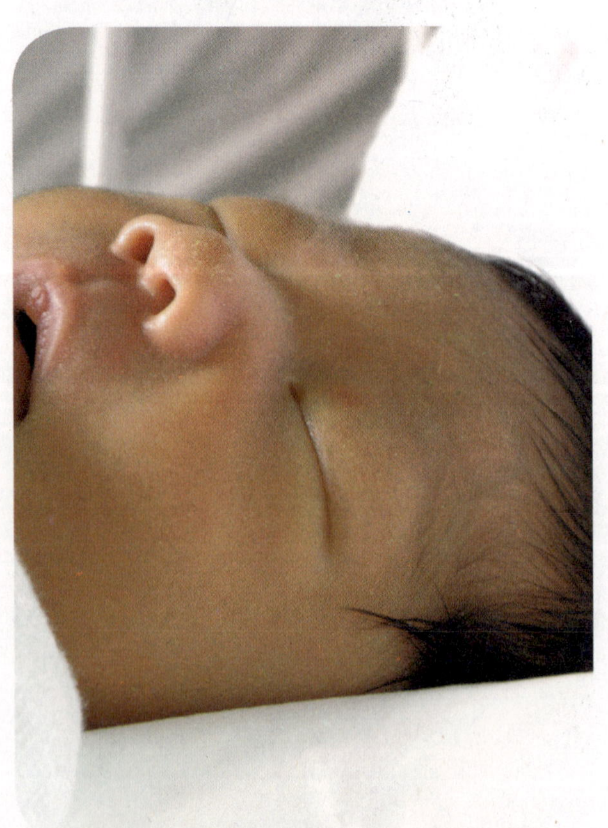

## 母乳喂养次数

和之前一样，这一时期仍要遵循按需喂养的原则。这时的宝宝不再像新生儿期那样，吃着奶就睡了，一会儿又醒来要奶吃。这个月的孩子，基本可以一次吃完奶，吃奶间隔时间也延长了，一般2.5～3小时1次，一天7~8次。但并不是所有的孩子都这样，两个小时吃一次也是正常的，4个小时不吃奶也不是异常，一天吃5次或一天吃10次，都是正常的。但如果一天吃奶次数少于5次或大于10次，要向医生询问或请医生判断是否有异常情况。晚上还要吃4次奶也不能认为是闹夜，可以试着后半夜停一次奶，如果不行，就每天向后延长，从几分钟到几小时，不要急于求成，要有耐心。

## 宝宝一吃就拉怎么办

人们都说孩子是直肠子，一吃就拉。妈妈把尿布换得干干净净，再把宝宝抱起来吃奶，还没吃几口，宝宝就大便了，妈妈可能认为不正常，就要给宝宝吃药。遇到这种情况，不要急于换尿布，因为马上给宝宝换尿布不仅会打断了宝宝吃奶，由此导致宝宝吃奶不成顿；还会导致孩子把刚刚吃进的奶溢出来，加重溢乳程度；此外还会增加护理负担，可能在整个喂奶过程中，宝宝要拉几次，如果拉一次就马上换，恐怕要换几次。所以，如果大便量不多，可等到宝宝吃完奶再换。这样的宝宝容易发生尿布疹，妈妈可在清洗宝宝臀部后，涂抹一些护臀膏，防止臀红。

## 让母乳更营养

母乳的质量和分泌量取决于妈妈的饮食质量，如果妈妈没有掌握好，有时候即便喂养了母乳，可能也会给宝宝的健康带来问题。

许多妈妈的乳汁太稀薄，宝宝不想吃，这时妈妈就要注意提升母乳的品质了，途径当然是改善自己的饮食。

妈妈摄取越多的蛋白质、不饱和脂肪酸、矿物质、维生素等营养物质，那么这些营养物质在母乳中的含量也就越高。反之，如果妈妈的饮食营养不够，则乳汁中也不能提供给宝宝充足的营养物质。妈妈在授乳时，钙会流失，如果妈妈没有及时补充钙，自己的骨骼和牙齿也会受到影响。

这时的妈妈所需的营养物质要多于孕期，要注意增加B族维生素，每天补充至少50克的蛋白质，还可以通过每天喝两杯牛奶来补充钙质。

## 人工喂养

出生2个月的宝宝，不得以采用用人工喂养时，最重要的是不要喂得过量，以免增加宝宝消化器官的负担和导致肥胖。

人工喂养的大致的标准是：每天每千克体重150毫升左右。不过，这只是一个大致标准，因为经常哭闹的宝宝，一般吃得较多，而经常安静地睡觉的宝宝吃得较少。食量少的宝宝不吃到标准量也可以，食量大的宝宝可以吃到150～180毫升每千克体重。

## 选择适宜的奶粉

这个月的宝宝选择什么样的奶粉好呢？爸爸妈妈们往往在这个问题上投入太大的精力，其实这是没有必要的。无论什么品牌的奶粉，其基本原料都是牛奶，另外添加一些维生素、矿物质及微量元素，只是其各自添加物的含量不同，有所偏重，但都要按照国家统一的奶制品标准加工制作，如有的奶粉中含有较多的铁剂，有的含有较多的钙剂，有的含有较多的脂肪，有的含有较多的蛋白质，有的含有较多的微量元素，实际上并没有本质的区别。所以，只要是国家批准的正规厂家生产、经正规渠道经销的奶粉，适合这个月的孩子，都可以选用。选用时要看奶粉外包装是否标有生产日期、有效期、保存方法、厂家地址、电话、奶粉成分及含量、所释放的热量、调配方法等，最好选择知名品牌、销售较好的奶粉。一旦选择了一种品牌的奶粉，如没有特殊情况，不要轻易更换，如果频繁更换，会导致宝宝消化功能紊乱和喂哺困难。宝宝吃惯了一种奶粉，突然更换，他可能会拒绝，这无形中也给你带来麻烦。

## 奶粉不要过浓

在冲泡奶粉时，父母要根据包装上的说明比例来调配，而不要擅自把牛奶调配得过浓或过稀。

宝宝的肾脏、肠胃器官还不够成熟，过浓的牛奶会增加宝宝器官的负荷，宝宝无力处理过量的矿物质和蛋白质，也无法完全吸收，可能会产生口渴、脱水以及肥胖等情况。

## 定期更换奶瓶和奶嘴

奶瓶的使用是有期限的，塑胶的奶瓶品质较不稳定，使用一段时间后，瓶身就会因为刷洗和氧化而出现模糊的雾状及奶垢不易清除等情况，所以建议6个月左右更换一次。奶嘴属于消耗品，长期使用过后，会有变硬、变质等情形，且在清洗的过程中，也有可能使奶嘴变大，导致宝宝喝奶时发生呛奶危险，因此建议3个月左右更换一次。

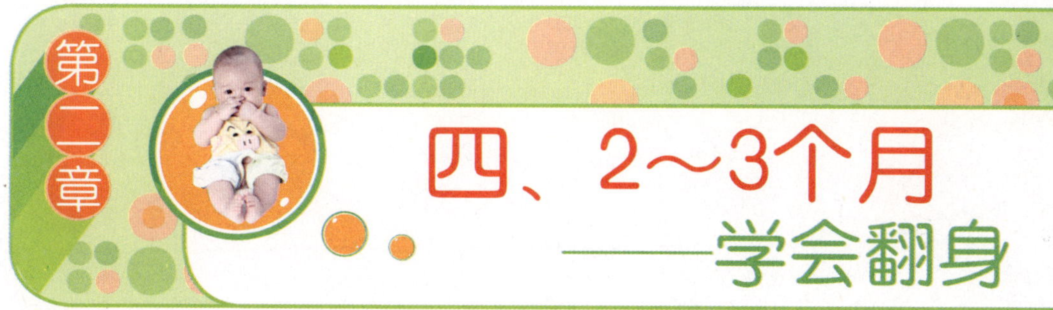

# 四、2～3个月——学会翻身

## 1、宝宝的成长

### 人见人爱的宝宝

这个时期的宝宝已经是一副人见人爱的模样了。奶痂消退、湿疹减轻后，露出细腻的皮肤，光泽有弹性。眼睛变得有神，能够有目的地看东西，听力也明显地变得灵敏。如果逗宝宝笑，宝宝会发出响亮的笑声，这是家长与宝宝“沟通”感情的好时机。

这个月是宝宝生长发育的重要阶段。在这个月里，宝宝的身高、体重、头围等都有不同的增长，身高可在上个月基础上增长3～4厘米，到了两个月末，身高可达60厘米。体重平均每天可增长40克，一周可增长250克左右，头部发育也已经趋于完善。见表2-4。

表2-4 宝宝第3个月发育速查

| 性别 | 身长（厘米） | 体重（千克） | 头围（厘米） | 胸围（厘米） |
|---|---|---|---|---|
| 男宝宝 | 63.3±2.2 | 7.17±0.78 | 41.2±1.4 | 41.5±1.9 |
| 女宝宝 | 62.0±2.1 | 6.56±0.73 | 40.2±1.3 | 40.3±1.9 |

### 宝宝会翻身了

这个月，宝宝的身体灵活性增强了，甚至快要学会翻身了；对外界的反应越来越强烈，喜欢到户外，喜欢亮的地方，高兴时可以发出“啊、哦、呜”的声音。

宝宝手脚活动越来越准确、频繁，宝宝上个月还不能握住的小玩具，这个月已经能用手抓住很长时间了。当宝宝俯卧在床上时，可以用手和胳膊努力地把自己支撑起来，有时能支撑1分钟左右，头还能随着视线转动，小眼睛骨碌碌地看着周围的一切。

渐渐地，妈妈会突然有一天惊喜地发现，刚刚还平躺在床上的宝宝，已经能把自己翻过身去、趴在床上了。这是宝宝成长的又一个里程碑，说明宝宝已经有了对颈部的控制能力，对

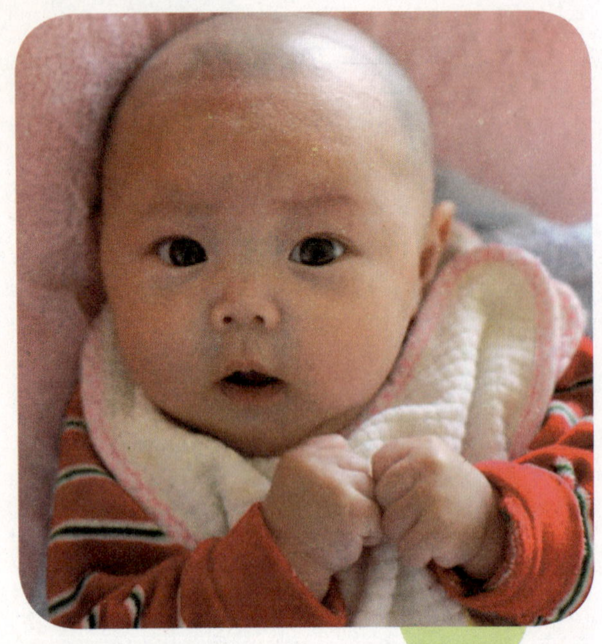

身体的协调能力也增强了。但爸爸妈妈在欣喜的同时，也要注意看好宝宝，这时的宝宝只会翻过身，还不会把压在身下的小手拿出来，也不会翻回去，而且也有翻到床下的危险。

## 2、宝宝需要的营养

### 继续提倡母乳喂养

这个月的饮食营养与上个月差不多，还不宜给宝宝增加其他代乳辅食，我们还是继续提倡给宝宝喂养母乳，如果妈妈的乳汁足够，宝宝只食用母乳就可以满足日常营养所需。如果不够，妈妈也可以采用母乳加配方奶的方式喂养。

宝宝的第3个月，是身体各个方面发育生长的高峰期。这个时期，母乳对于宝宝来说太重要了，因此，你要尽可能地给宝宝多吃母乳，不但要注意宝宝的吃奶量，而且还要注意母乳的质量。妈妈必须保证营养的摄入量、保证足够的睡眠和休息，这样才能有既营养又充沛的奶汁。

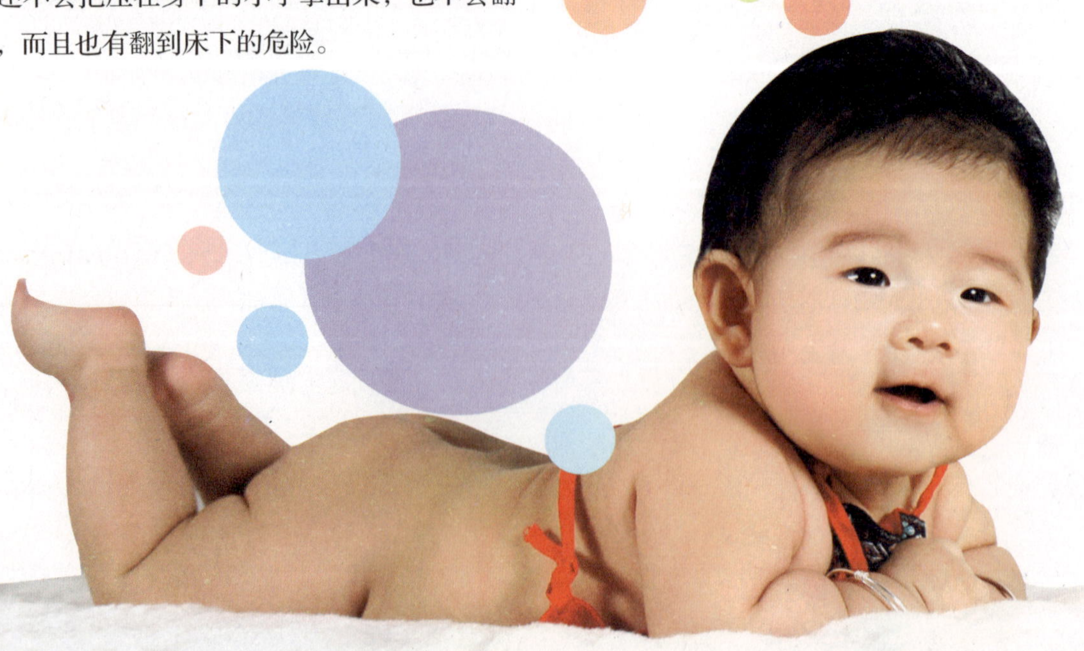

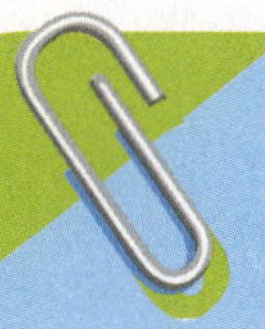

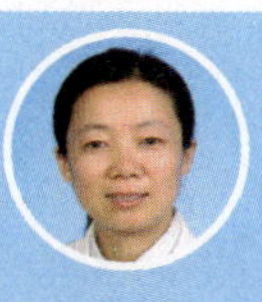

**专家提醒**

人工喂养儿可根据每日喂的奶量计算热量，母乳喂养儿和混合喂养儿不能通过乳量来计算每日所摄入的热量。实际上，计算每日所摄入多少热量并不是特别重要，按照宝宝自己需要供给奶量的方式，对绝大多数宝宝都是适宜的。

## 重要的营养物质

这个月的宝宝每日所需的糖、蛋白质、脂肪、矿物质、维生素，大都可以从母乳和配方奶中摄入。其中，热量如果摄入不足，低于100千卡每千克体重，可能会导致宝宝体重增长缓慢或落后。如果每日摄入热量高于120千卡，可能会导致宝宝体重超过标准，成为肥胖儿。

## 补充维生素C

在上个月里，我们建议妈妈可以适量给宝宝添加果汁，为日后宝宝维生素的补充做好基础和铺垫。因为，在这个时期，宝宝由母体获得并储存在体内的维生素已经基本快耗尽了，需要父母给宝宝补充。

维生素C主要来源于新鲜蔬菜和水果，一般每100毫升母乳只含2～6毫克维生素C，配方奶中会略有增加。所以，这个时期可以给宝宝增加一

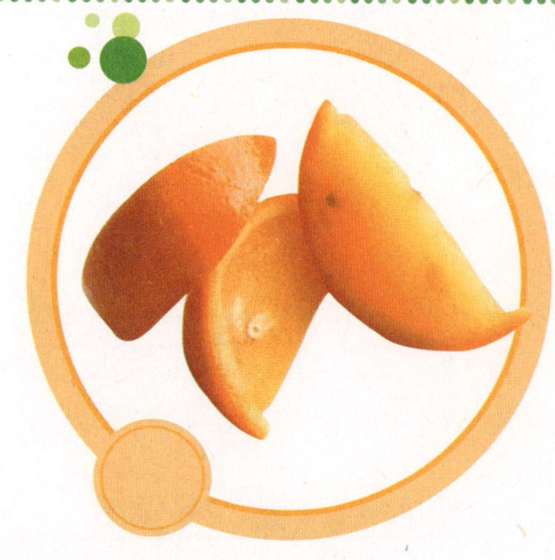

些绿叶菜汁、西红柿汁、柚子汁和鲜水果汁等。果汁比较甜，宝宝一般比较容易接受。每天可补充20～40毫升。

## 补充水分

水是人体中不可缺少的重要部分，也是组成细胞的重要成分，人体的新陈代谢，如营养物质的输送、废物的排泄、体温的调节以及呼吸等都离不开水。

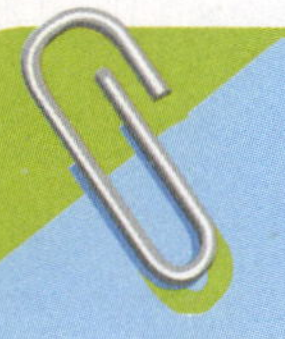

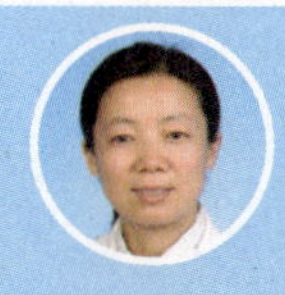

**专家提醒**

3个月时的宝宝，极易发生便秘，以致引起宝宝排便时哭闹不止。宝宝便秘的原因很多，人工喂养的宝宝，因为奶中钙的含量较高等原因，容易导致宝宝大便干结，如果水分补充不足，就会引起便秘。

随着宝宝代谢活动的增强，身体需要补充足够的水分，父母要注意给宝宝补充营养物质的同时，不要忘了给宝宝补水。

母乳中水分的含量较充分，母乳喂养的婴儿不需额外补充水。而配方奶喂养的宝宝需要多喂一些水来补充代谢的需要。比较简单的方法是，在奶间补充相当于奶量的1/4～1/3左右的水就够了。

## 3、专家指导宝宝好营养

### 母乳喂养的次数和间隔

宝宝在这一时期里生长发育是很迅速的，由于身体对营养的需求增大，食量会增加，不但吃得多，而且还吃得快，吞咽的时候还能听见咕嘟、咕嘟的声音，嘴角还不时地溢出奶液来。

当然，每个宝宝因胃口、体重等差异，食量也有很大差别。妈妈还是要按需喂养。总地来说，这时期的宝宝喂奶次数会减少，间隔也会相应变长，一般可以每3小时1次，夜间可以减少1次，每次喂75~150毫升。

### 适当调整夜间喂奶时间

对于3个月的宝宝来说，夜间大多还要吃奶。如果宝宝体质很好，就可以引导宝宝断掉凌晨2点左右的奶，从而调整一下喂奶时间，把晚上临睡前9～10点钟的这顿奶，顺延到晚上11～12点。宝宝吃过这顿奶后，起码在4～5点以后才会醒来再吃奶。这样，妈妈基本上就可以安安稳稳地睡上4～5个钟头了，不会因为给宝宝半夜喂奶而影响休息。

刚开始这样做时，宝宝或许还不太习惯，到了吃奶时间就醒来。妈妈应改变过去一见宝宝动就急忙抱起喂奶的习惯，不妨先看看宝宝的表

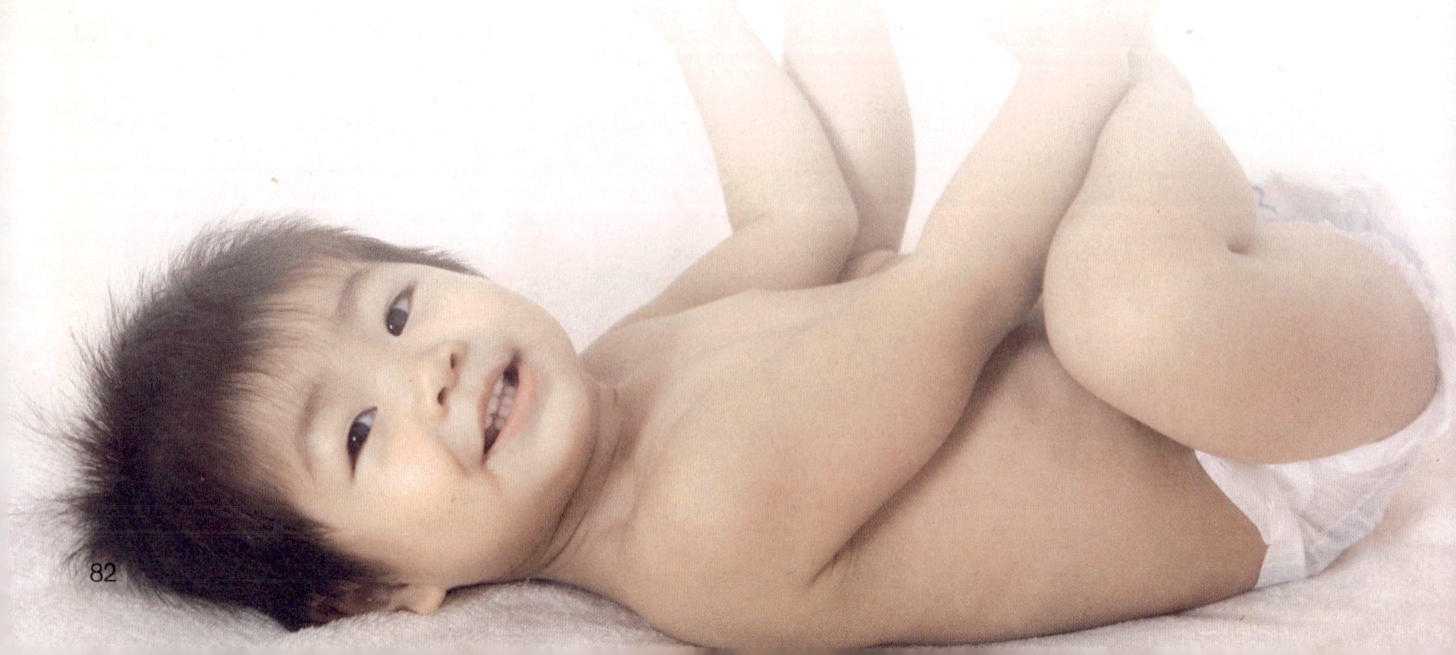

现，等宝宝闹上一段时间，看他是否会重新入睡。如果宝宝大有吃不到奶就不睡的势头，可先安抚或喂些温开水试试，说不定能让宝宝重新睡去。如果宝宝不能接受，那就只得喂奶了。其实，从营养角度看，白天奶水吃得很足的宝宝，夜间吃奶的需求并不大。

## 不要把睡觉的宝宝叫醒喂奶

进入第3个月之后，宝宝的喝奶量增多了，以前过3个小时就饿得直哭的宝宝，现在可以睡上4个小时，有时甚至睡5个小时也不醒。这说明宝宝喝进去的奶还没有完全消化吸收，也说明宝宝已经具备了储存能量的能力。因此，你没有必要过3小时就给宝宝喂一次奶。一到喂奶时间就叫醒熟睡的宝宝吃奶，这种做法是不妥当的。如果叫醒了本来不饿的宝宝，宝宝会很不合作地马马虎虎吃上几口，甚至烦躁地大哭，妈妈反而搞不清宝宝吃得怎样。虽然宝宝已具有了储存能量的能力，但父母并不容易发觉。

一般来讲，宝宝大多知道自己的需要，奶供过于求，宝宝会拒而不受；奶供不应求，宝宝则会提前醒来，你应顺其自然，不必为宝宝推迟吃奶时间而担心。

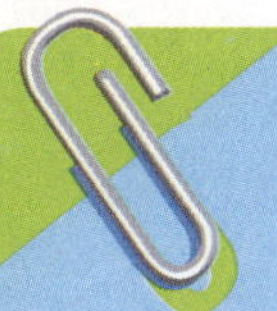

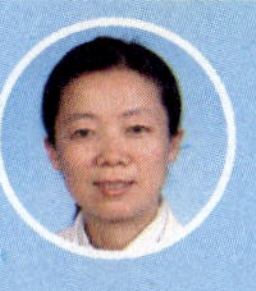

### 专家提醒

许多妈妈在这一时期该回单位上班了，但也尽量不要停止给宝宝喂奶。在妈妈上班的前1～2周，由家人给宝宝试着用奶瓶喂奶，开始的次数应少些，每周1～2次，让他慢慢适应用奶瓶喝奶。往返于工作地点与家里时间过长的妈妈可以选择把母乳储存起来喂宝宝。

## 母乳分泌减少了

宝宝两个月后，妈妈的母乳分泌也开始逐渐减少了。如果宝宝每次要吃奶的时间提前、次数增多，就表明宝宝的确没有摄入足够的母乳，妈妈的母乳不够了。

如果现在从食物上进补催乳，效果已经不太明显了。妈妈可以每天给宝宝添加一次配方奶，最好在母乳喂养后添加，配方奶也是按需喂养就好。这样，妈妈的母乳不会因减少喂哺次数而进一步减少。

如果宝宝每天增加体重连20克都不到，妈妈就要酌情给宝宝增加配方奶的量和次数，但注意不要过量。

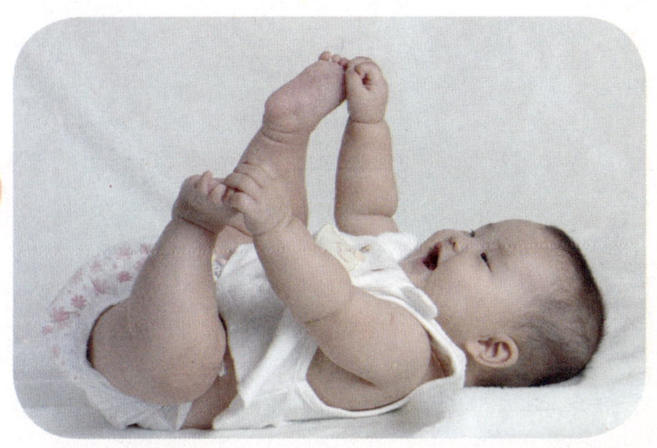

## 宝宝为什么厌食牛奶

在喂养奶粉的宝宝中，有的宝宝上个星期还很爱喝牛奶，可是突然这个星期就不爱喝了，妈妈使尽了招数也都无济于事。这是宝宝厌食牛奶的现象，多出现在这一时期的宝宝身上。妈妈要明白，宝宝厌食牛奶，可能是在给你发信号——牛奶喂养过多。

不管目前市场的牛奶添加多少营养配方，对宝宝来说，其营养还是无法等同于母乳。有的奶粉不利于宝宝吸收。宝宝出现厌食牛奶现象，是宝宝不适应奶粉的反应，多是因为宝宝在上个月里喝了过多的奶粉，宝宝肝脏和肾脏“工作疲劳”了。

妈妈在接到“信号”后，就要注意了，首先不要着急，不要强行给宝宝喂牛奶。应该在调配时按照原有的要求再调稀一点，或者在晚上趁宝宝快睡着时给宝宝喝。如果宝宝还是不愿意喝的话，可以给宝宝补充容易消化的果汁或水。经过10多天，宝宝就会重新喜欢牛奶了。当然，任何时候，如果宝宝突然食欲减退或生长发育令人不满意，都应到医生那里帮助诊断一下是否有潜在的疾病。

## 不要过早让宝宝吃米粉

在母乳不足的情况下，有些父母开始用米粉来喂食宝宝，但4个月以内的宝宝是不宜添加米粉的。因为此时宝宝唾液中的淀粉酶尚未发育，而胰肠淀粉酶要在宝宝4个月时才能达到成人水平。

4个月以后的宝宝可以适量添加米粉，但不能完全用米粉代替母乳或配方奶粉。因为米粉的营养成分根本无法满足宝宝生长发育的需要。市场上销售的米粉的主要原料是大米，其营养成分有：糖79％、蛋白质5.6％、脂肪与B族维生素各5.1％，其他营养成分5.2％。

如果只用米粉代替母乳或其他奶制品长时间喂养宝宝，极有可能导致宝宝患蛋白质缺乏症。这样会严重影响宝宝的神经系统、血液系统及肌肉的发育，使宝宝的生长发育变得缓慢。另外，由于蛋白质的缺乏，宝宝体内的免疫球蛋白不足，宝宝容易患各种疾病。

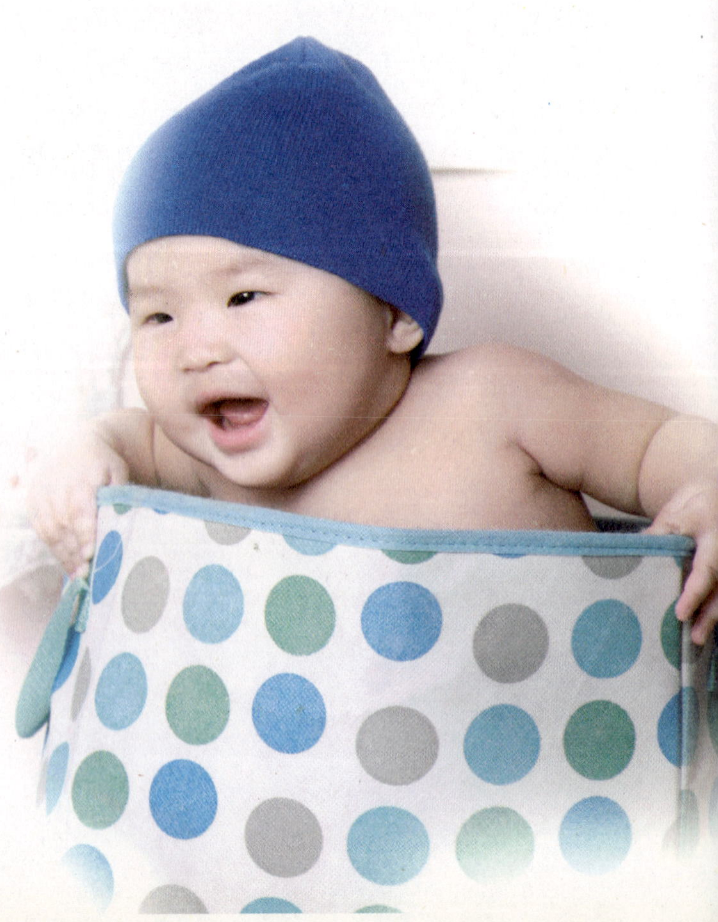

## 观察宝宝的排泄

如果妈妈给宝宝由喂养母乳换至配方奶粉，则要密切关注宝宝的食欲、排泄和体重情况了。宝宝的营养状况和消化吸收怎样，从宝宝的粪便就可观察和预测到。可以说，宝宝的粪便是用来观察宝宝健康状况的一个很好的凭据。

妈妈要从对宝宝排泄物的闻味、辨色、观形上，掌握宝宝的健康状况。一般来讲，吃母乳的宝宝粪便呈鸡蛋黄色，有轻微酸味，每天排便3～8次，比吃配方奶的宝宝排便次数要多。吃配方奶的宝宝的粪便和吃母乳的宝宝的粪便相比，水分少，呈黏土状，且多为深黄色或绿色，每天排便2～4次，偶尔粪便中会混有白色颗粒状物，这是奶粉没有被完全吸收而形成的，不必担心。母乳和配方奶混合吃的宝宝，因母乳和奶粉的比例不同，粪便的稀稠、颜色和气味也有所不同。母乳吃得多的宝宝，粪便接近黄色且较稀，而奶粉吃得多的宝宝，粪便中会混有粒状物，每天排便4～5次。发现宝宝粪便有异常，妈妈就要随时调理和治疗。

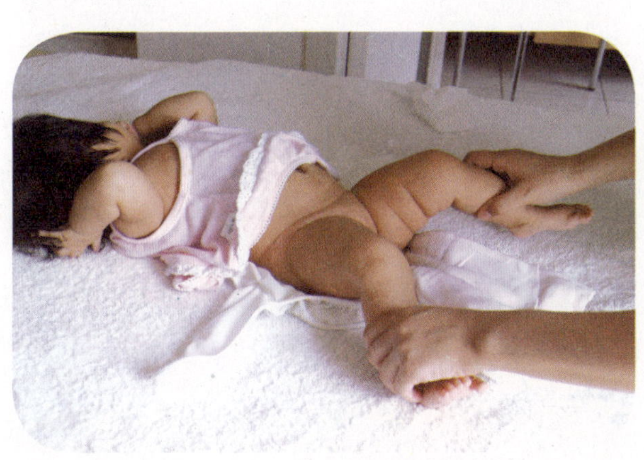

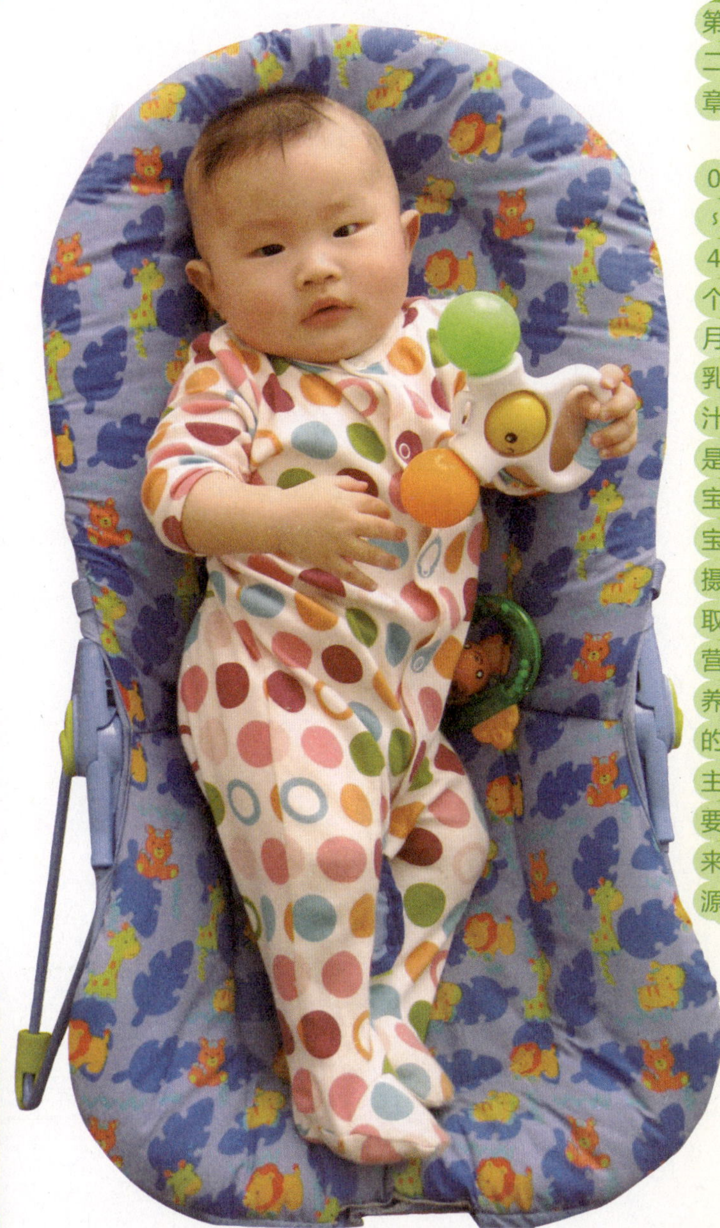

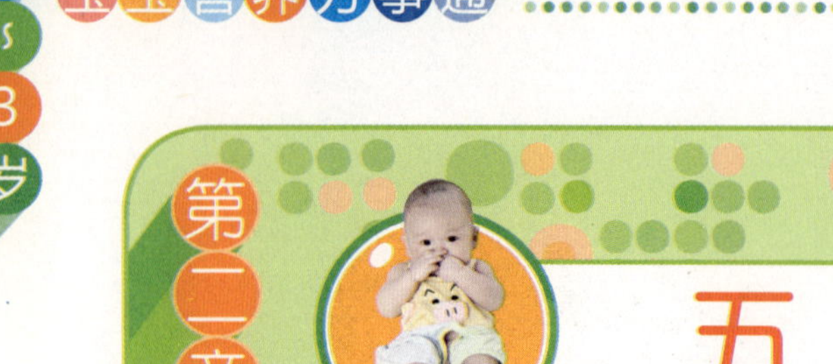

# 第二章 五、3~4个月——宝宝百天了

## 1、宝宝的成长

### 宝宝好抱了

宝宝4个月了，这一时期宝宝的生长速度有所减慢。但爸爸妈妈还是能感到，这时的宝宝不像之前身体那么软了，已经很好抱了。长时间地抱着他，胳膊还会感到有点酸疼。看来宝宝与出生时相比，无论体重或身高都增加了许多，身体也壮了许多。见表2–5。

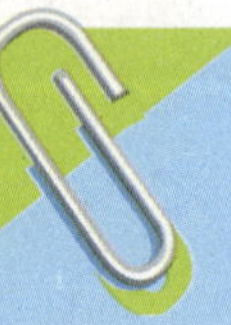

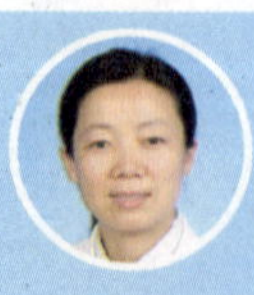

**专家提醒**

宝宝的生长指数，既有共性，也有个性，父母在进行对照时，要根据宝宝的实际状况进行分析研究，既不要因此而焦虑，也不能放松警惕而贻误治疗。

宝宝的头看起来仍然较大，脖子挺得直直的，像个可爱的大娃娃，这是因为头部的生长速度比身体其他部位快。

极个别的宝宝在这时就已经开始长出1~2颗乳牙了，会流很多口水，父母可以准备一些纱布或是小毛巾备用。

表2–5　宝宝第4个月发育速查

| 性别 | 身长（厘米） | 体重（千克） | 头围（厘米） | 胸围（厘米） |
| --- | --- | --- | --- | --- |
| 男宝宝 | 65.7±2.3 | 7.76±0.86 | 42.2±1.3 | 42.4±2.0 |
| 女宝宝 | 64.2±2.2 | 7.16±0.78 | 41.2±1.2 | 41.4±2.0 |

### 宝宝尝试“社交”

这个月，宝宝身体活动比上个月更加频繁，眼睛总是好奇地看着你，有一点声音就会转头寻找，而且好像还很想“社交”，试着咿咿呀呀地说话、微笑，努力表达自己的情感需求。父母在这个阶段要注意宝宝的情感需求，让宝宝无时无刻不感受到父母对他的爱。

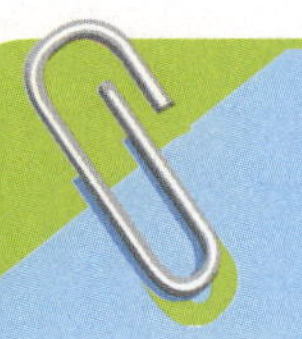

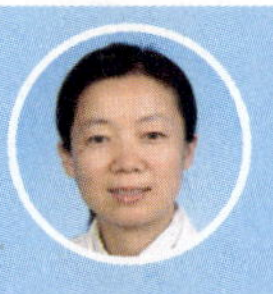

## 专家提醒

有的宝宝对蛋白质过敏。食物中容易引起过敏的是牛奶、鸡蛋、海产品、干果等。食物过敏症状除了皮疹之外，还表现为呕吐、腹泻、腹痛、口腔溃疡等。宝宝的蛋白质过敏多发生在3~4个月内。随着孩子的生长发育，过敏反应多能自然缓解，具体多长时间很难确定。蛋白质是孩子生长发育必需的营养物质，所以必须有一定的摄入，现在已经有部分水解蛋白和深度水解蛋白的配方奶供选择。过敏严重者也可以选用氨基酸配方奶，当然费用比较高。大豆蛋白配方奶对有些牛奶蛋白过敏的宝宝来说，也可以试用。

现在宝宝手脚的运动逐渐协调了，两只小手可以自由地合拢和张开，互相玩弄，还会伸手去够眼睛看到的东西，握物时，不再显得笨拙，而是抓得比较牢；俯卧时，宝宝的上身能完全抬起，头也能挺得很直，并且还能坚持几分钟；仰卧时，会把双脚高高举起，试图去踢吊起的小玩具。总之，这时的宝宝白天的睡眠时间明显减少，只要吃饱奶，身体就一刻不停地在活动。

## 2、宝宝需要的营养

### 耐心再喂一个月的母乳

这个时期是妈妈喂养母乳最顺手的时期，但许多人会建议在此阶段给宝宝添加辅食。其实，不用过于着急。关于哪个月给宝宝添加辅食，是没有硬性规定的，具体还是要看宝宝的情况。

这个月，宝宝仍能够从母乳中获得所需营养，母乳充足的婴儿这个月可以不添加任何辅食。事实上，过早给宝宝喂养辅食对宝宝并没有

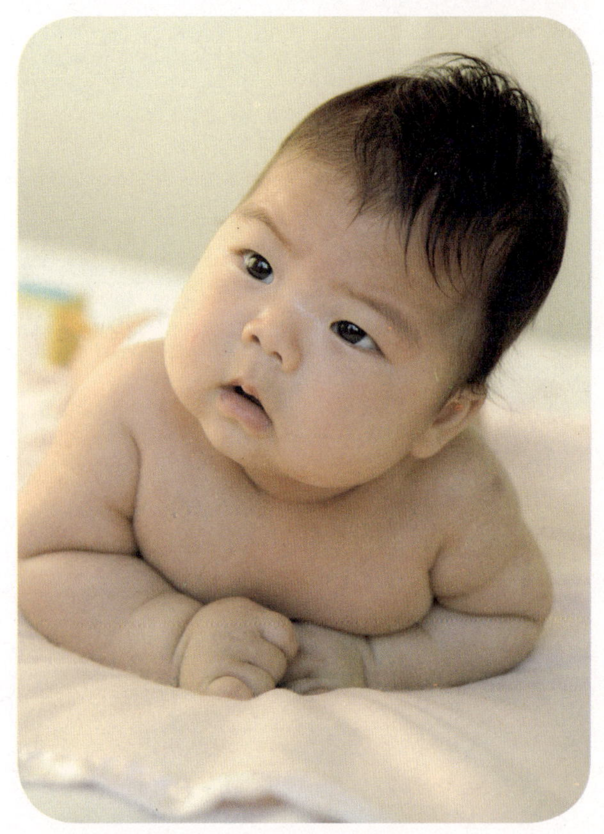

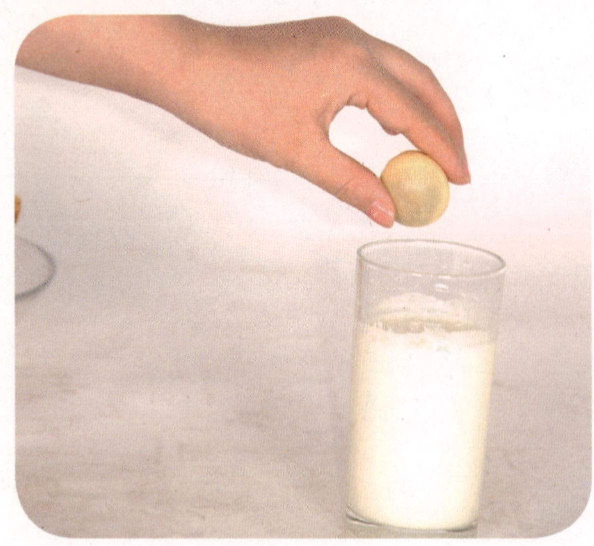

意义。我们建议妈妈再耐心给宝宝喂养一个月的母乳，不用着急添加辅食。

### 重要的营养物质

现在宝宝仍然需要大量的热能和营养物质，如果此阶段满足不了宝宝生长发育的营养需求，极易引起宝宝营养不良或营养缺乏症。

宝宝每天所需热量为每千克体重110千卡左右。这个月龄的宝宝各种营养成分的需求仍然可以靠从母乳或配方奶中获得。

## 3、专家指导宝宝好营养

### 喂养的次数和间隔

这个时期里，仍然建议坚持按需喂养的原则。一般来说，宝宝的吃奶次数一般是固定的，有的宝宝每天5次，夜里不用喂养，有的宝宝在夜里要加一次。

### 补充配方奶

一般来说，食量小的宝宝可以只吃母乳，但是对于食量大的宝宝来说，尤其妈妈上班后不能保证按需喂养了，有的就需要添加配方奶了。但没必要把宝宝的食物全改成配方奶。

当必须给一向喝母乳的宝宝补充配方奶时，父母可以先试着给宝宝喂一次。调配150毫升，根据宝宝吃进去的情况估计以后冲调的量。此外，尽量不要一下子全改成配方奶，要观察宝宝有无不耐受的情况。如果宝宝很乐于接受，也没有不良反应，可继续按需添加。

### 保证母乳的质量

宝宝在这一时期里食量增加，生长发育迅速。妈妈仍需要多吃一些能促进乳汁分泌的食物，还要尽量多摄取各种蔬菜、水果，以使乳汁中含有宝宝需要的各种营养成分。有偏食、厌食倾向的妈妈要调整自己的饮食习惯，而且不能为了恢复身材而节食。

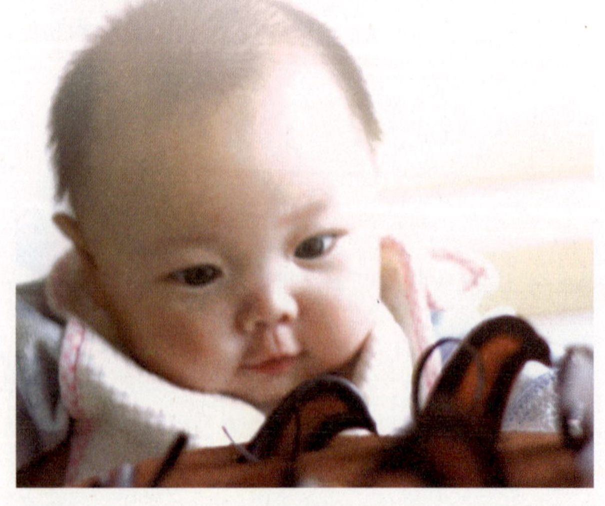

妈妈可以食用下述食品：动物脑、动物肝、鱼肉、鸡蛋、牛奶、大豆及豆制品、苹果、橘子、香蕉、核桃、芝麻、花生、榛子、各种瓜子、胡萝卜、玉米、小米、黄花菜、菠菜等，有利于分泌促进宝宝健脑益智的乳汁。

## 需要添加辅食的信号

4~6个月是给宝宝添加辅食的最佳时机，至于具体从什么时候开始，每个宝宝有所不同，你要仔细观察宝宝传递给你的“开饭”信号。

**信号一**：宝宝对成人的食物表现出兴趣。成人吃饭的时候宝宝有“很想要”的表情。

**信号二**：能够控制自己头颈部，接受你喂的流质或半固体食物。

**信号三**：宝宝吃饱后能用转动头部、闭嘴、推开食物表示“不要”。

**信号四**：宝宝需要的奶量较大，每天达1000毫升以上。

## 添加辅食先给宝宝练勺

这个月，妈妈可以先拿勺子给宝宝喂食，这也是让宝宝学会吃固体食物的关键，为添加辅食做个准备。

由于宝宝一直吃母乳、牛奶、果汁等流食，还不能习惯固体食物。妈妈也不用单独再去给宝宝烹制固体食物让宝宝“练勺”。试着把每天要喂给宝宝的牛奶或果汁倒在小勺里，喂给宝宝就可以了。

习惯了乳头和奶嘴的宝宝可能在开始时对小勺不适应，但经过磨合，总会喝下去的。妈妈可以用勺喂一部分食物，剩下的还用奶瓶喂就可以了。

## 消化不良出现“稀便”

这个时期里，宝宝食用的食物基本上都是易消化的，如：母乳、牛奶、果汁。即使是开始添加菜汁、清汤、肉汤，也都是容易消化的。宝宝在这时的消化不良现象是指出现“稀便”。

“稀便”带有颗粒物，还有黏液，呈绿色，对于宝宝来说，是经常出现的。因为妈妈有时突然增多了泌乳量，或者牛奶过量喂给宝宝等，都会使得宝宝的大便水分增加、次数多，形成“稀便”。如果宝宝身体没有不适，情绪也没有不正常的话，是没有问题的。

如果宝宝排“稀便”了，还伴随有发热、不吃奶、吐奶、没有精神、体重减轻的情况，这时就要带宝宝看医生了，需要排除感染性疾病的情况。

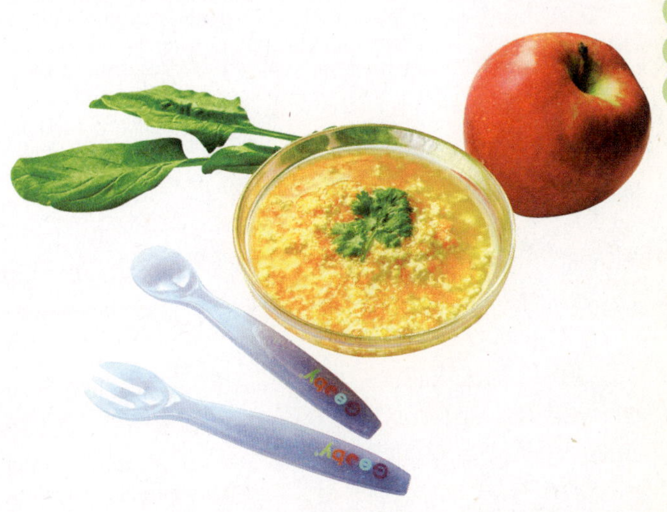

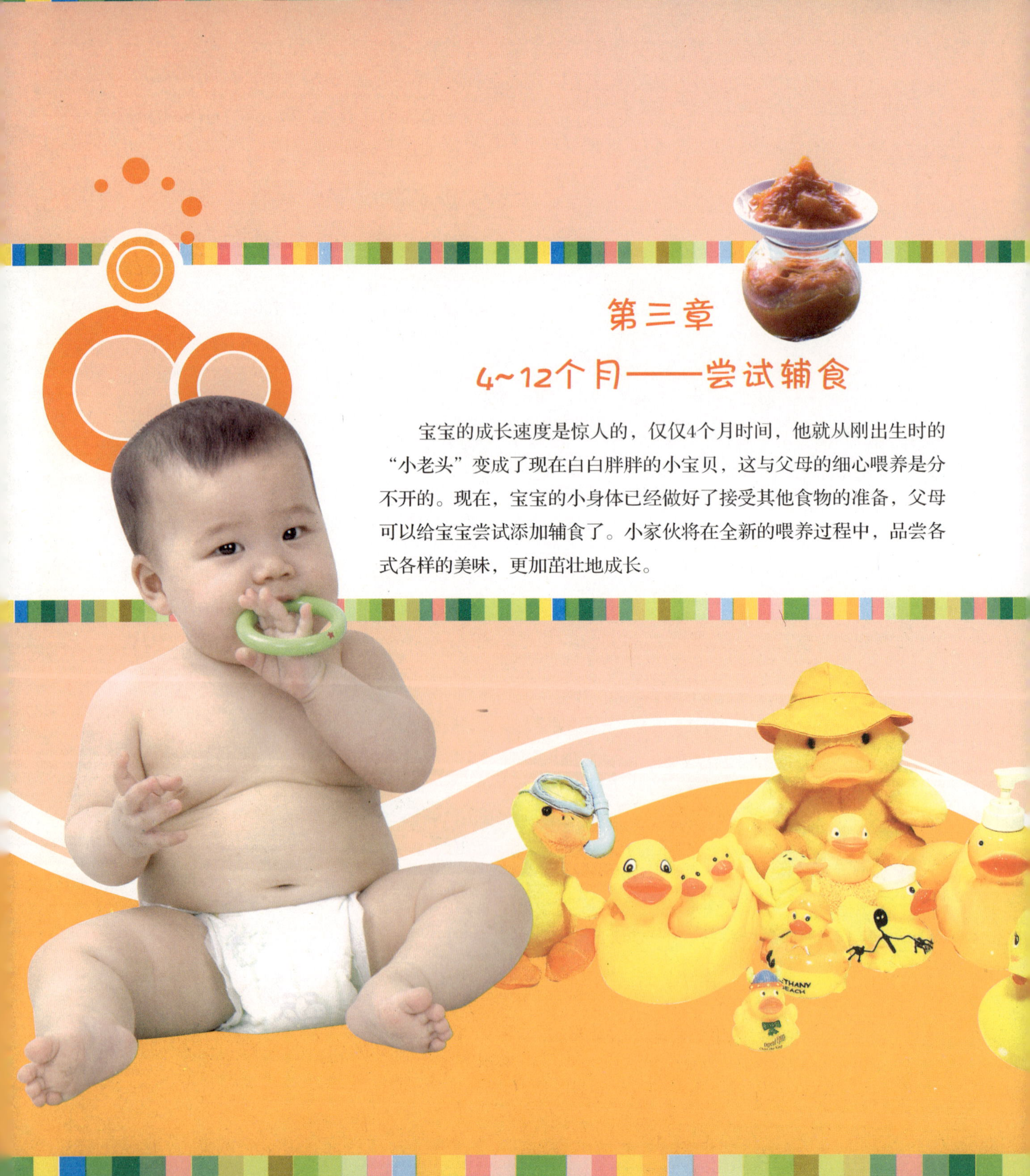

# 第三章

# 4~12个月——尝试辅食

宝宝的成长速度是惊人的，仅仅4个月时间，他就从刚出生时的“小老头”变成了现在白白胖胖的小宝贝，这与父母的细心喂养是分不开的。现在，宝宝的小身体已经做好了接受其他食物的准备，父母可以给宝宝尝试添加辅食了。小家伙将在全新的喂养过程中，品尝各式各样的美味，更加茁壮地成长。

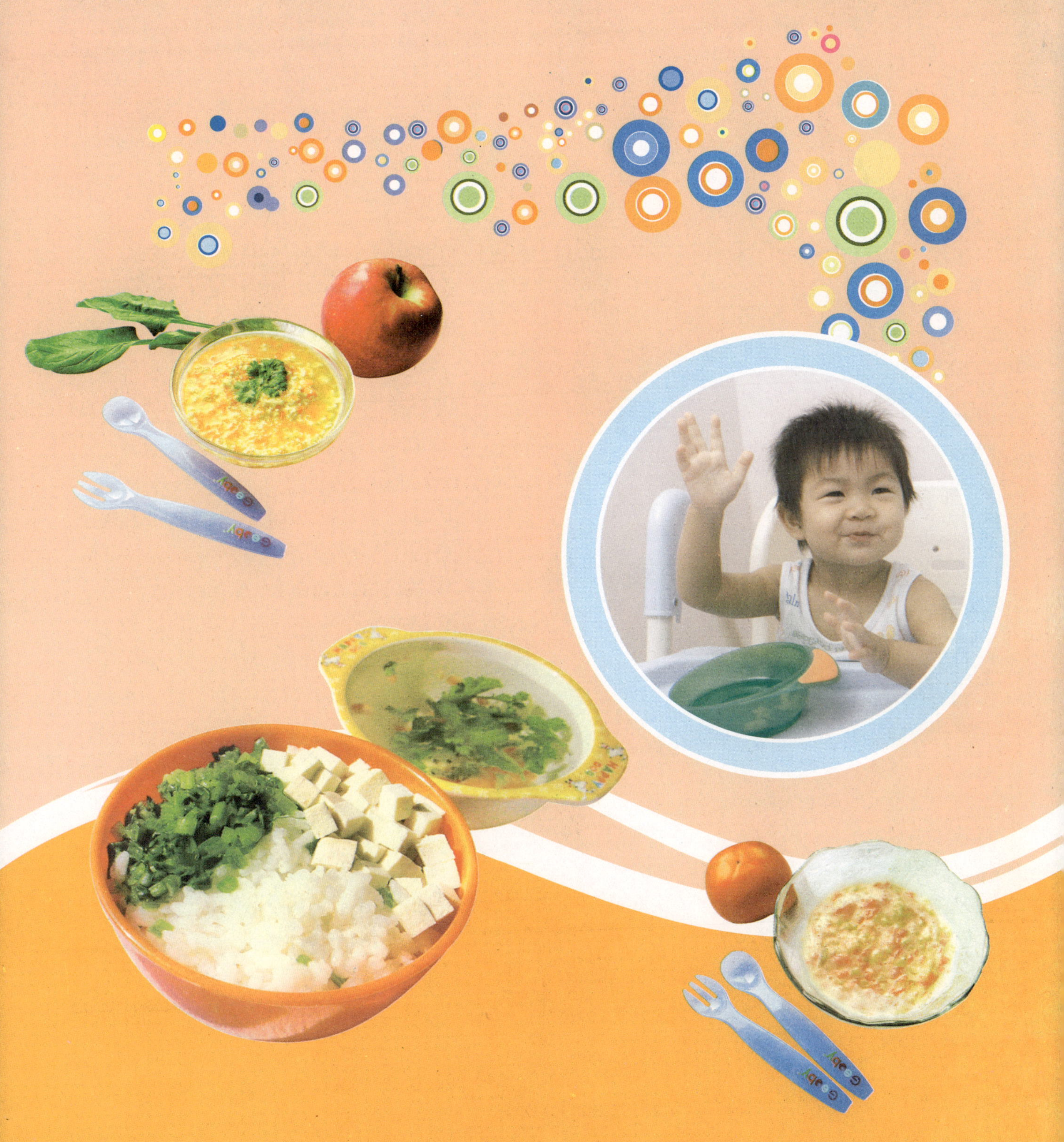

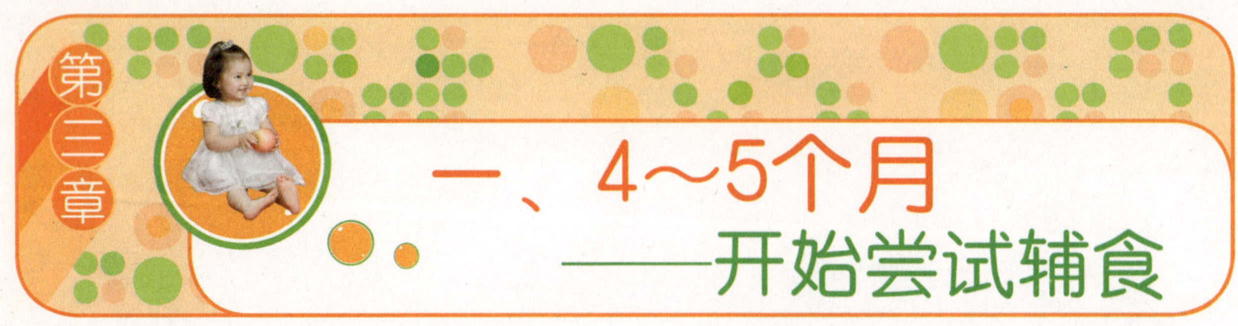


# 一、4～5个月——开始尝试辅食

## 1、宝宝的成长（表3-1）

表3-1　宝宝第5个月发育速查

| 性别 | 身长（厘米） | 体重（千克） | 头围（厘米） | 胸围（厘米） |
|---|---|---|---|---|
| 男宝宝 | 67.8±2.4 | 8.32±0.95 | 43.3±1.3 | 43.3±2.1 |
| 女宝宝 | 66.2±2.3 | 7.65±0.84 | 42.1±1.3 | 42.1±2.0 |

### 视线会追逐物体了

这个时期，当宝宝面前滚动着一个皮球时，宝宝就会紧盯着皮球，皮球滚到哪儿，宝宝的视线就追逐到哪儿。如果宝宝头顶悬吊着一只气球，宝宝的眼睛又会随着气球的漂浮而左右转动。更好玩的是，给宝宝面前放一面镜子，宝宝看到镜子中的自己，就误认为是个“小伙伴”，就张着小手去抱，脸上浮现出快乐的表情，对这个“小伙伴”亲昵备至。

### 手眼有了协调能力

这时的宝宝，能用眼睛观察周围的物体了，而且对什么都感到新奇、好玩，能在眼睛的支配下抓住东西，而且准确率很高。宝宝会把抓住的东西翻过来、倒过去地玩弄着，同时还目不转睛地看着，甚至还把东西从一只手转到另一只手上，有时又抬起小手把东西放到嘴边啃一啃，然后再拿下来看一看，好像在研究什么。这时候的宝宝，随着视觉和运动能力的不断发展，手和眼的反应已相当协调一致了。

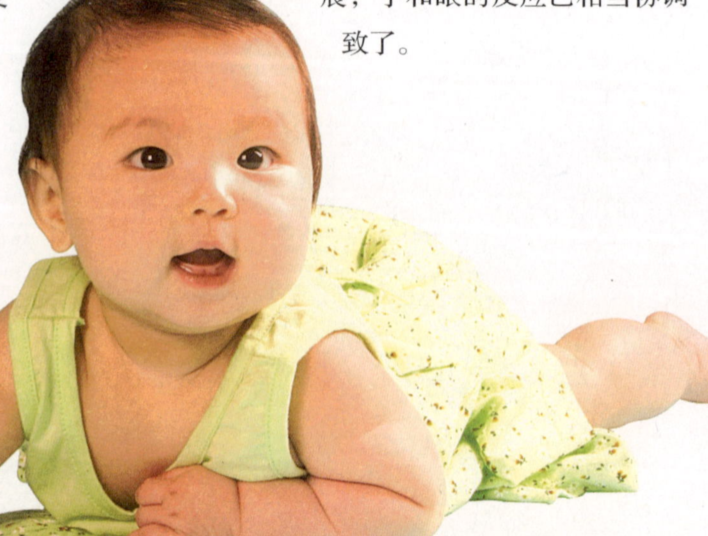

## 记忆力增强了

4~5个月的宝宝，只要一看到爸爸妈妈或者奶瓶，就眉开眼笑，手脚快活地舞动。宝宝产生这种现象的原因，是由于爸爸妈妈和奶瓶在宝宝眼前出现频率最多，而且也给宝宝带来了欢乐和满足，所以宝宝对之记忆深刻，一看见就高兴。宝宝已经有自己的记忆了。

## 开始学说话了

这时候的宝宝，语音越来越丰富，还试图通过吹气、咿咿呀呀、尖叫、笑等方式来“说话”。爸爸妈妈说话时，宝宝的眼睛会盯着看，并学着爸爸妈妈的样子发出“喀、喀”的声音。宝宝还会练习使用他的小舌头，将它伸出嘴唇外发出“噗噗”的爆破声，而且越来越熟练。

这是因为，宝宝发现人们在交流时使用不同的声音，所以宝宝希望用他的这些声音和方式，吸引爸爸妈妈的注意，多抱抱他，多和他亲热亲热。

# 2、宝宝需要的营养

## 营养物质的需求和月龄有关

营养物质是宝宝生长发育不可缺少的物质。宝宝的营养物质起初是由母乳或代乳品供给，到了四五个月时，有一部分就要从食物中摄取，但并不是摄取得越多就越好，这要有一个量。而且，各种营养物质的供给量，还要按照宝宝身体的生长发育程度来定。这个时期的食物还只能叫辅助食品，不能喧宾夺主，完全取代母乳或配方奶。

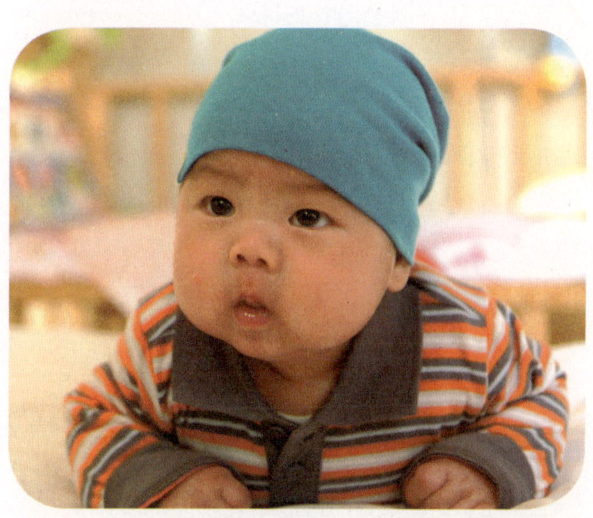

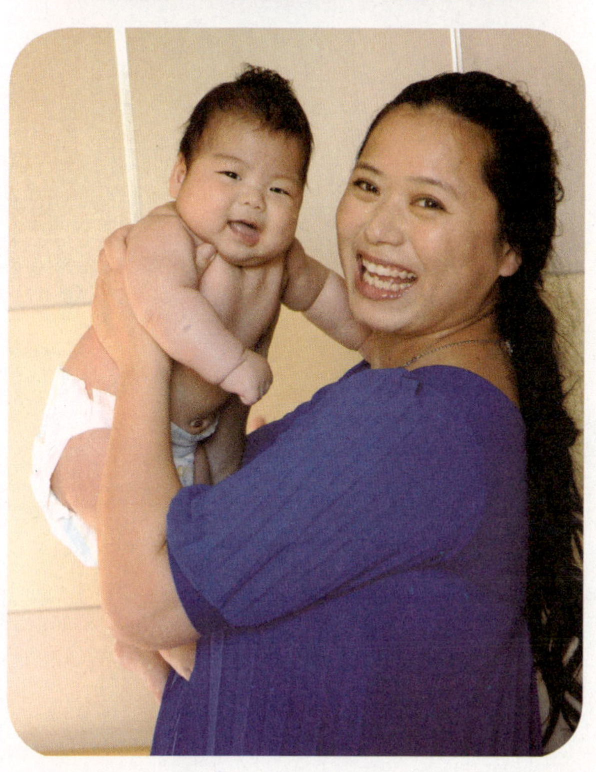

## 热量

宝宝的热量到底够不够？爸爸妈妈不必费心地去计算，这是很容易看出来的。如果宝宝体重、身高增长令人满意，那可以说明宝宝摄取了足够的营养热量；如果宝宝很瘦小或发育很慢，在排除患病的情况下，就有可能是因为热量不够。4~5个月的宝宝所需的热量多是从母乳或奶粉中获得，从这个月龄开始，可以部分从辅食中摄取，以后再慢慢地从固体食物中摄取。

## 钙质

母乳及配方奶粉能提供给宝宝足够的钙质，不过宝宝吃母乳及牛奶会越来越少，所以应该给宝宝补充富含钙质的固体食物，如乳酪、优酪乳、全脂牛奶、豆腐等。

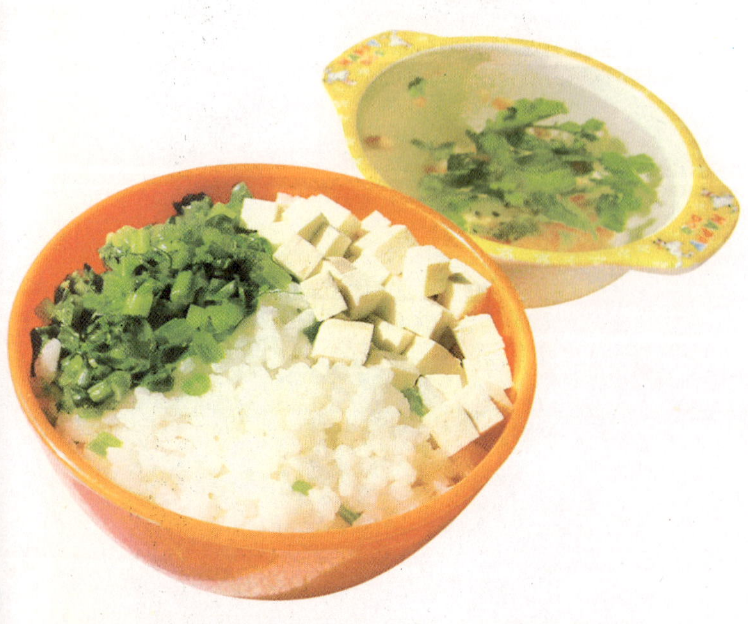

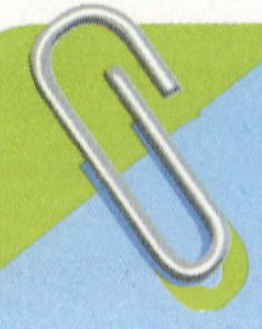

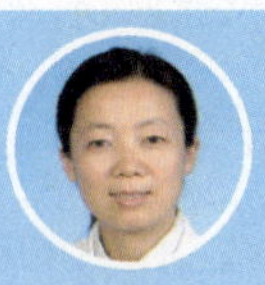

### 专家提醒

为了避免在这个时期里有的宝宝因发生对异种蛋白过敏而出现湿疹、荨麻疹等疾病，父母在此阶段不要给宝宝喂鸡蛋清。

## 谷类和其他碳水化合物

每天给宝宝吃2~4匙的谷类食品，就能提供给宝宝基本的维生素、矿物质及蛋白质。谷类食物有全谷类麦片、米片、粥或面条等。

## 绿叶蔬菜和黄色的蔬菜水果

2~3大匙的南瓜、地瓜、胡萝卜、西兰花、甘蓝菜、杏、桃做成的果蔬泥，或1/4杯甜瓜、芒果和水蜜桃汁，可以给宝宝提供均衡的维生素A。

## 维生素C

只要1/5杯加有维生素C配方的婴儿果汁或橙汁、葡萄柚汁，或是1/5杯甜瓜汁、芒果汁、西兰花汁，就可为宝宝提供充足的维生素C。

## 其他蔬菜水果类

如果宝宝还能再吃，不妨喂以下的食物，但不要把它们同时喂给宝宝，要慢慢地增加品种。如1~2大匙苹果酱、香蕉泥、煮烂的豌豆或土豆泥。

## 高脂肪食物

吃配方奶粉或母乳的宝宝，可以得到所需的脂肪及胆固醇。大多数乳制品都应采用全脂的来喂食。注意脂肪的摄取需适量，不要太少但也不要过量，免得宝宝超重或消化不良，或养成不良的饮食习惯。

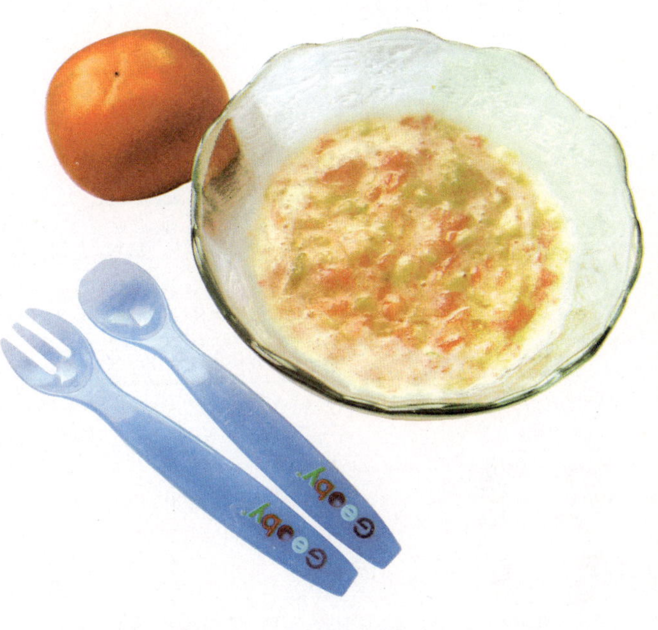


## 铁质及补充品

为了避免铁质缺乏症，应该每天给宝宝喂食以下几种食物之一：蛋黄、肉汤、小麦芽糊、麦片糊等。

## 盐分

宝宝的肾脏还无法处理过量的盐分，过早养成吃盐的习惯容易导致日后产生高血压，因此，宝宝的食物一般不加盐。大部分食物本身即含盐分，尤其是乳制品及蔬菜类，所以不必特意给宝宝补充盐。

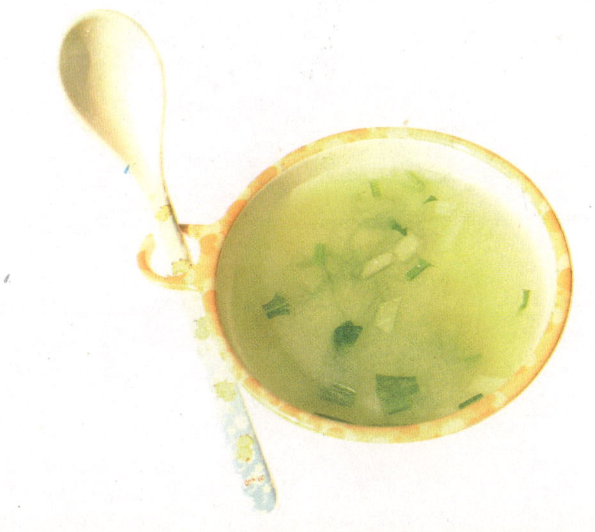

## 水分

宝宝四五个月以内，水分的来源多由配方奶粉或母乳中取得，渐渐地宝宝需从其他食物中获取水分，如果汁、水果和蔬菜等。要注意的是，宝宝的水分补充，不要因为喂母乳或奶粉量的递减而减少，尤其在夏天，更要多地给宝宝喂水或稀释过的果汁。

## 其他维生素的补充

应给宝宝服用婴儿维生素及矿物质口服液。但每天不得过量，也不要服用未经医师许可的其他维生素、矿物质补充品。这个阶段的宝宝除了补充维生素和适量的钙剂，也要警惕缺铁性贫血。

## 3、专家指导宝宝好营养

### 营养需求原则

宝宝的营养物质开始是由母乳或配方奶供给，到了四五个月时，母乳或配方奶已经无法全面供给宝宝所需要的营养物质，因此一部分营养物质就要从其他食物中摄取。

这个月的宝宝，消化酶分泌逐渐完善，已经能够消化除乳类以外的一些食物了。为补充宝宝乳类营养成分的不足，满足其生长发育的需要并锻炼宝宝的咀嚼功能，为日后的断奶做准备，爸爸妈妈应该为宝宝添加一些辅食。

### 宝宝能够辨别味道

出生5个月的宝宝，舌头上已经形成感觉味道的味蕾，正处于味觉发育和功能完善最迅速的时期。宝宝对食物味道的任何变化，都会表现出非常敏锐的反应并留下“记忆”。因此，宝宝能比较明确而精细地区别出食物酸、甜、苦、辣等各种不同的味道。

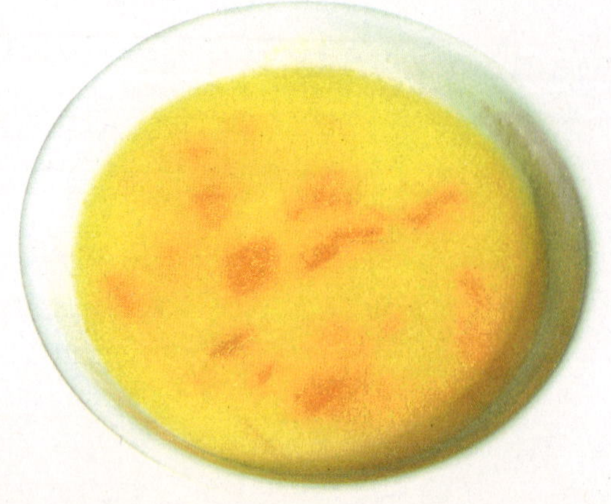

### 尝出食物的味道

吃惯了母乳的宝宝在刚刚换吃牛奶的时候往往会加以拒绝，因为宝宝感觉到所吃的食物不是以往的味道，吃不惯，所以才加以拒绝。但这只是暂时现象，喂得时间长了，宝宝就比较容易适应新的食物，慢慢地就会喜欢吃了。因此，这段时期最适合给宝宝添加辅食，宝宝也最容易接受新添加的食物。

### 宝宝能够辨别气味

5个月的宝宝，不仅能尝出味道，而且已能比较稳定地闻出好的气味和不好的气味。如果宝宝闻到端上来的辅食气味不合自己心意时，就会拒绝入口；但对香喷喷的食物，却表现出极大的兴趣，主动伸手，抓着往自己嘴里送。

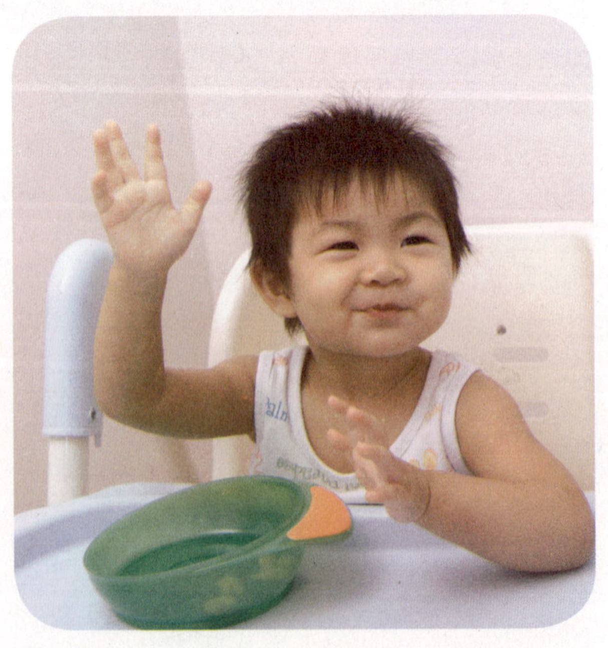

## 适合宝宝的辅食种类

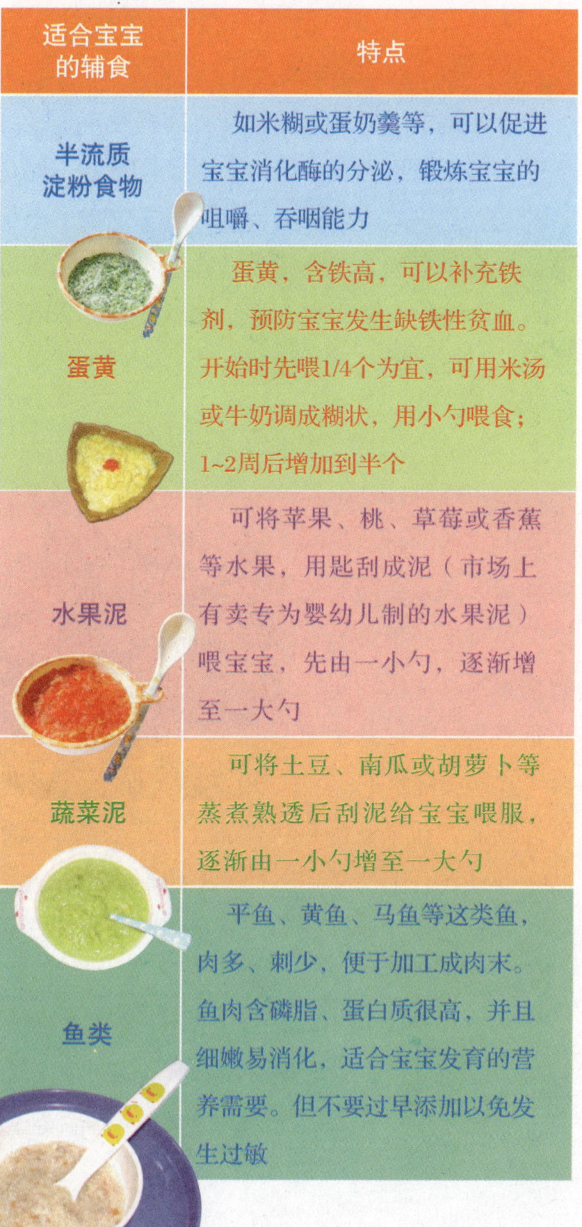

| 适合宝宝的辅食 | 特点 |
| --- | --- |
| 半流质淀粉食物 | 如米糊或蛋奶羹等，可以促进宝宝消化酶的分泌，锻炼宝宝的咀嚼、吞咽能力 |
| 蛋黄 | 蛋黄，含铁高，可以补充铁剂，预防宝宝发生缺铁性贫血。开始时先喂1/4个为宜，可用米汤或牛奶调成糊状，用小勺喂食；1~2周后增加到半个 |
| 水果泥 | 可将苹果、桃、草莓或香蕉等水果，用匙刮成泥（市场上有卖专为婴幼儿制的水果泥）喂宝宝，先由一小勺，逐渐增至一大勺 |
| 蔬菜泥 | 可将土豆、南瓜或胡萝卜等蒸煮熟透后刮泥给宝宝喂服，逐渐由一小勺增至一大勺 |
| 鱼类 | 平鱼、黄鱼、马鱼等这类鱼，肉多、刺少，便于加工成肉末。鱼肉含磷脂、蛋白质很高，并且细嫩易消化，适合宝宝发育的营养需要。但不要过早添加以免发生过敏 |

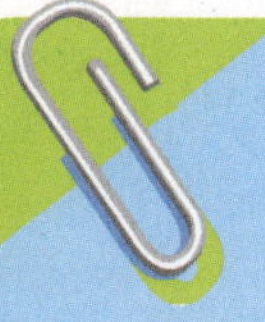

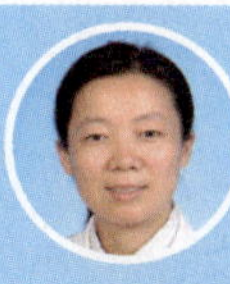

### 专家提醒

越早给宝宝吃固体食物，营养不足的可能性越大。家长给宝宝吃固体食物，只是作为奶类的辅助食品，为以后过渡到正常饮食做准备。

## 添加辅食的原则

给4~5个月的宝宝喂辅助食品，爸爸妈妈一定要耐心、细致，要根据宝宝的具体情况加以调剂和喂养。要按照由少到多、由稀到稠、由细到粗、由软到硬、由淡到浓的原则添加。如发现宝宝大便不正常，要暂停增加，待恢复正常后再增加。在炎热的夏季和宝宝身体不好的情况下，不要给宝宝添加辅食，以免宝宝产生不适。

## 喂饭要点

喂饭时，爸爸妈妈不要用嘴边吹边喂，更不要将食物先在自己嘴里咀嚼后再吐喂给宝宝，这种做法极不卫生，很容易把疾病传染给宝宝。喂辅食时，要锻炼宝宝逐步适应使用餐具，为以后独立用餐具做准备，不要怕宝宝把衣服等弄脏。让宝宝手里拿着小勺，妈妈比划着教宝宝用，慢慢地，宝宝就会自己使用小勺了。

## 给宝宝吃水果

水果好吃，营养又高，在宝宝进入4~5个月后，爸爸妈妈给宝宝补充点水果是很必要的，但选择水果也有学问。水果的品种繁多，它不仅富含维生素，有丰富的营养价值，而且还有防病、治病的作用，但如果水果吃得不当，也会致病。婴儿，消化系统的功能还不够成熟，吃水果尤其要注意，以免好事变成坏事。比如香蕉，甘甜质软，喂用又方便，宝宝特别喜欢吃，因此，最容易造成宝宝喂食过饱，出现腹胀便稀，影响胃肠道功能的情况。

## 适合宝宝的水果

苹果、梨、香蕉、橘子、西瓜等都适合宝宝。苹果有收敛止泻的作用，梨有清热润肺的作用，香蕉有润肠通便的作用，橘子有开胃的作用，西瓜有解暑止渴的作用。爸爸妈妈可以每天选择1~2样水果，做成水果泥喂给宝宝。

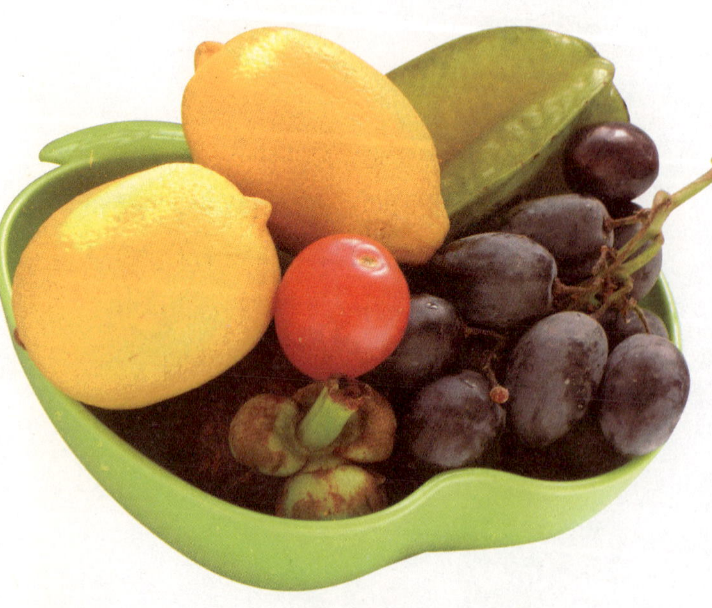

## 不要用水果代替蔬菜

水果是宝宝喜爱吃的食物，而且维生素含量不少，其功用相当大，但从矿物质含量就不如蔬菜多。爸爸妈妈不要认为，已经给宝宝喂了水果了，就用水果代替蔬菜好了，这是不科学和不可取的。应该给宝宝既喂水果，又喂蔬菜，二者不能相互代替。

## 不宜给宝宝吃的辅食

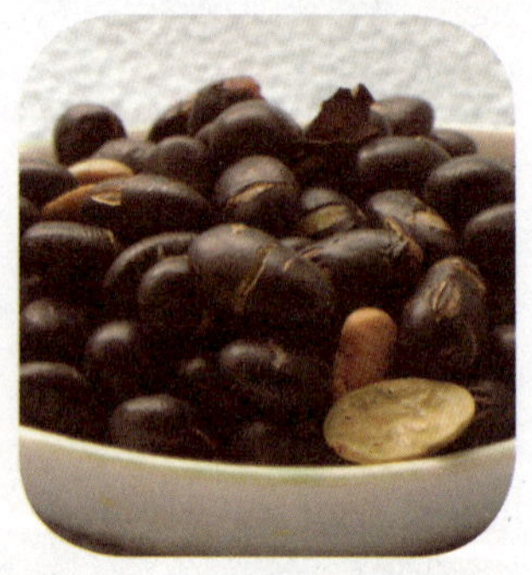

父母在养育宝宝的过程中，特别必要了解的是宝宝饮食方面的禁区，否则会给宝宝的身体带来不必要的伤害。在这个月，下面这些辅食不宜给宝宝吃：

不宜给宝宝吃颗粒状食品，如花生米、爆米花、大豆等，避免宝宝吸入气管，造成危险；

不宜给宝宝吃带骨的肉、带刺的鱼，以防骨刺卡住宝宝的嗓子；

不宜给宝宝吃不容易消化吸收的食物，如：扁豆、生西红柿、生胡萝卜等。

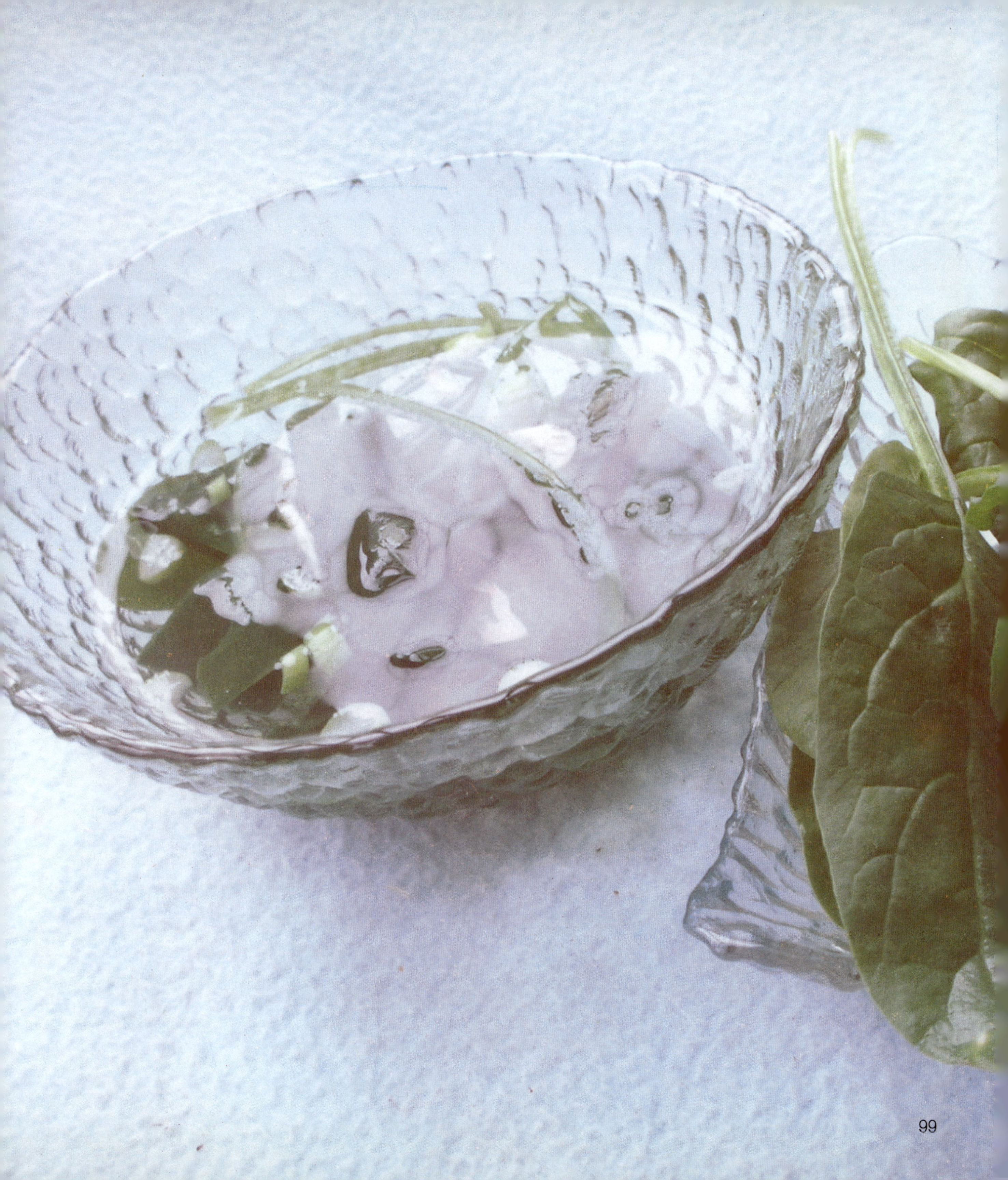

## 4、适合宝宝的营养食谱

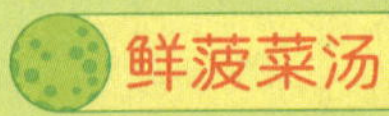

### 鲜菠菜汤

**用料**

鲜菠菜叶100克，水100克。

**做法**

① 将菠菜洗净，切成段。

② 水开后，加入洗好的菠菜，煮5～6分钟。

③ 离火后，再焖10分钟左右，倒出汤汁，即可喂食。

**说明**

此汤颜色碧绿，不但含钙，铁质丰富，而且可润肠通便。

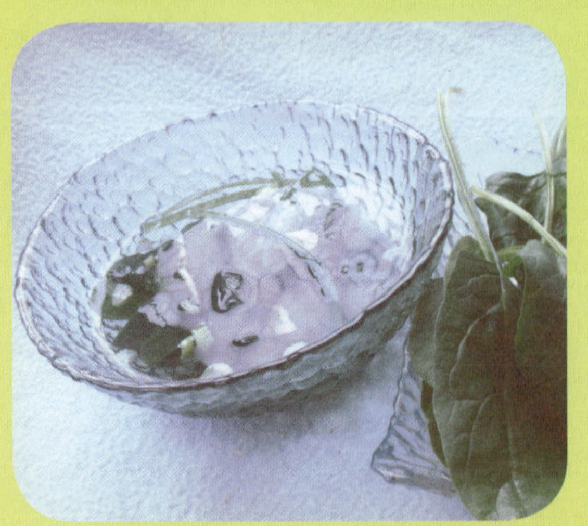

### 一日饮食参考

06：00

母乳或配方奶200毫升左右，鱼肝油2滴

08：00

开水或果汁30~60毫升

10：00

营养米粉10~20克，以适量奶冲调，蛋黄 1/4个，苹果泥15~30克

12：00

母乳或配方奶120毫升左右，南瓜泥15~20克

16：00

开水10~20克

18：00

蛋奶羹20克，鱼泥15克，胡萝卜泥5克

22：00

母乳或配方奶200毫升左右

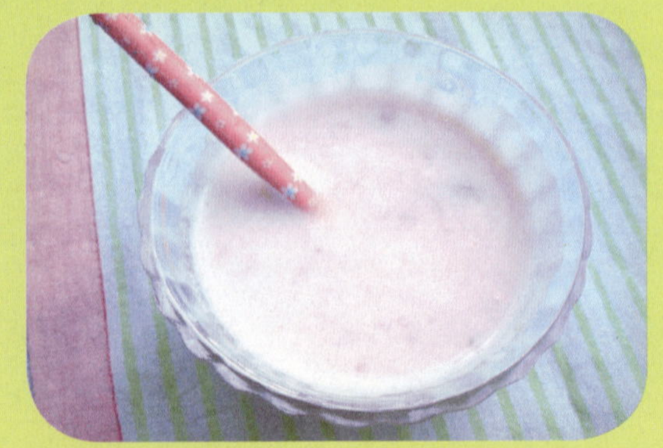

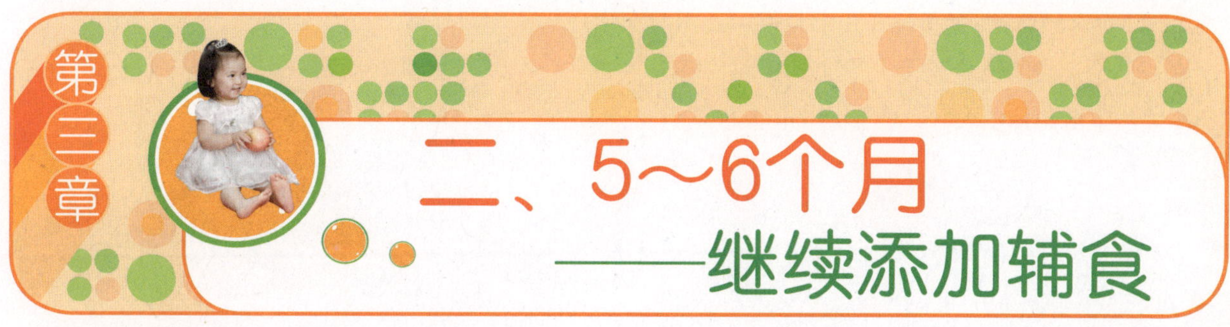

# 二、5~6个月——继续添加辅食

## 1、宝宝的成长

### 身高、体重增长放慢了脚步

宝宝在第6个月的发育特点是身体发育减慢，但比上个月仍有进步。这个月里，宝宝身高平均增长2厘米左右，体重可以增长450~750克，头围增长的数值也不大，一般可增长1厘米，从外观难以看出，见表3-2。

表3-2 宝宝第6个月发育速查

| 性别 | 身长（厘米） | 体重（千克） | 头围（厘米） | 胸围（厘米） |
|---|---|---|---|---|
| 男宝宝 | 69.8±2.6 | 8.75±1.03 | 44.2±1.4 | 43.9±2.1 |
| 女宝宝 | 68.1±2.4 | 8.13±0.93 | 43.1±1.3 | 42.9±2.1 |

### 宝宝的感觉、智力发育迅速

虽然宝宝体格生长速度不像以前那样快了，但感觉发育、智力水平却提高很快，此时是父母和宝宝增进感情的好时机，也是开发宝宝运动能力及智能的好时机。

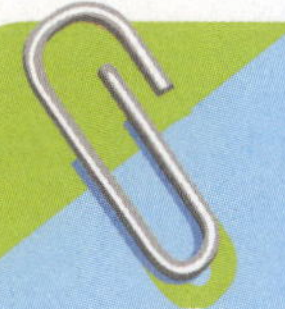

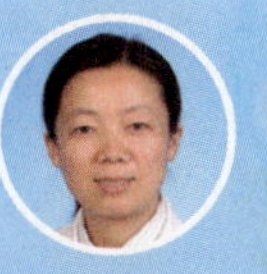

专家提醒

食量大、食欲好的宝宝，体重增长可能比较快。但是如果每日体重增长超过30克，或10天体重增长超过了300克，就应该适当减少辅食或乳量。

宝宝的感情变得丰富起来，他的情绪会被你的行踪左右着，当你在身边时，宝宝会很快乐，而你离开时，他就变得很烦躁。

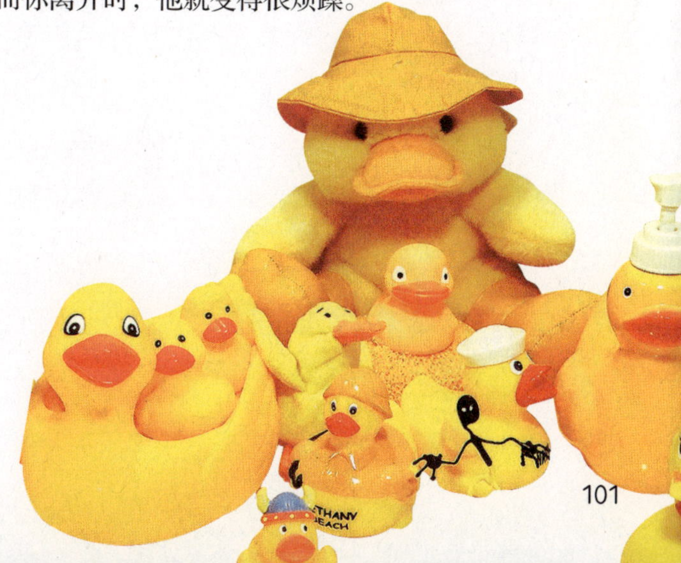

对不同玩具的功能和声音，宝宝也可以区分出来，他会追逐喜欢的玩具所发出的声响，当一个玩具从宝宝面前消失时，他会寻找它数秒。

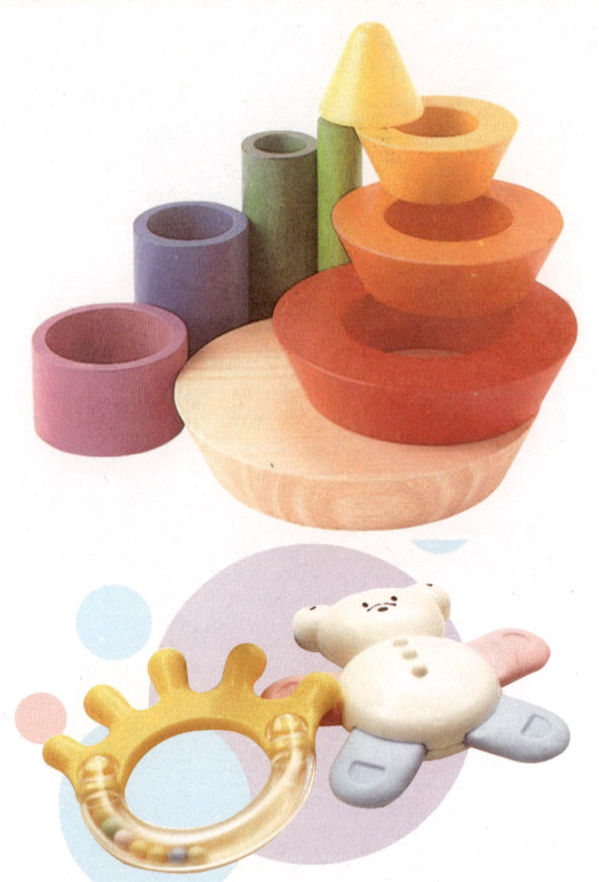

## 宝宝开始不安分了

在这个月，宝宝的运动能力又进了一步，手脚与眼、口的协调能力也在快速进步，如果你把吃饱喝足的宝宝放在床上，宝宝已经不愿意像以前那样顺从地躺着了，而是身体一耸一耸地，很快从仰卧位翻到侧卧位，又从侧卧位翻到俯卧位。

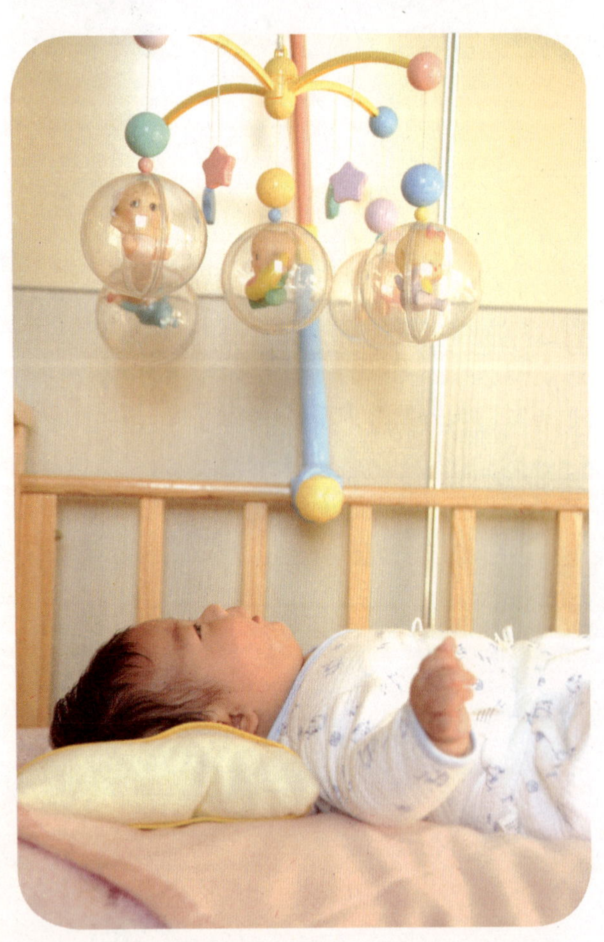

现在，宝宝能够自由地使用双手了，并且手、眼、口已经配合得比较自如了。宝宝能将一块积木传给左手，右手再拿第二块。宝宝还能自己喂自己东西吃，不但能吃手指，还把抓握着的东西往嘴里送。

## 宝宝进入咿呀学语的阶段

这个月的宝宝，仍然不会说话，但已进入咿呀学语阶段，对语音的感知更加清晰，发音变得主动，会不自觉地发出一些不很清晰的语音。只要不是在睡觉，宝宝嘴里就一刻不停地“说着”。

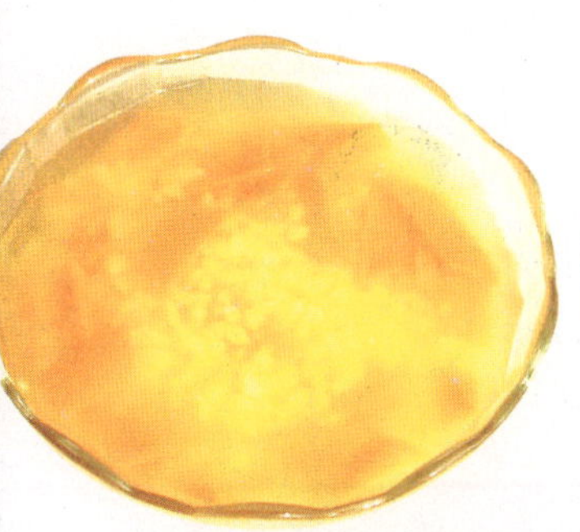
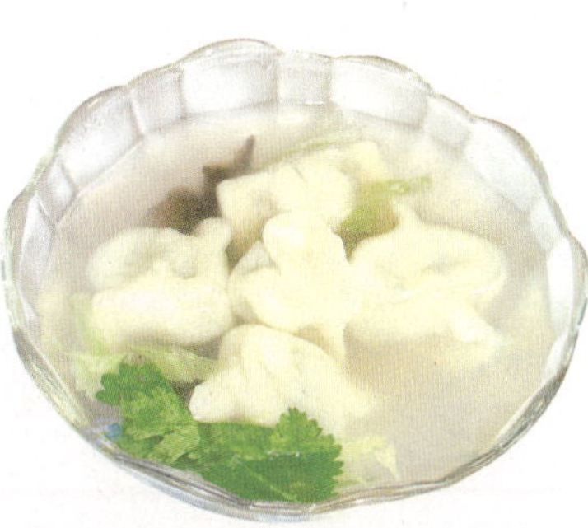

## 2、宝宝需要的营养

### 以母乳和其他乳品为主

第6个月是增加辅食品种、满足宝宝更多食欲的好时机，因为宝宝在本月以前已经有了一段时间的辅食经验了。对于辅食，他不再是一无所知，宝宝已经能清晰地感觉出小勺里的食物和奶嘴里的食物完全不同。

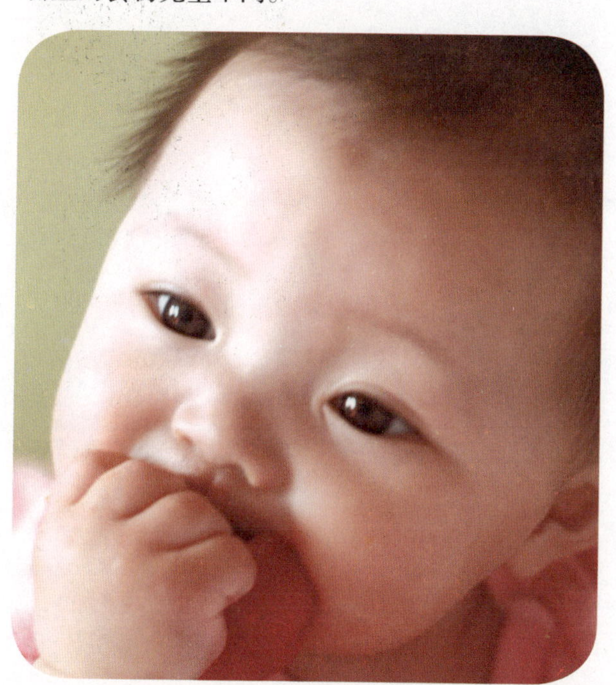

6个月大的宝宝，每天的主食仍是母乳或其他乳品、乳制品。不仅是因为母乳等含有一定的、宝宝所需的营养，还因为奶类食品好消化、好吸收，已经被宝宝的消化系统习惯了，而吸收其他食物还需要一个适应过程。一昼夜仍需给宝宝喂奶3～4次；对人工喂养的宝宝，则全天的牛奶总量不应少于600毫升，同时不应超过1000毫升。晚餐可逐渐以辅食为主，并循序渐进地增加辅食品种。

### 辅食的种类

**固体食物**　粥、烂面、小馄饨、烤馒头片、饼干、瓜果片等，可以促进宝宝牙齿的生长，并锻炼咀嚼吞咽能力，父母可让宝宝自己拿着吃，以锻炼手的技能。

**杂粮**　杂粮的某些营养含量高，有益于宝宝的健康生长。父母可以让宝宝吃一些玉米面、小米等杂粮做的粥。

**动物性食物**　可以给宝宝吃整只蛋黄、鱼泥，或增添肉松、肉末等。

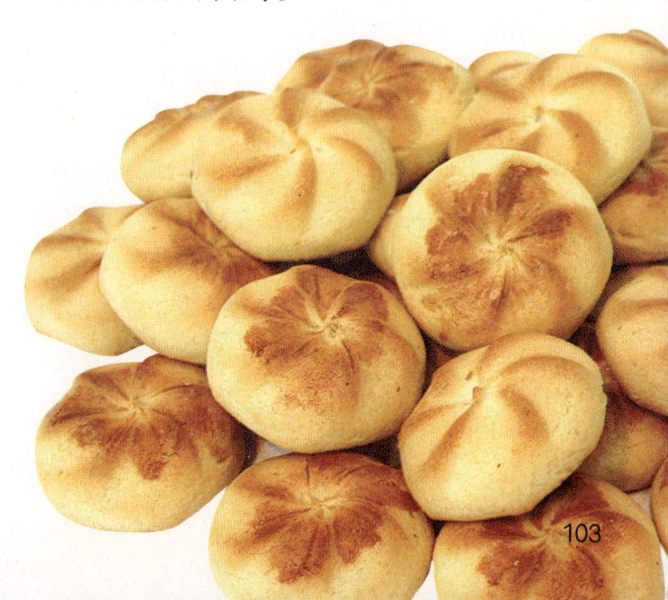

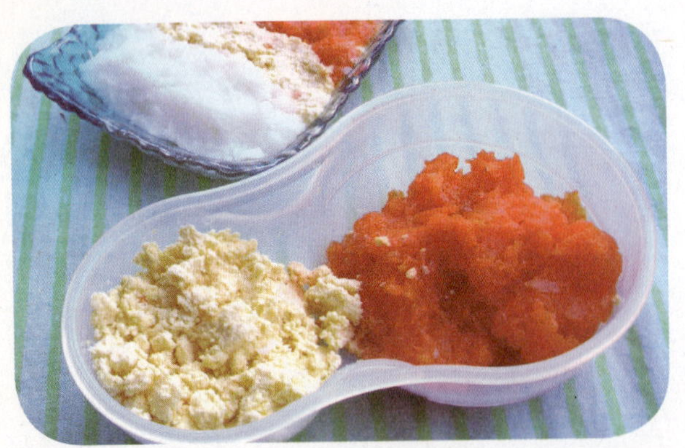

## 铁

宝宝在这个阶段最容易缺乏钙、铁、锌，补充这些营养是宝宝此阶段的饮食侧重点。尤其是铁，宝宝此阶段出生时从母体里带来的铁，已经从这个月开始逐渐减少了。为了避免宝宝因缺铁而引起贫血，宝宝要从辅食中进一步获取铁。

父母可以给宝宝喂食鸡蛋黄来达到补铁的目的。鸡蛋黄中含有丰富的铁质。父母可以每天先喂1/6个蛋黄，逐渐增加到1/4个、1/2个、1个。同时要注意观察宝宝的大便，如果宝宝腹泻或是消化不良，可以暂停添加，等恢复后逐渐添加。动物肝脏、瘦肉末等也是铁质的重要来源。

对于只喝牛奶不吃其他辅食的宝宝，要注意选择强化铁的奶粉。

## 钙、磷、镁、氟

钙、磷、镁、氟对宝宝牙齿的正常发育、密度增大有很好的帮助作用；其中，适量的氟能够增加乳牙的抗腐蚀能力，一定程度上可以预防龋齿的发生。这些矿物质可以从母乳、配方奶、豆腐、胡萝卜中获取。

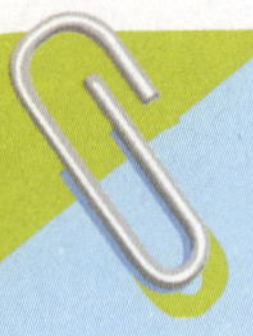

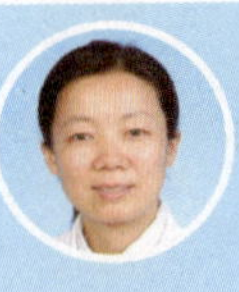

**专家提醒**

父母要注意，在给宝宝添加钙剂时，不要与菠菜、油脂类食物一起吃，因为菠菜经油脂分解后，生成脂肪酸，很容易与钙结合，使钙在宝宝体内不易被吸收。

## 维生素A

在宝宝快要长牙的这一时期里，维生素A对宝宝很重要，缺乏它，宝宝出牙会延迟，牙釉质细胞发育也会受到影响，容易使牙齿变色。

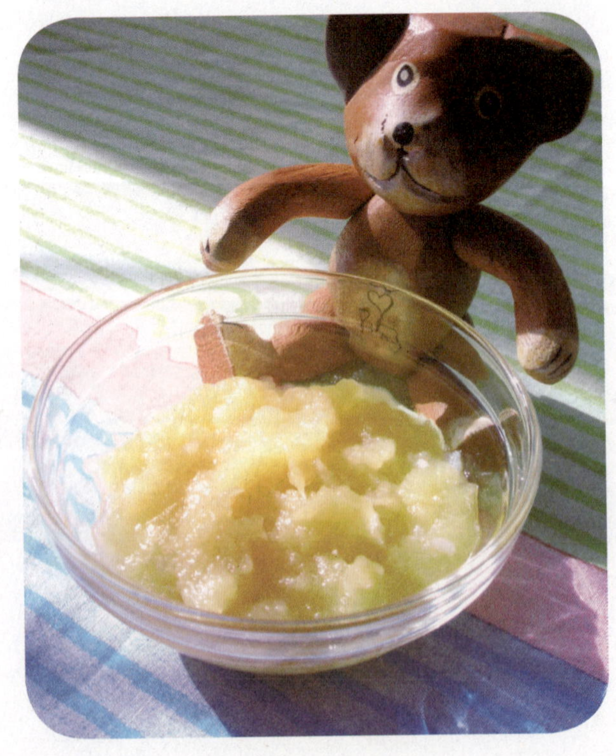

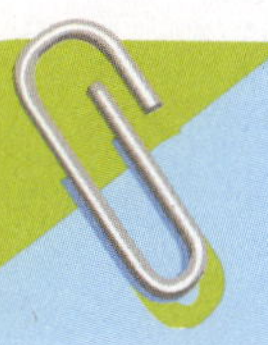

## 专家提醒

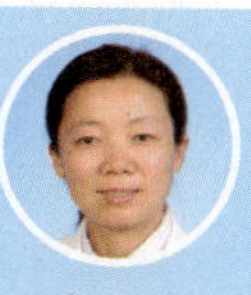

父母要对宝宝的断奶过程有正确的认识，添加辅食的目的是让宝宝逐渐习惯母乳、牛奶之外的食物，补充奶类营养的不足，并使宝宝逐渐过渡到一般饮食，并不是要强制宝宝停止喝奶。这一阶段只是逐渐的适应和习惯过程。

此外，维生素A还能增强宝宝的抵抗力。胡萝卜泥、肝泥、蛋黄泥中含有丰富的维生素A。

### 维生素C

足够的维生素C能够确保铁的良好吸收。同时，缺乏了维生素C，宝宝的牙齿也会受影响，牙龈容易水肿、出血。新鲜的瓜果蔬菜中含有丰富的维生素C。

### 维生素D

我们一直在强调维生素D对牙齿和骨骼的重要性，在宝宝长牙之前的这一时期里，我们还是要提醒父母要对维生素D加强重视。缺乏维生素D会使宝宝出牙晚、牙齿小且间隙大。从牛奶、乳酪、鱼类、小虾、蛋黄等食物中或通过晒太阳，都可以获得丰富的维生素D。

父母还可以给宝宝添加含有维生素A和维生素D的鱼肝油，每天添加4~5滴。

## 3、专家指导宝宝好营养



### 添加辅食不要影响母乳喂养

在这个月的喂养中你要注意，添加辅食不能影响母乳喂养，同时，还要及时更换辅食的品种。

母乳仍然是这个月婴儿的最佳食品，不要急于用辅食把母乳替换下来。上个月不爱吃辅食的宝宝，这个月有可能仍然不太爱吃辅食。但大多数母乳喂养儿到了这个月，就开始爱吃辅食了。不管宝宝是否爱吃辅食，都不要因为辅食添加而影响母乳喂养。

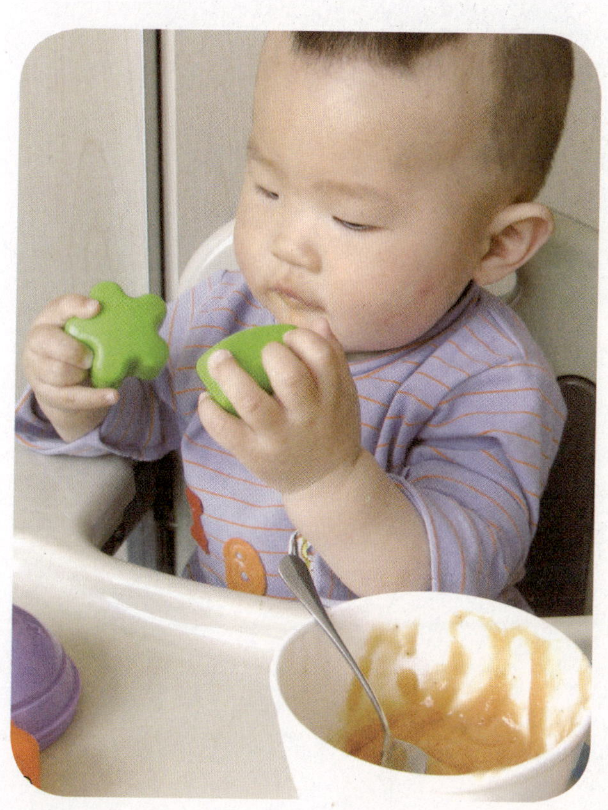

## 及时更换辅食品种

如果宝宝把喂到嘴里的辅食吐出来，或用舌尖把饭顶出来，用小手把饭勺打翻，把头扭到一旁等，都表明他可能不太喜欢“这种”辅食。你要尊重宝宝的感受，不要强迫。等到下次喂辅食时，应更换为另一品种。如果宝宝喜欢吃了，就说明宝宝暂时不喜欢吃前面那种辅食，那么一定要先停一个星期，然后再试着喂宝宝曾拒绝的辅食，这样做对顺利过渡到正常饭食有很大帮助。

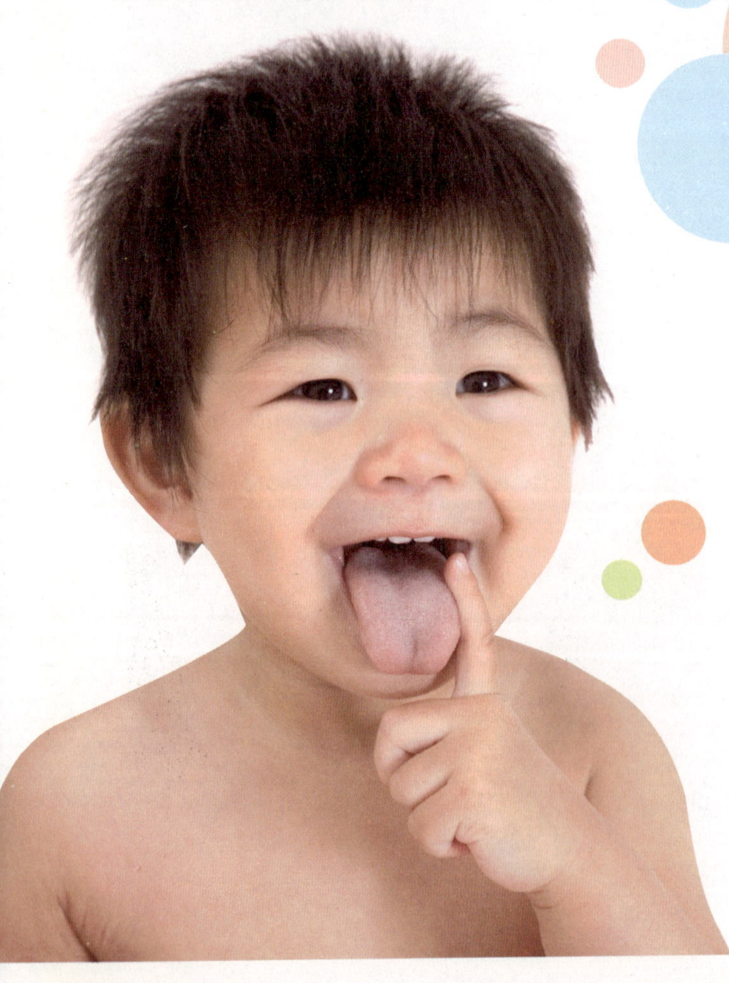

## 不要强制性喂食

这个阶段可以采用多种材料制作食物，让宝宝品尝各种味道，但是绝不可以强制性地喂食。作为妈妈，你切不可急躁，因为这个阶段宝宝依然是以母乳和奶粉为主食，只是用辅食补充缺乏的营养成分。如果一味给宝宝喂辅食，很可能会导致宝宝营养不全面，要牢记“过犹不及”。

## 辅食莫以米面为主

母乳喂养的宝宝不易发生肥胖。但开始添加辅食后，如果对种类或数量不加限制，宝宝也会肥胖起来。添加辅食后，如果宝宝特别喜欢吃辅食，则辅食要以肉蛋、果汁、汤类为主，不要以米面为主。同时还应注意粮食和肉蛋、蔬菜、水果的比例，制作应精细可口些。前提还应是以乳类为主。

## 成人饮食不一定适合宝宝

如果能够充分利用成人饮食，有选择地将其作为宝宝的辅食品，可以省力。但成人饭菜是否适合宝宝呢？事实上，成人饭菜在咸淡、油量、生熟、品种和形式上，是不适宜宝宝的。宝宝应该少吃盐，宝宝也不适宜吃较多的油，尤其是动物油。宝宝应该吃更熟烂的饭食。有的食品不适宜宝宝食用，如辛辣、带刺、带筋的食品。宝宝更适宜汤类、羹类、粥类等食品，不适宜干饭、煎、炒、炸等形式烹调的饮食。如果为了宝宝的辅食，你就改变自己的饮食习惯，也是不合适的，毕竟这个月的宝宝仍然以乳类为主。

## 辅食不宜放盐

这个月在宝宝的饮食中，辅食仍是不可太咸。由于宝宝肾功能尚未发育成熟，不能像成人那样浓缩尿液以排出大量溶质，若吃的辅食太咸，会使血液中溶质含量增加，肾脏为排出过多的溶质需汇集体内大量水分来增加尿量。这样，不仅会加重肾脏负担，还会导致身体缺水。另外，宝宝长期吃过咸的辅食，体内钠的含量就会增加，还会影响钾在体内的分布，致使机体内钠、钾比例失调，发生新陈代谢紊乱。因此，宝宝的辅食应以清淡为宜。

## 甜甜的点心不宜过量

这时的宝宝会对点心、饼干之类的甜食流露出兴趣，许多妈妈会给宝宝添加辅食后，给宝宝一块饼干或者威化之类的。虽然这时的宝宝还没有长牙，就算是吃了含糖类的食物，也不用担心长龋齿。但是如果宝宝在这时形成了爱吃甜食的习惯，等到长出牙后就不好控制了，所以父母可以喂给宝宝含糖不多的点心。

## 宝宝用牙床咀嚼

宝宝虽然快长牙了，但还不能咀嚼食物，应尽量给宝宝选择软的、他自已可以用舌头和牙床碾碎的食物。你可以将豆腐、熟土豆、蒸蔬菜、面条捣碎或切细后喂给宝宝。宝宝发育还离不开鱼肉、鸡肉、牛肉等蛋白质丰富的食物，这些也应该切碎，和蔬菜一同煮烂后喂宝宝。

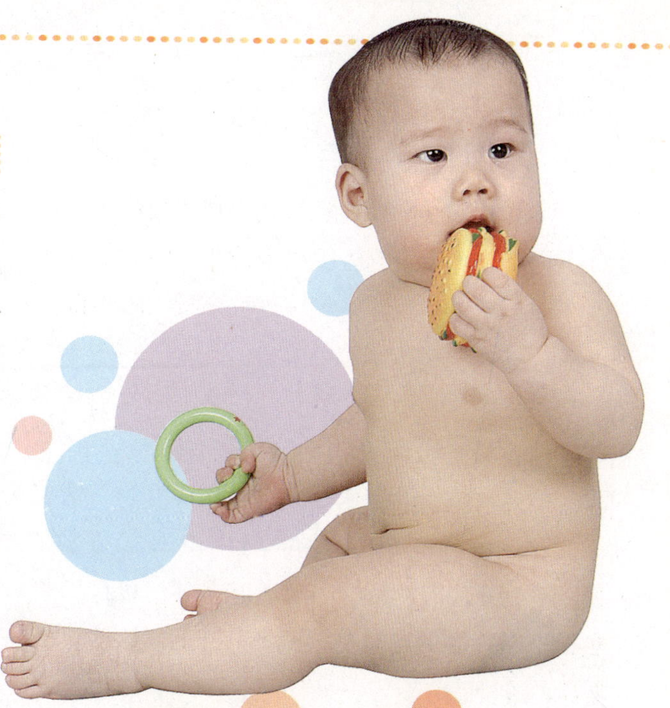

但这并不是说，宝宝不能接受带有一点硬的食物。这个月，宝宝的颌骨和牙龈的发育程度，已经可以咀嚼软固体食物了。在这时经常咀嚼稍带有硬度的食物，对宝宝乳牙和颌骨是有帮助的，因为咀嚼功能的提高是预防牙齿畸形的途径之一。

## 警惕宝宝食物过敏

在这个月，宝宝的辅食品种增多了，因此你要注意食物过敏的问题。未满周岁的宝宝比较容易出现食物过敏，因此你在增加新的辅食品种时，一定要把每种食物分开添加，以免分辨不清是哪种食物导致宝宝过敏。在添加每种新食物时，要先试着少量添加，注意观察宝宝有没有过敏反应，如腹泻、呕吐、皮疹等，一旦出现这些症状，要马上停止喂这种食物。如果宝宝耐受良好，可逐渐加量。

## 寻找宝宝腹泻的原因

宝宝在添加辅食后，有时会出现“腹泻”，父母不用急着带宝宝看医生或者用药。因为宝宝“腹泻”原因有很多，父母应仔细寻找原因再做处理。

**由细菌或病毒引起了腹泻** 这多是因为父母在制作辅食时，消毒不彻底，使痢疾杆菌、大肠杆菌等侵入宝宝身体所致，使宝宝出现发热、精神不佳、不喝奶等情况。但对于这个时期的宝宝来说，有了病毒性腹泻，不需要用药就可以自然痊愈；细菌性腹泻则需要抗菌素的帮助，这些需要医生的专业指导。

**吃得过多、过杂** 如果宝宝没有上面的不适，就要想想是否喂给宝宝的食物过多、过杂，父母应在下次喂时减少量和种类。比如宝宝大便中有西红柿或胡萝卜、水分挺多，说明西红柿和胡萝卜喂食过量。

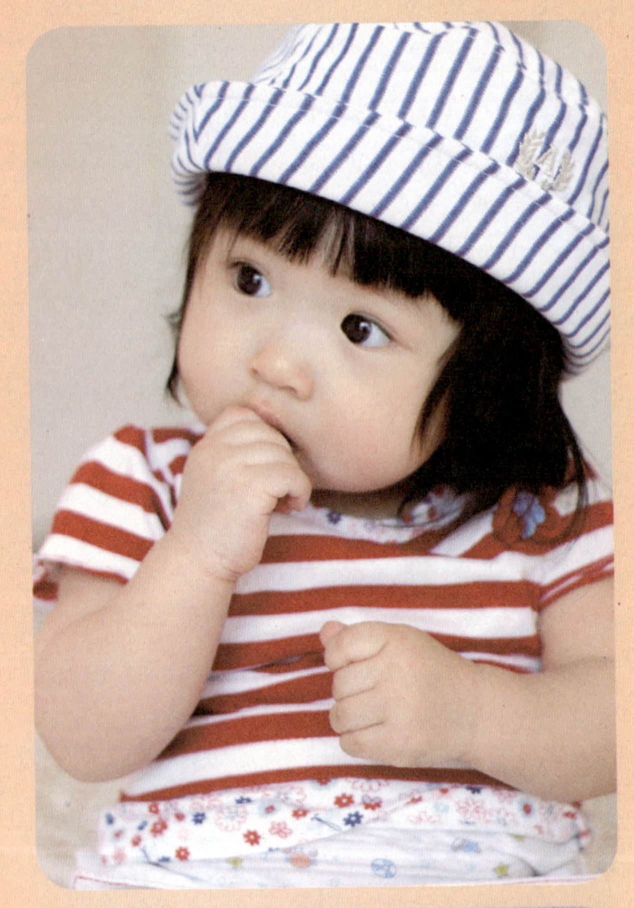

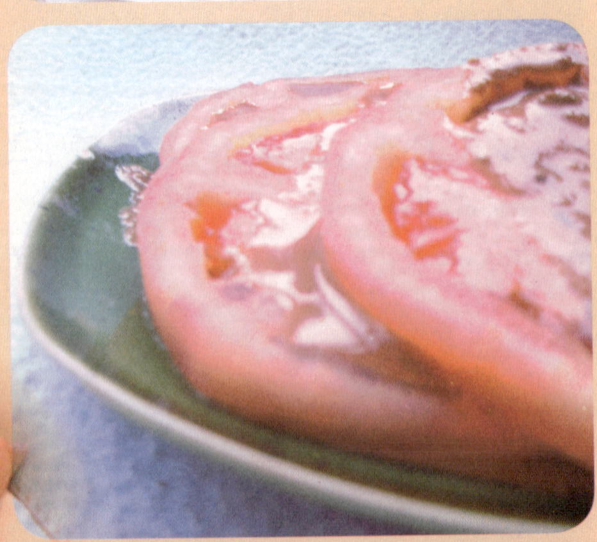

## 4、适合宝宝的营养食谱

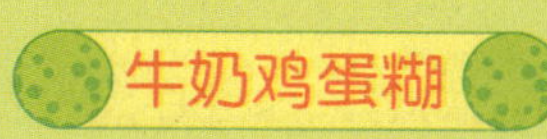

### 牛奶鸡蛋糊

**用料**

牛奶250毫升，1份鸡蛋黄。

**做法**

① 把牛奶倒入奶锅中，把蛋黄打进去。

② 开小火，按顺时针方向不停搅动牛奶，直至冒起小泡成为奶糊，晾凉后可以喂给宝宝。

**说明**

要在没开火前把蛋黄和牛奶搅匀，一定要按同一方向搅动，否则会出现块状，还容易糊锅底。

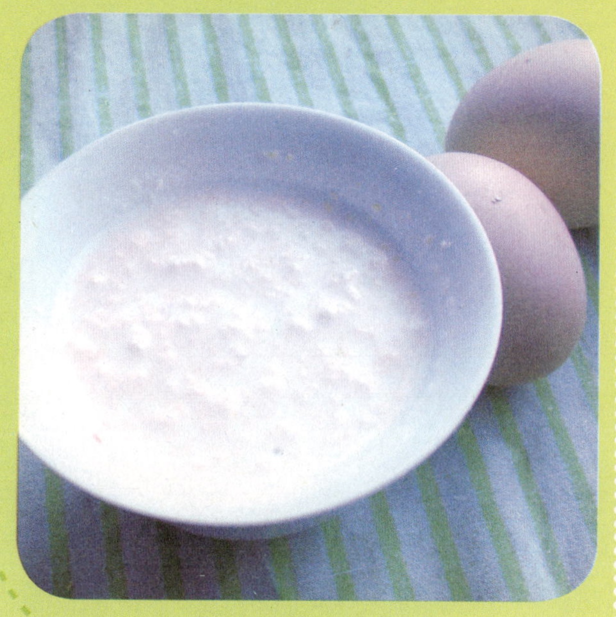

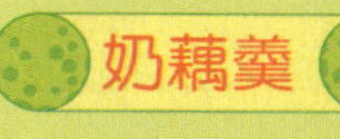

### 奶藕羹

**用料**

牛奶150毫升，藕粉50克，水适量。

**做法**

① 先将藕粉用水调成糊状。

② 把牛奶和藕粉糊倒入锅中，用微火边煮边搅动，直至搅成透明即可，晾凉喂给宝宝。

**说明**

此羹晶莹剔透，香味扑鼻，营养丰富。藕粉要事先用水调好，否则直接倒入锅中会凝结成块，不易搅开。虽然藕粉含有丰富的蛋白质以及多种维生素，较有营养，但不要给宝宝吃得太多。

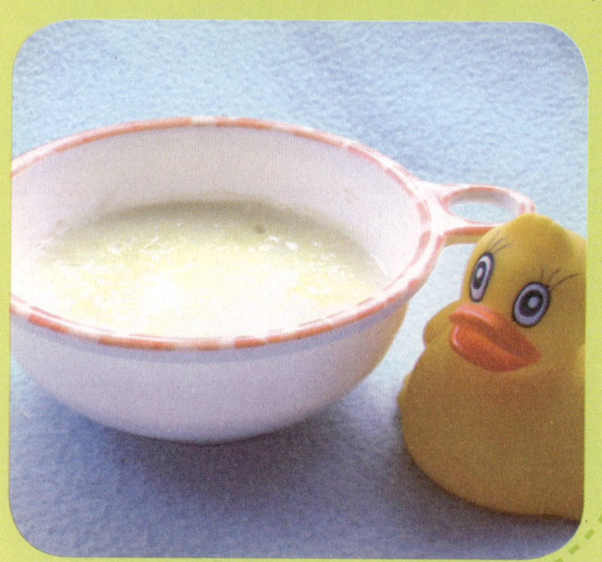

## 香蕉南瓜泥

用料

香蕉一根，南瓜100克。

做法

① 南瓜去皮，蒸熟，研成泥状；香蕉剥皮，研成泥状。

② 把香蕉泥和南瓜泥混合在一起拌匀，喂给宝宝。

说明

此泥色泽金黄，绵软滑腻，甜润可口。有润肠通便、清热解毒、助消化和滋补作用，常吃还能健脑。

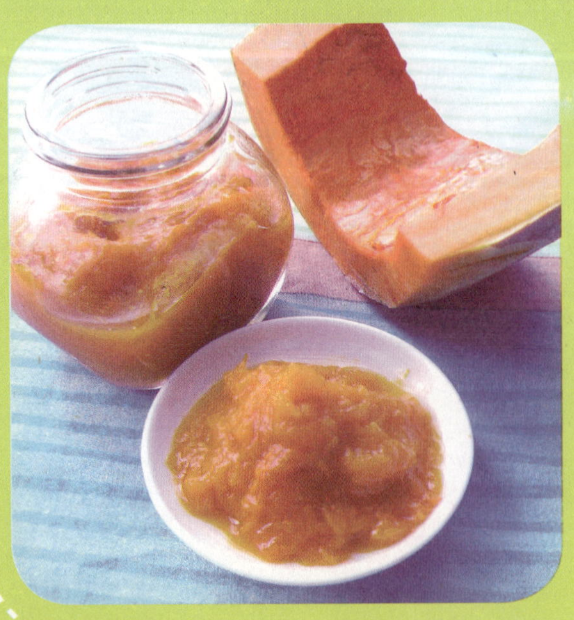

## 一日饮食参考

06：00～06：30

母乳、牛奶或配方奶250毫升，饼干3～4块

09：00～09：30

米粉加蛋黄1个，菜泥或果泥适量

12：00～12：30

粥1碗（约20克）加碎菜、鱼末、豆腐

15：00

苹果或香蕉1/2～1个（刮泥）

15：30～16：00

母乳、牛奶或配方奶200毫升，面包一小块

18：00～18：30

烂面条1碗（约40克），加肉末、碎菜

20：00～21：00

母乳、牛奶或配方奶220毫升

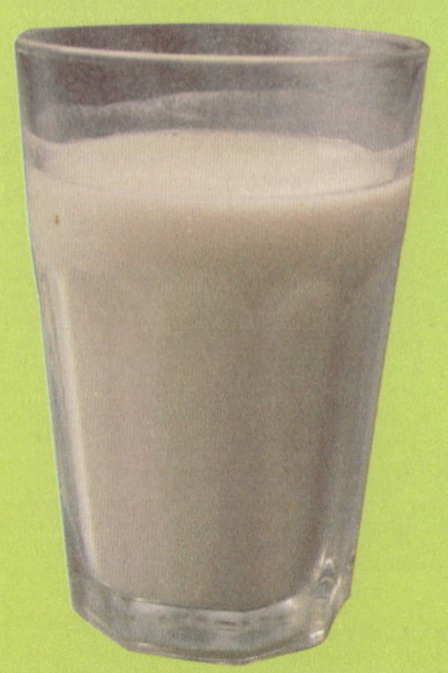

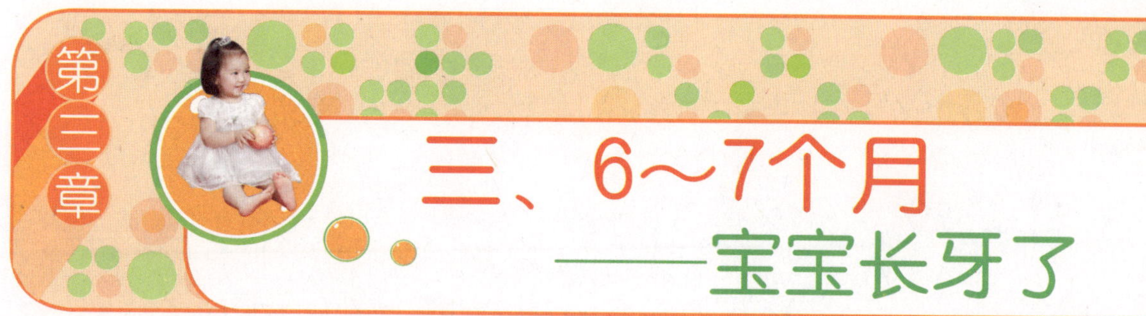


# 三、6～7个月——宝宝长牙了

## 1、宝宝的成长

### 身体发育趋于平缓

这个时期的宝宝，身体发育开始趋于平缓，但总体还是稳步增长。身高平均增长2厘米。与身高相比，体重有很大的波动，体重平均增长450～750克，头围平均增长1厘米。

### 宝宝的表情越来越丰富

在这个月里，宝宝的主要发育特点是表情越来越丰富。宝宝高兴或不高兴时，都会把心情“写”在脸上，有经验的妈妈还能通过宝宝的表情或者眼神，判断出宝宝是要吃还是要拉、要尿，或者是否要睡觉了。

### 宝宝认生了

这个阶段的宝宝明显认生了。有的宝宝在熟悉的环境、熟悉的人面前，显得活泼可爱、稚气十足；一旦家里来了陌生人，宝宝就会害怕地躲进妈妈怀抱里，既不敢看又不让抱。

### 宝宝想到户外去

这个月的宝宝在屋里呆不住了，他会用小手指着到室外的门，眼睛盯着，在妈妈怀里向门的方向使劲，表现出要出去的神情。

### 宝宝对什么都感到新奇

进入这个月，宝宝逐渐能够独坐了，并开始学习爬行甚至站立，对身边的事物自然也就更加感兴趣了，对什么都感到新奇。另外，在这个月里，宝宝的观察和倾听能力更进一步发展，对于周围环境中鲜艳、明亮的活动物体都能注意到，有时也会积极地响应。

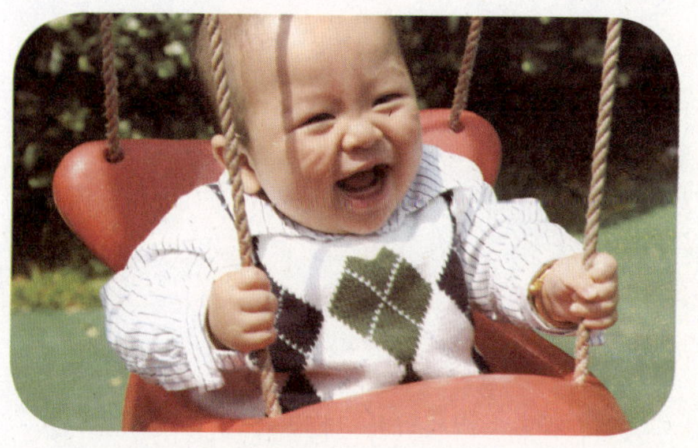

## 开始理解语言

尽管宝宝现在还不会说话，但父母却发现，有时爸爸妈妈说的简单的、常说的一些话，宝宝都能听得懂。当你说：“小皮球在哪儿？”宝宝会用眼睛看或用手指向小皮球，并在嘴里“哦”、“哦”着，似乎在告诉你“小皮球在这里”。

这是因为宝宝现在已经基本能够把所感知的物体、动作、语言、表情都联系起来，储存在大脑中形成印象，在下一次遇到这种情况时，宝宝就能理解，并做出相应的反应。

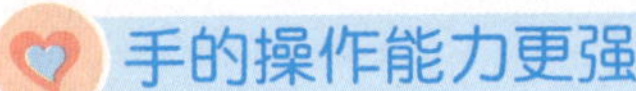

## 手的操作能力更强

宝宝的手更加灵活了，有时两只手可以同时运用，会把一些东西弄得到处都是，给妈妈带来麻烦。但妈妈不要制止，因为这样做可以使宝宝得到锻炼，等过一段时间，他就可以自己用小勺吃东西了。

## 宝宝长牙了

宝宝出牙的快慢各有不同，有个体差异。许多宝宝从这个月起，下面的两颗门牙就露出来了，但也有的宝宝要快到1岁时才长牙。出牙期间，宝宝的口水会更多、牙床发痒，抓住什么咬什么，情绪也不如从前或睡眠不好、喝奶没有从前多的现象，这是因为出牙时有点痒或疼痛的感觉。妈妈可以给宝宝一支由硅胶制成的磨牙器或是磨牙棒，让宝宝放在口中咀嚼。

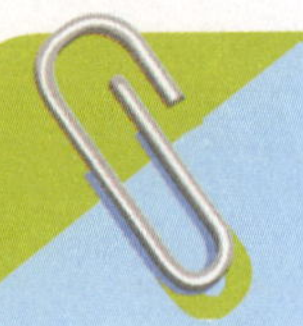

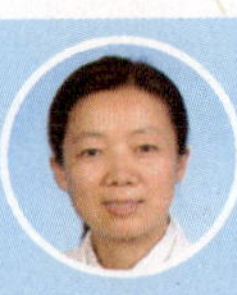

**专家提醒**

一般宝宝出牙的顺序是先长出下面两颗门牙，也有先长两侧的侧切牙，或者先长上面两颗门牙的。这都没有关系，以后会慢慢长齐的。

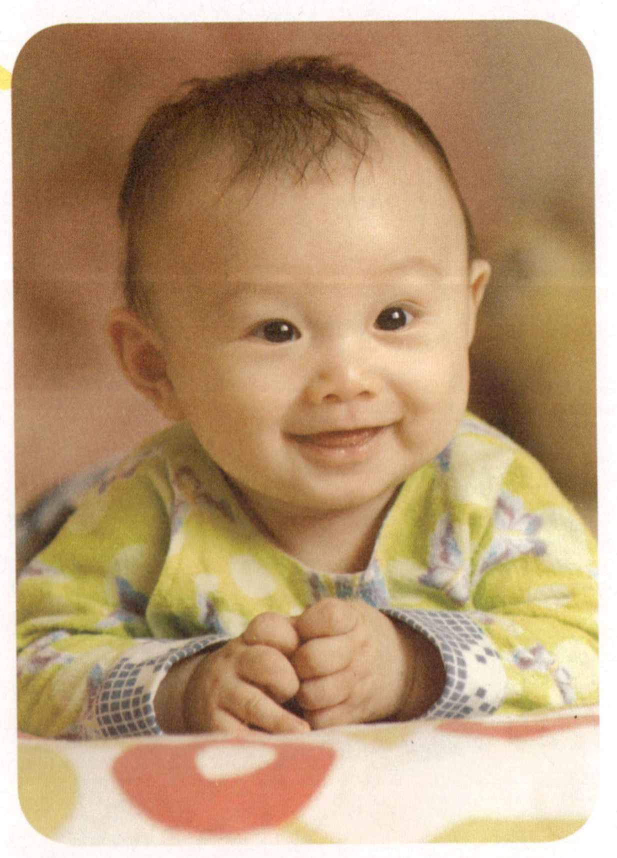

## 2、宝宝需要的营养

### 母乳、牛乳是主要来源

母乳可以喂到1～2岁，这个月宝宝营养的主要来源还是母乳或配方奶，辅食只是用来补充部分营养物质的不足，因为一碗米粥的营养价值是远远比不上一瓶牛奶的。100克的米粥有52千卡的热量，而100克的配方奶的热量有68千卡。除了热量，米粥也缺少宝宝成长所需的动物性蛋白。因此父母在喂养时，要避免因加大辅食的量而降低母乳或牛奶的喂量。

母乳可以按需喂养；用配方奶喂养的宝宝，奶量应保持在每天至少500毫升以上。

### 添加有营养的辅食

在辅食的选择上，因为宝宝毕竟食量有限，父母要注意不要给宝宝随便添加，而应选择添加有营养的辅食。比如给宝宝添加的辅食不要限于碳水化合物为主的米粉、面糊，而是要辅以富含蛋白质、维生素、矿物质等营养的食品，比如蛋、肉、蔬菜、水果等。所以，把给宝宝喂了多少粥、多少面条、多少米粉作为添加辅食的标准是不对的。

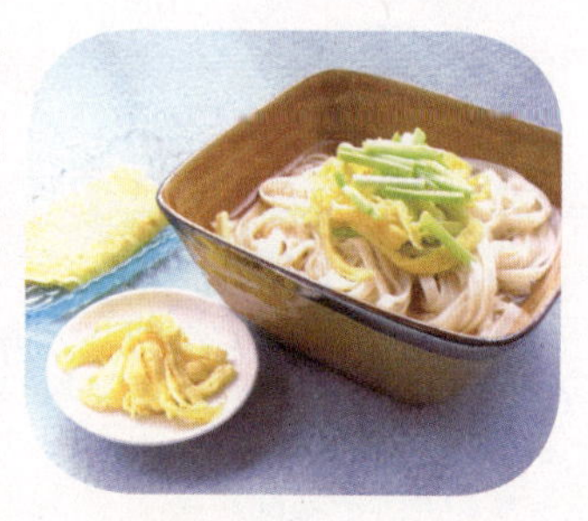

这个时期称为转乳期，其辅食添加的原则是以谷类粥或烂面为主（以产生消化和吸收食物的热量），加上含蛋白质较多的豆类、肉类、鱼和蛋、供给热能的油脂、含有丰富矿物质和维生素的蔬菜、水果。一般谷物与豆、肉、蛋的比例约是3∶1或2∶1。

### 有利于乳牙的营养物质

适量、充分的钙、磷、氟等矿物质及维生素，尤其是有助于维持牙床健康的维生素C，在这一时期对宝宝的乳牙萌出有很大帮助；同时最好限制摄入过多糖类，以减少日后龋齿的诱发因素。

### 面包牛奶粥好于米粥

喂食米粥，只是为了让宝宝逐渐适应日后的一般饮食，对于宝宝来说，其中所含的必需的营养物质并不多。所以父母每天给宝宝喂一次就可以了，用添加了面包的牛奶粥喂给宝宝其实更好。

### 鸡蛋、鱼类

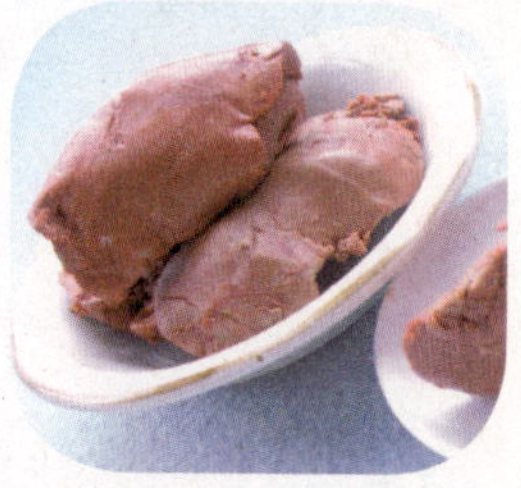

及时给宝宝添加鸡蛋和鱼类等食物，对宝宝的正常成长很有帮助，上个月，宝宝已经开始逐渐练习吃这些固体食物了；这个月应该可以吃鱼或动物肝脏等食物了。

蛋黄可以喂食一整个了，可以蒸成羹，也可以做成蛋汤之类的食物。不要急于让宝宝吃全蛋，以免引起过敏。鱼类应选择尽量不要有较多鱼刺的。动物肝脏中，鸡肝是不错的选择，但不用每天都喂给宝宝。

### 水果

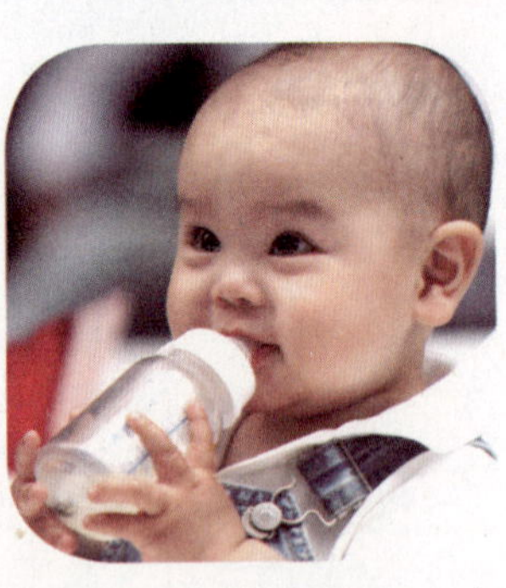

宝宝过了半岁后，一般的水果基本上都能吃了，可以把香蕉、苹果、桃子、梨、草莓等水果碾碎或捣成泥喂给宝宝，也可以榨成果汁给宝宝喝。

市面上出售的果汁甜甜的，有时宝宝会一直要喝，父母要注意不要给宝宝喂过量，如果比奶喂得还要多，很容易引起腹泻、腹胀。果汁中糖分较多，不宜大量食用，更不能拿果汁当水喝。

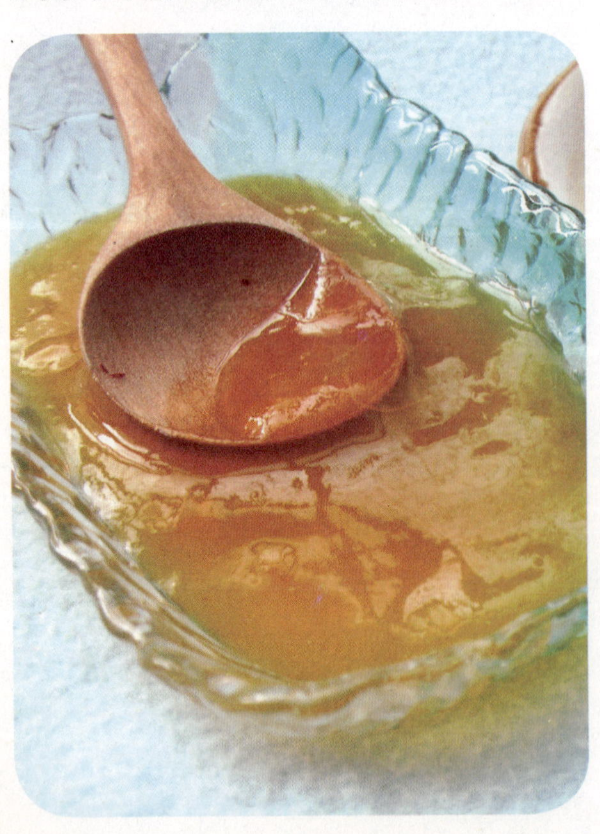

### 不要忽略补水

父母可以通过喂给宝宝白开水、菜水、果汁，来满足宝宝体内对水分的需求。在宝宝饮食前后、外出后，或者在宝宝尿液颜色很深的情况下，都要给宝宝补水。

## 3、专家指导宝宝好营养

### 断奶不等于停乳

世界卫生组织最新建议表明，如果条件允许，母乳喂养可持续到宝宝2岁。许多人觉得，妈妈在这个阶段要上班了，宝宝也大了，就该把母乳停掉，转成配方奶了。其实，如果条件允许，并不提倡断奶。即便是一直人工喂养的宝宝，此时奶制品仍应是其营养的主要来源，决不能用米粥、鸡蛋等食物来完全代替乳类。

完全停乳会使宝宝，无法摄取到足够的营养。所以，这一时期被称为“断奶期”是不科学的。有的宝宝在逐渐喜欢上母乳、牛奶之外的辅食后，会不吃奶了，妈妈乳汁的分泌也逐渐减少，在不知不觉中完成了断奶。但也有的宝宝，一直依赖于母乳不肯舍弃。

这个阶段的宝宝并不适合强行断奶，尤其对于乳汁分泌很充足的妈妈来说，也没有必要给宝宝强行断奶。妈妈应该循序渐进，宝宝到了一岁后，自然会逐渐断奶。而且，宝宝在吮吸母乳时会得到很大的满足和快乐，妈妈也应该让宝宝得到这种快乐。

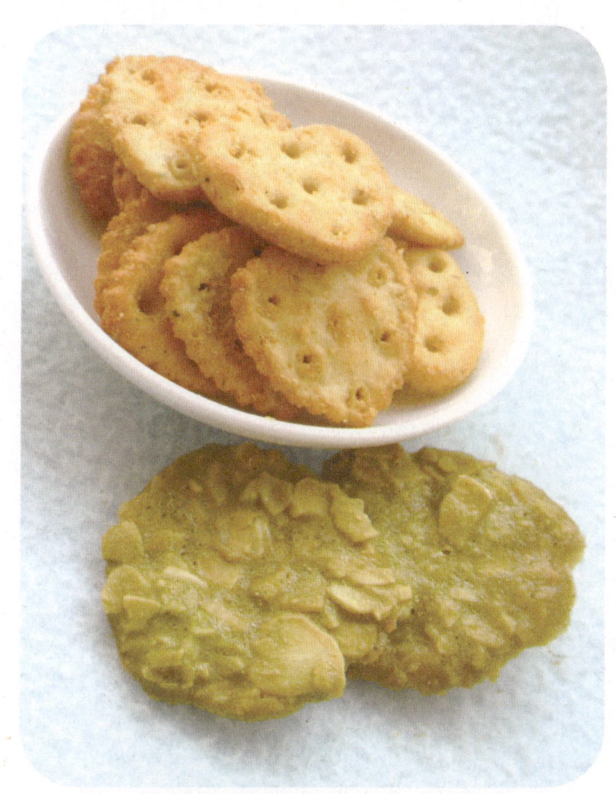

### 辅食添加要灵活

这个月，辅食添加的方法要根据辅食添加的时间、数量、宝宝对辅食的喜欢程度、母乳的多少等情况灵活掌握，要针对宝宝的不同情况添加辅食。

### 对于习惯辅食的宝宝

添加辅食顺利的宝宝，对辅食已经很熟悉了，妈妈和看护人也基本掌握了宝宝吃辅食的习惯。对于这样的宝宝，妈妈可继续按照自己的习惯喂养，只要宝宝生长发育很正常即可，并不要求形式上的统一。

### 喂奶前先吃些辅食

有时喂母乳的宝宝，接受辅食要比人工喂养的宝宝困难些。可在喂奶前先给宝宝吃点辅食，如米糊、稠粥或煮得熟烂的面条等，刚开始不要太多，不足的部分再用母乳补充，等宝宝习惯后，可逐渐用一餐来代替一次母乳。食欲好的宝宝，每天可喂两顿辅食，包括1个蛋黄、适量的蔬菜及鱼泥、肝泥或肉末。注意蔬菜要切碎。可让宝宝嚼些稍硬的食物（如较酥脆的饼干），以促进牙齿的长出及颌骨的发育。

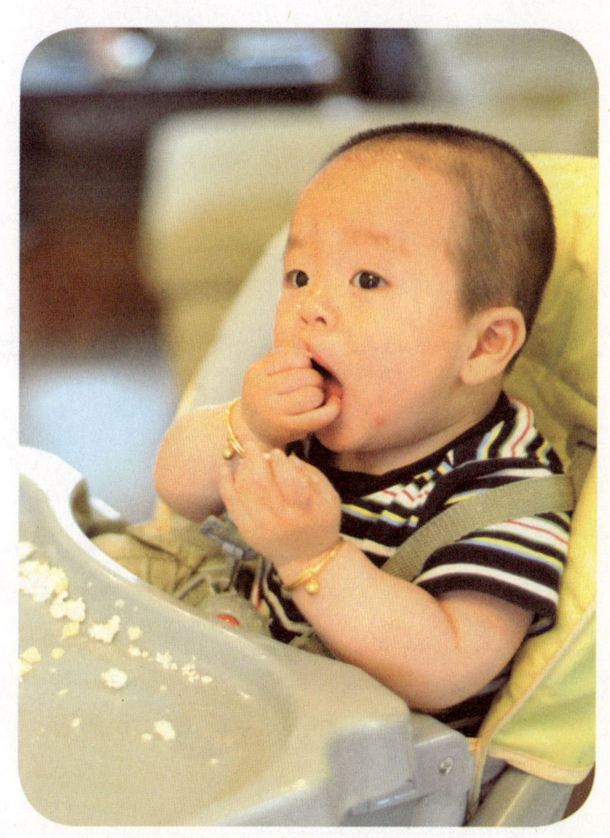

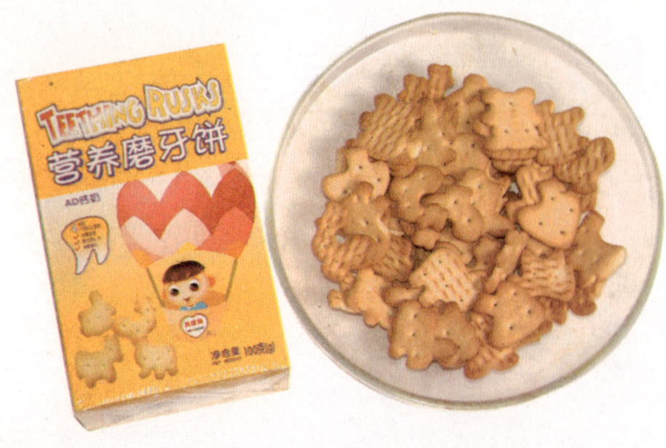


### 对于吞咽能力好的宝宝

如果宝宝吞咽能力很好，可给面包或饼干（磨牙棒）让他自己拿着吃，这样既可增加宝宝进食的兴趣，也可锻炼他的动手能力。

### 对于吞咽能力不好的宝宝

有的宝宝已经会吞咽半固体食物了，可有的宝宝却一点也不会。这时可先给宝宝喂流质的辅食，然后再慢慢地添加半固体食物。

### 对于吃辅食慢的宝宝

有的宝宝一天吃两次辅食，总共也用不上1小时；可有的喂一次辅食就要花一个多小时的时间。这可能说明宝宝不喜欢“这种”辅食，妈妈可以考虑换辅食或换一个时间再喂。此外，对于这样的宝宝，最好不要养成一次饭吃1个小时的习惯。

### 对于减少吃奶的宝宝

添加了辅食的宝宝，如果奶量锐减，每天连500毫升都达不到，那就要适当减少点辅食，增加奶的摄入量。因为奶类仍是这个月婴儿的主要营养来源。另外，什么时间添加辅食，要结合孩子睡眠的习惯，不要因为要添加辅食而把熟睡的孩子叫醒。

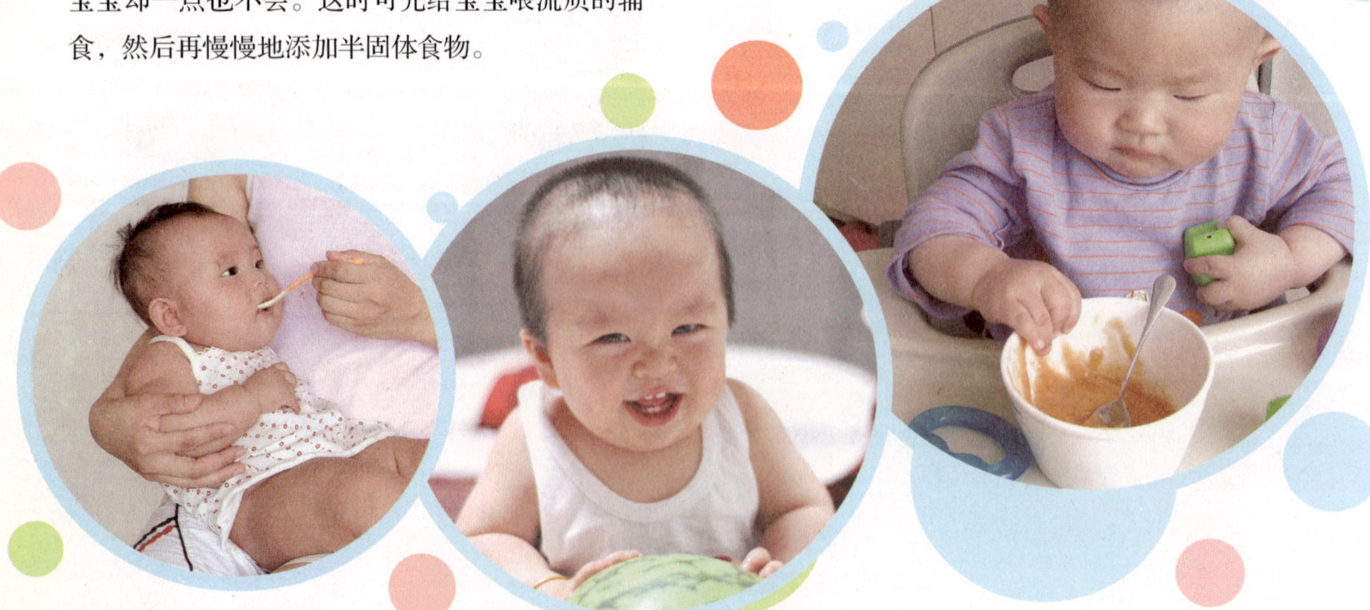

## 对于半夜要吃奶的宝宝

如果是母乳喂养，可以在傍晚或前半夜，孩子醒了或换尿布时喂1～2次。如果后半夜宝宝醒了但不哭闹，换完尿布2～3分钟就睡了，妈妈就没有必要给他吃母乳了。

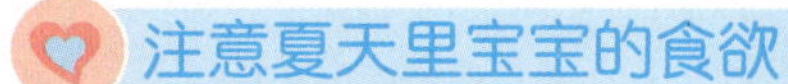

## 注意夏天里宝宝的食欲

在炎热的夏天里，宝宝的食欲下降，食量也会跟着减退，但也有的宝宝情绪不错，还会吃得不少。这些妈妈都不用过分限制和担心，只要不是吃得过少或过多，妈妈都应该让宝宝自己随便吃。

## 保护宝宝的乳牙

有的宝宝在这时就开始萌出第一颗乳牙。乳牙长得好坏，对宝宝的咀嚼能力、发音能力和日后恒牙的正常替换及全身的生长发育是有一定影响的，父母还是要注意宝宝乳牙的护理。

父母还可以给宝宝一些如苹果、梨、饼干等食物或磨牙棒、牙胶，让宝宝咬嚼，刺激牙龈，帮助乳牙萌出。宝宝的乳牙萌出后，在餐后和睡前，父母都要让宝宝适当喝些白开水以清洁口腔。尽量训练宝宝使用口杯，以免因奶瓶的长期使用而影响乳牙的健康。

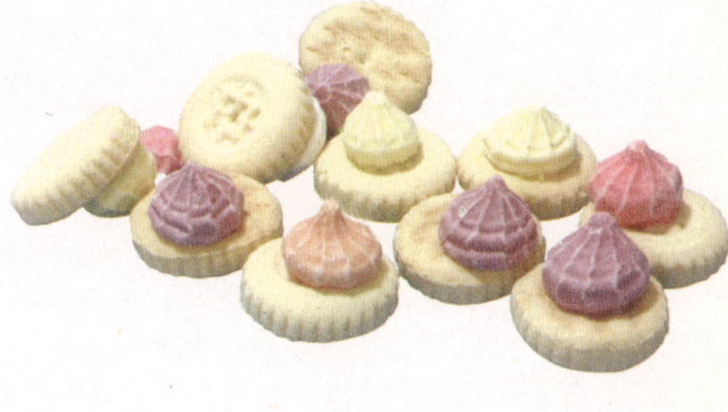

## 早产宝宝的断奶

早产的宝宝在这时基本上已经赶上了健康的宝宝，体重没有太大的差别。但有的早产宝宝还是食量不高，在断奶的阶段并不爱吃辅食。父母要注意循序渐进的原则，不必操之过急。

早产的宝宝从母体获得的营养比较少，尤其是缺少铁。这时的宝宝已经增强了对铁的吸收能力，父母要选择含铁量高的辅食。母乳和牛奶中，1000毫升奶仅含铁0.3~0.5毫克，而蛋黄、动物肝脏等食品中含铁量高，父母可以把这些食品放在粥里喂给宝宝，或采用其他方式，总之要让宝宝吃富含铁的食物直到1周岁左右。

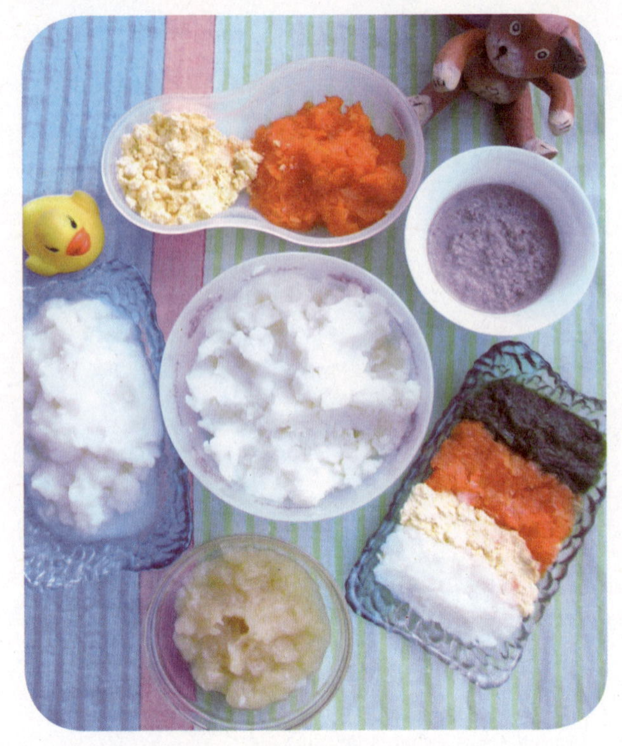

## 妥善储存宝宝辅食

米粉应该放在阴凉干燥处，盒装米粉的包装塑料膜不要全部撕开，用后用封口夹把封口封住，放在阴凉干燥处，并在开启后于使用期限内尽快吃完。

瓶装辅食应该用干燥的勺子分次量取，避免用喂养宝宝的勺子直接量取，避免宝宝的唾液进入致其变质，而且尽量不要用勺子在辅食瓶中搅拌。没吃完的产品应该放在冰箱内，2~3天内吃完。

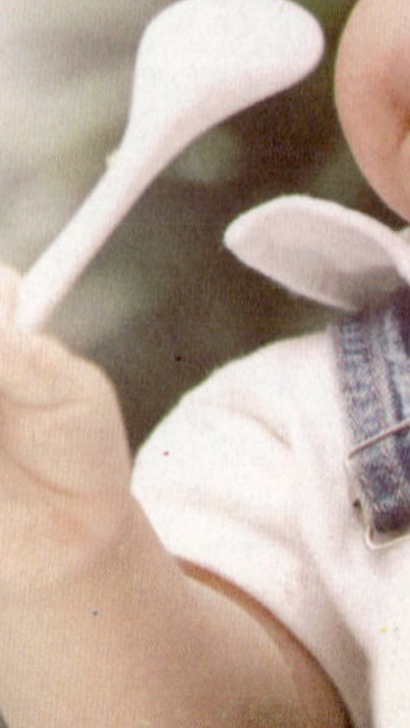

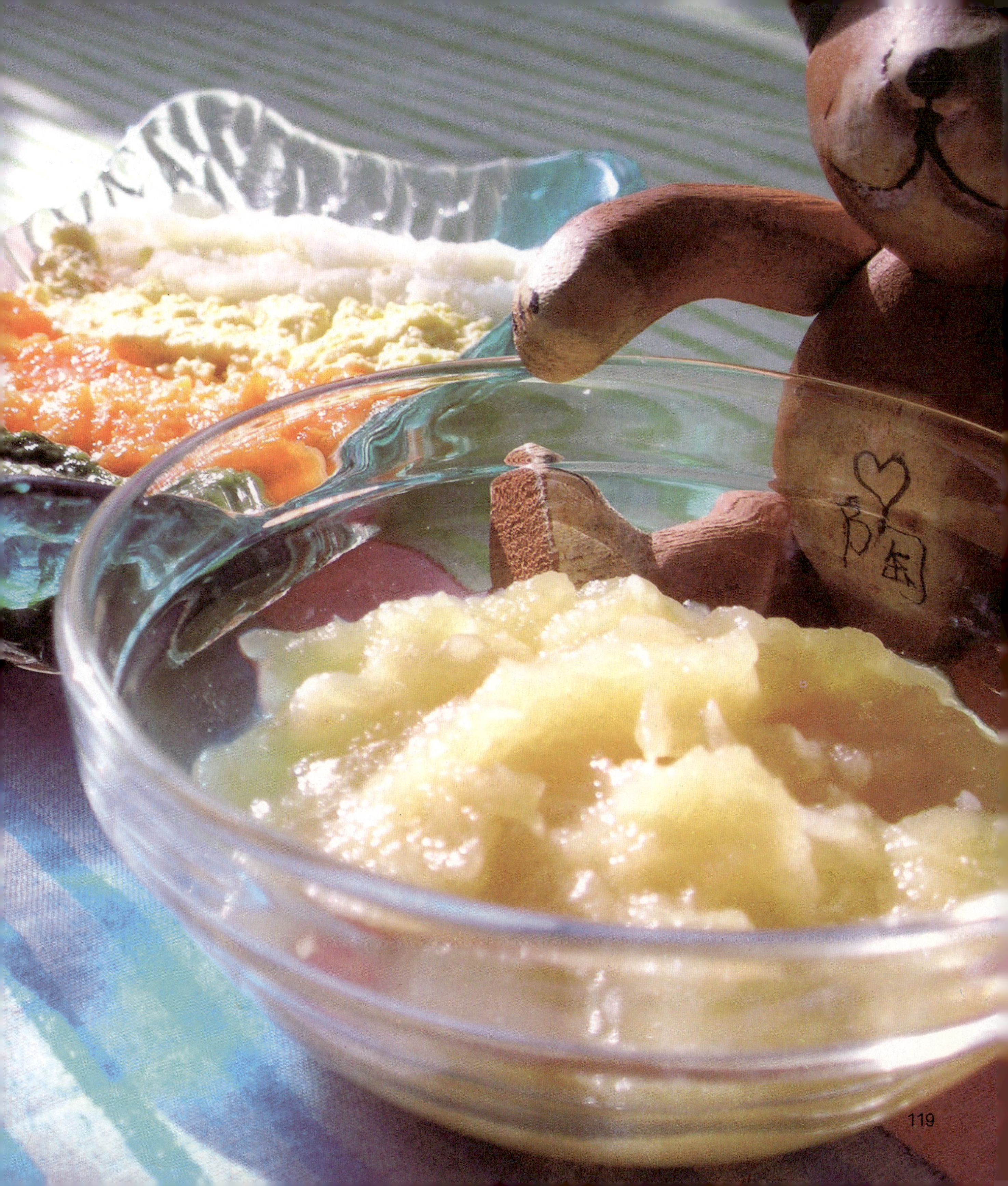

## 4、适合宝宝的营养食谱

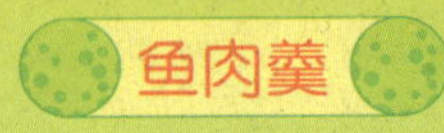

### 鱼肉羹

**用料**

海鱼肉、鱼汤、淀粉适量。

**做法**

① 将海鱼洗净，去骨、去刺、去皮，剁成鱼茸。

② 把鱼汤煮开，下入鱼茸，用淀粉勾芡即可。

**说明**

最好选择平鱼、黄鱼、马鱼等，这类鱼肉刺少，便于加工成肉末。鱼肉含磷脂、蛋白质很高，细嫩易消化，是这一时期宝宝理想的辅食。

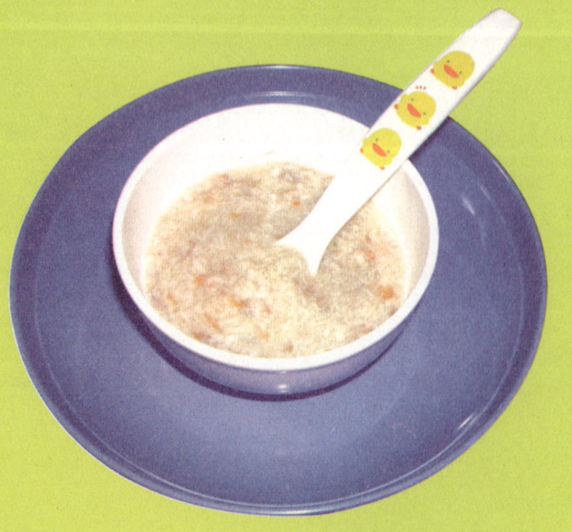

### 燕麦南瓜糊

**用料**

50克燕麦，50克南瓜。

**做法**

① 南瓜去皮、切片、蒸熟，趁热研成泥状，放凉待用。

② 燕麦用水漂洗一下，放入锅中煮成粥。

③ 再将南瓜泥放入燕麦粥中搅匀，放置温热时即可喂食宝宝。

**说明**

外形完好、色泽光鲜、沉甸甸的南瓜口感更好。南瓜含丰富的具抗氧化功能的胡萝卜素；燕麦有着丰富的膳食纤维，二者合一，有利于宝宝的生长发育。另外，此糊绵甜可口，比较适合宝宝的口味。

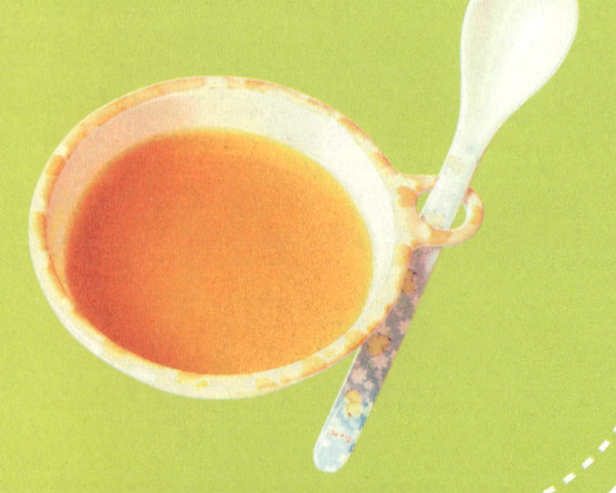

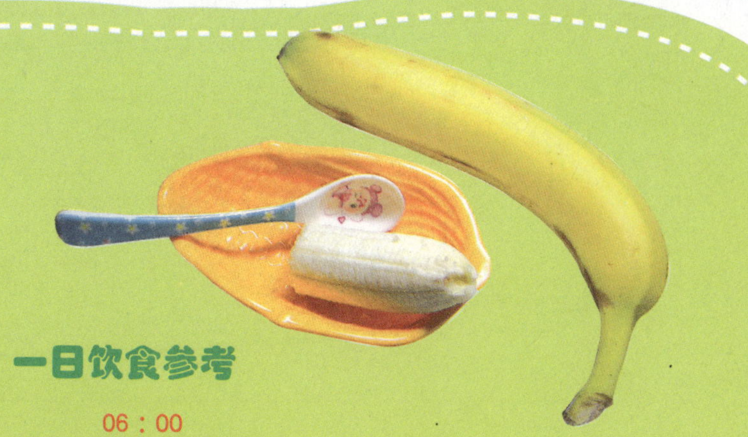

## 一日饮食参考

06：00

母乳、牛奶或配方奶200毫升，饼干3～4块

09：00

1/3碗菜粥，可加入蛋黄或肝泥、肉末，少量鱼肉

11：00

米粉适量，牛奶150毫升

15：00

半个橘子、苹果或其他等量水果，牛奶150毫升

19：00

香蕉1/4个，1/3碗玉米粥，可加入半片切片面包或少量豆腐、红薯、土豆

21：00

母乳、牛奶或配方奶200毫升

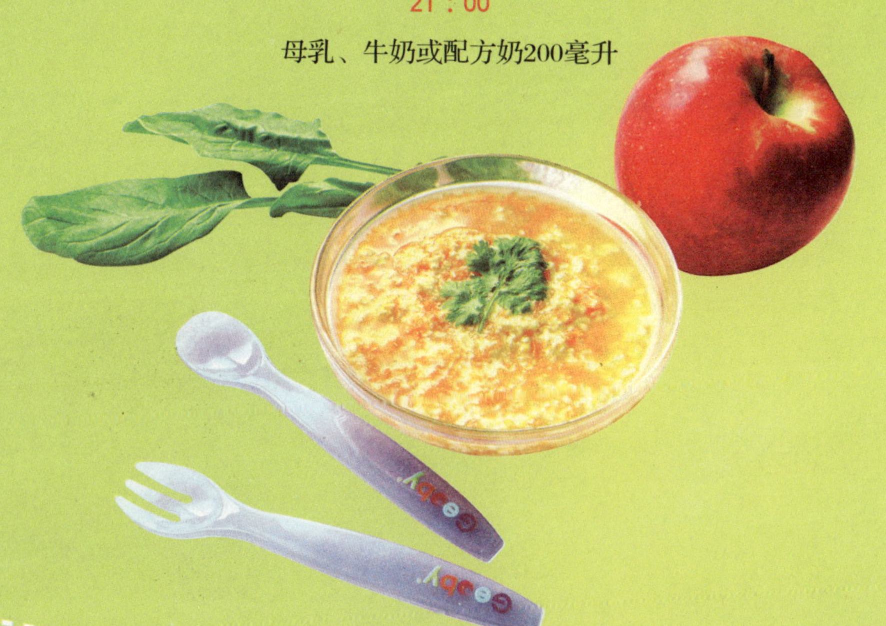

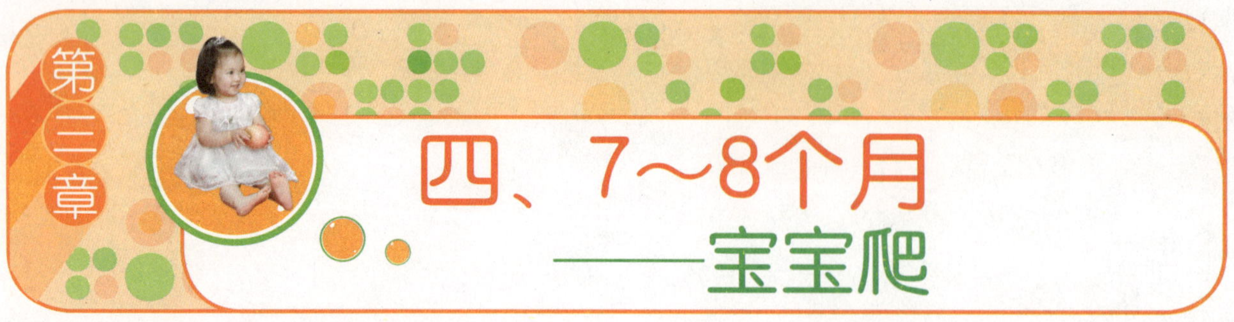


# 四、7~8个月——宝宝爬

## 1、宝宝的成长

### 身体发育趋于稳定

尽管这时的宝宝有着不错的胃口，也没有生病，但是宝宝身高、体重的增加并不如之前那么快了，宝宝的身体发育在这一时期趋于稳定。见表3–3。

表3–3　宝宝第8个月发育速查

| 性别 | 身长（厘米） | 体重（千克） | 头围（厘米） | 胸围（厘米） |
|---|---|---|---|---|
| 男宝宝 | 72.6±2.6 | 9.35±1.04 | 45.3±1.3 | 44.9±2.0 |
| 女宝宝 | 71.1±2.6 | 8.74±0.99 | 44.1±1.3 | 43.9±1.9 |

### 手眼协调能力不断完善

随着宝宝手眼协调能力的不断完善，现在的宝宝拿东西不是一把抓了，而是学会用拇指与其他四指配合来抓东西。两手各拿一个玩具时，可以把两个玩具互相对敲，或把玩具从一只手递到另一只手上。

### 宝宝会爬了

8个月的宝宝，身上的肌肉结实了，平衡能力和控制能力也有了发展，能自如翻滚而且开始学习爬行了。这时的宝宝在趴着时，总是伸胳膊够他前面的东西，够不到，就会一拱一拱地向前爬，但在爬的时候，手脚配合还不协调。行动的自由使他的活动天地一下子变大了，从被动地坐着，发展到主动地扩展活动领地，这对宝宝的身心发展无疑是一个很大的促进。

### 宝宝有了自己的意愿

8个月的宝宝，不再“由人摆布”了，已经有了自己的意愿和想法。

宝宝不想吃某种食物时，就会用手推开，有

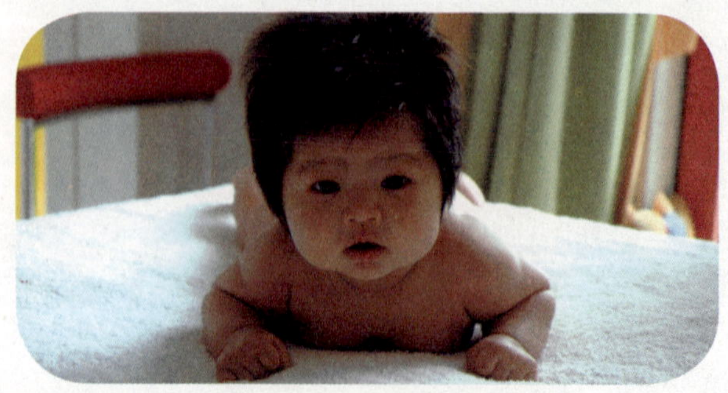

时还会左右晃脑袋躲闪，即使喂到嘴里他也会吐出来。如果把他手中的玩具拿走，宝宝会大声地哭，以示抗议，或执拗地伸着手，指向自己想要的玩具，直到你重新又拿给他为止。也有很安静的宝宝，玩具拿走就拿走，不在乎，接着玩眼前其他的玩具。

### 具备直观思维能力

这个月龄的宝宝对看到的东西有了直观的思维。如看到奶瓶，宝宝就会与他吃奶联系起来，看到妈妈端着饭碗过来，就知道妈妈要喂他吃饭了。这是父母教宝宝认识物品名称并与物品的功能联系起来的好时机。

### 听说能力发展迅速

8个月的宝宝对某些特定的音节会产生反应。如对自己的名字、“爸爸”、“妈妈”有比较强烈的反应，能够辨别人说话的语气，喜欢亲切和蔼的语气，听到训斥的语气会表现出害怕、哭啼。

## 2、宝宝需要的营养

### 母乳不必轻易断掉

如果妈妈的乳汁比较充足，不要因为孩子不爱吃辅食而把母乳断掉，这是不应该的。母乳毕竟是宝宝最好的食品，不要轻易断掉。还可以继续哺喂母奶。

有的宝宝只爱喝牛奶，不吃其他食品。有的父母也认为，宝宝喝的牛奶越多就越有营养，其实不然。随着宝宝的不断长大，身体对各种营养物质的需求量和种类不断增加，而作为液体的牛奶，其摄入量不可能无限制地增加，其中所含的营养已远远不能满足宝宝的需求。因而需要多样化的饮食。而过多的牛奶势必影响其他食物的摄取，从而导致营养缺乏性疾病（贫血、佝偻病等）。

### 继续添加辅食

宝宝这时仍在出牙阶段，胃肠道也逐渐发育成熟，可以食用半固体或固体食物。父母除了继续给宝宝吃上个月添加的辅食外，还可以添加肉末、豆腐、整个鸡蛋、整个苹果、猪肝泥、鱼肉丸子、各种菜泥或碎菜等。未曾添加过的新辅食，不能一次添加两种或两种以上。一天之内，也不能添加两种或两种以上的肉类食品、蛋类食品、豆制品或水果。

### 碳水化合物、脂肪和蛋白质

这一段时间，宝宝学习爬行，身体消耗的能量较多，对碳水化合物、脂肪和蛋白质的需要增加。这时宝宝每天每千克体重仍需要110卡的能

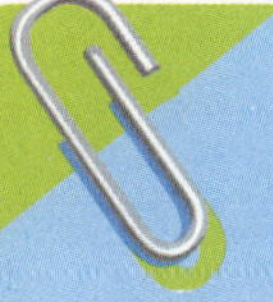

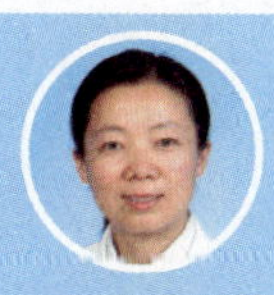

**专家提醒**

做鱼时要把鱼鳞刮干净，去掉鱼腹内的黑膜，因为鱼的表面常有寄生虫和致病菌，而鱼腹内的黑膜是有毒物质淤积成的。

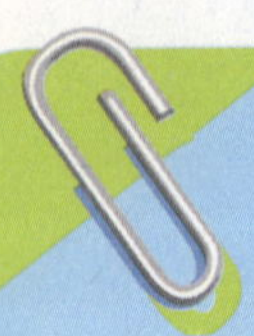

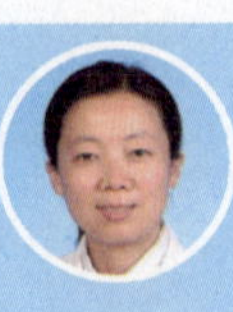

**专家提醒**

在选择蔬菜和水果时，要注意新鲜，以保证营养成分的充足，最好选择有果皮的水果，毕竟这种水果受农药污染和病菌感染的机会少，如香蕉、苹果、橘子等。

量。热量可从母乳或配方奶及各种辅食中获取，脂肪从肉类和奶制品中获取，奶、鸡蛋、鱼、肉等都是蛋白质很好的来源。

### 铁

宝宝现在对铁的需要量明显增加。半岁前，宝宝每日需铁0.3毫克，但从本月起，每日需要1毫克的铁，增加了3倍以上。

### 维生素A、维生素D

这一时期，宝宝对鱼肝油的需要量没有什么变化，每日给予预防剂量即可。

### 叶酸

这一时期，宝宝要多吃新鲜水果和蔬菜，避免因叶酸缺乏而引起营养不良性贫血。

### 钙

爸爸妈妈们可能从多个渠道了解了佝偻病，其实它的主要致病原因不是钙摄入不足，而是因维生素D缺乏导致钙吸收、利用障碍。此外，血液中如果钙离子偏低的话神经肌肉就会增高兴奋性，导致肠壁受到刺激产生收缩，而引起腹痛。对于快速生长阶段的宝宝，父母要注意给宝宝多吃含钙的食物，如乳类、蛋类、豆类、海制品，钙的每天需要量为400~600毫克。

## 3、专家指导宝宝好营养

### 适当增加固体食物

在这个月，应该适当给宝宝吃些固体食物，面包片、馒头片、饼干等都可以给宝宝吃。许多宝宝到了这个月就不爱吃烂熟的粥或面条了，因此，妈妈在做的时候要适当控制好火候。如果宝宝爱吃米饭，就把米饭蒸得熟烂些再喂他。有些父母总是担心宝宝牙还没有长好，不能嚼这些固体食物，其实宝宝会用牙床咀嚼的，能很好地咽下去。

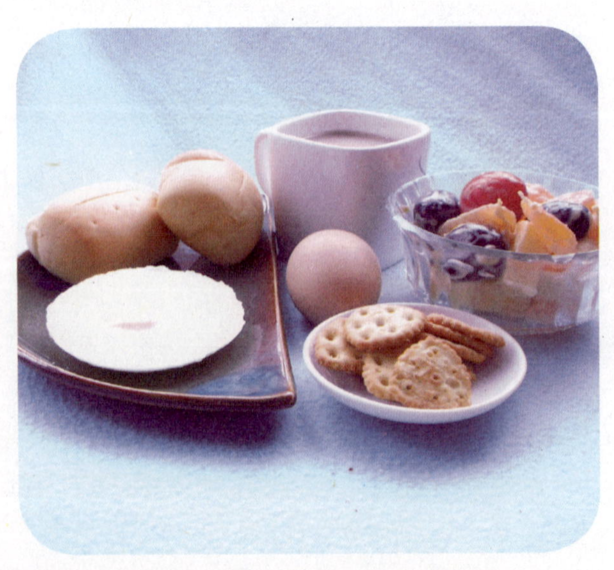

## 停掉宝宝的夜间奶

其实，从宝宝满半岁后，就可以停掉夜间的一顿奶了，即晚上10点多喂饱宝宝后，就让宝宝一直睡到第二天早晨6点。否则，不利于宝宝养成良好的作息和饮食习惯。

首先，把宝宝晚上临睡前的最后一顿奶延迟到10点、11点左右，这一顿要喂饱。若宝宝在4小时之内醒来，可先哄着喂点水，不要喂奶。若再次醒来，仍不要立刻就喂奶，要等到喂水哭闹时再喂奶。慢慢地，宝宝就会延长连续睡眠的时间而戒掉晚上的奶了。

## 让宝宝适应谷物

一般来说，在给宝宝开始添加牛奶之外的其他辅食时，先给宝宝添加谷物是比较好的，因为谷物比较容易被消化和吸收。

大米粥、燕麦粥、大麦粥，可以按顺序逐渐添加给宝宝。虽然有的宝宝可能不太喜欢谷物的味道，但父母可以在宝宝熟悉、喜欢的食物中逐渐添加适量的谷物。比如，在母乳或牛奶中给宝宝调制麦片就是不错的办法。

## 给宝宝固定的餐位和餐具

8个月的宝宝已经可以坐得很好了，因此，在给宝宝吃饭的时候，你可以给宝宝准备一个婴儿专用餐椅，让宝宝坐在上面吃饭。如果没有条件，就将宝宝的后背和左右两边，用被子之类的物品围住，目的是不让宝宝随便挪动地方，而且最好把这个位置固定下来，不要总是更换，给宝宝使用的餐具也要固定下来，这样，会使宝宝一坐到这个地方就知道要吃饭了，有利于形成良好的进食习惯。

## 让宝宝习惯奶杯

从现在开始，逐渐让宝宝用奶杯喝奶，这是断奶过渡中的重要方式。并不是马上改用奶杯、完全丢弃奶瓶，而是让宝宝逐渐适应并知道：除了奶瓶，奶杯也可以喝奶。

父母可以每天给宝宝的奶杯里倒入一点牛奶让宝宝喝，也许开始时宝宝不愿多吃，等他逐渐习惯后，可以用奶杯给宝宝喝果汁、喝水。这个计划一旦开始实施，最好在每次吃辅食的时候，都用奶杯喂宝宝一两次。

## 让宝宝自己喝奶

宝宝现在有了很强的好奇心，什么都想往嘴里放，尝尝是什么东西。父母可以借此机会让宝宝自己喝奶，渐渐舍弃奶瓶，尤其是避免宝宝搂着奶瓶睡觉，以帮助宝宝逐渐成熟。

父母可以给宝宝一个带两个把手的婴儿杯，开始的几天，让宝宝自己拿着玩。待宝宝逐渐适应用手拿住杯子后，父母可以往杯中倒入一点牛奶，让宝宝自己试着喝。宝宝也许只会一次吃一口，那也没有关系，渐渐就会好了。

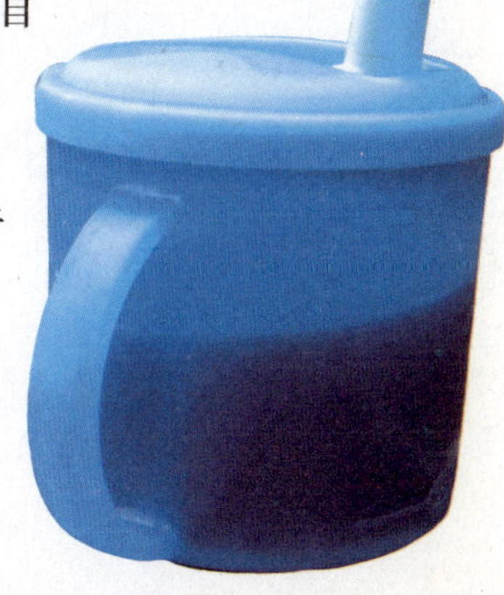

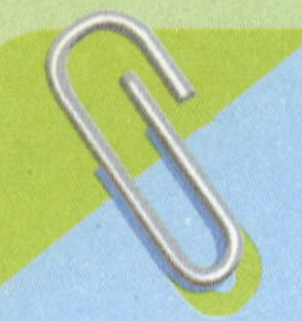

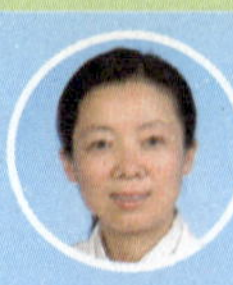

### 专家提醒

不让宝宝搂着奶瓶、含着奶嘴睡觉，是要避免宝宝含奶入睡而使牙齿受到腐蚀。另外，奶水还有可能顺着口角流下来，进入外耳道，使细菌繁殖，引起耳内发炎。同时，如果宝宝搂着奶瓶入睡，会逐渐养成依赖，没有奶瓶就哭闹或睡不着觉。

## 养成饮食好习惯

宝宝现在养成的饮食习惯，会跟随宝宝一生。所以父母要注意在这时给宝宝养成良好的饮食习惯。

目前提倡1岁内孩子最好不用盐，以免让宝宝日后形成“口重”的习惯，毕竟盐的摄入量和高血压病有很大关系；尽量不要摄入不必要的高热量饮食，比如过多的糖或脂肪，以免引起肥胖症。

引导宝宝喜欢有益于身体健康的食物，如水果、蔬菜、粗粮、含纤维素多的食物。总之，让蔬菜、谷物、水果、豆类成为宝宝的常用餐。

## 注意辅食中的食品添加剂

宝宝开始添加辅食后，如果妈妈选择商店售出的成品食品，妈妈就要对辅食的质量卫生和喂养方式严加注意了。食品添加剂有两种：健康的和不健康的，你要仔细查看清楚食品标签上的说明。

## 健康的食品添加剂

天然甜味剂，包括蔗糖、葡萄糖、果糖、山梨醇、麦芽糖醇、甘草酸二钠，这些都是从天然植物中提纯出来的，可以让食物更可口，也不会对宝宝有坏的影响。

天然食用色素，是指直接来自动植物组织的色素。现在允许使用并已制定了国家标准的天然食用色素有：姜黄素、虫胶色素、红花黄素、叶绿素铜钠盐、辣椒红色素、红曲米及β-胡萝卜素等。如果看到有除这些以外的色素成分，最好少给宝宝食用。

## 不健康的食品添加剂

防腐剂有很多种，包括苯甲酸及其钠盐、山梨酸及钾盐、亚硫酸及其盐类，还有用于糕点防霉的丙酸盐类。这些东西对宝宝的肠胃有伤害，不能给宝宝吃。

人工甜味剂：糖精。它是由天然甜味剂和一些化学试剂合成的，不适合宝宝吃。

最好选择纯天然的、不含任何添加剂的食品。

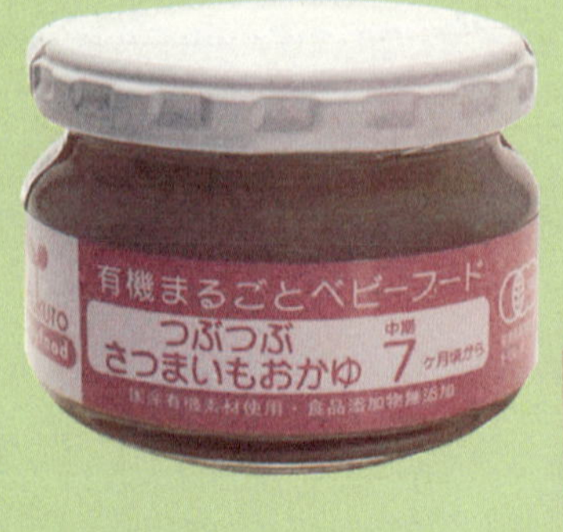


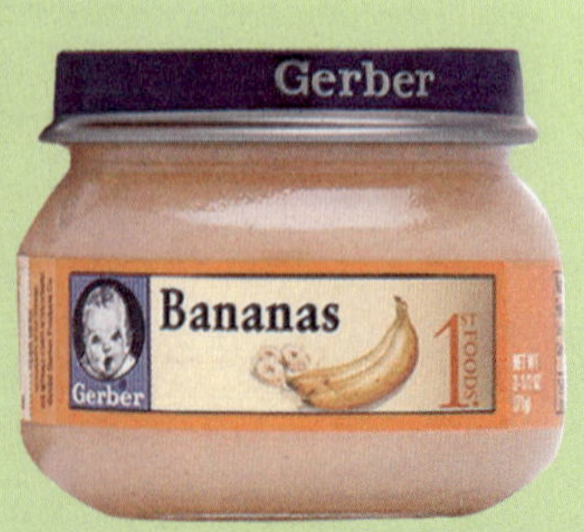

# 4、适合宝宝的营养食谱

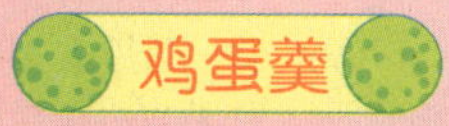

## 鸡蛋羹

### 用料

1个鸡蛋，水适量，香油少许。

### 做法

① 将鸡蛋打入碗里，倒入温水，然后充分搅打开。

② 把搅开的蛋糊放入蒸锅里，用小火蒸6~7分钟即可。

③ 用水果刀轻轻地把鸡蛋羹表面划成菱形，倒入几滴香油即可给宝宝食用。

### 说明

此羹滑如凝脂，鲜香扑鼻。一定要用小火蒸，否则鸡蛋羹很容易成为蜂窝状，既不好吃，也影响宝宝的消化。也可放少许碎青菜。

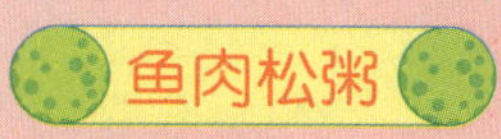

## 鱼肉松粥

### 用料

鱼肉松30克，大米50克。

### 做法

① 将大米淘洗干净，放入锅中，倒入适量的水，熬煮至粘稠状。

② 加入鱼肉松，边搅拌，边熬煮两三分钟，盛出晾凉即可喂食宝宝。

### 说明

此粥黏稠润滑，鲜香味美，营养丰富，富含优质蛋白，易于宝宝消化吸收。

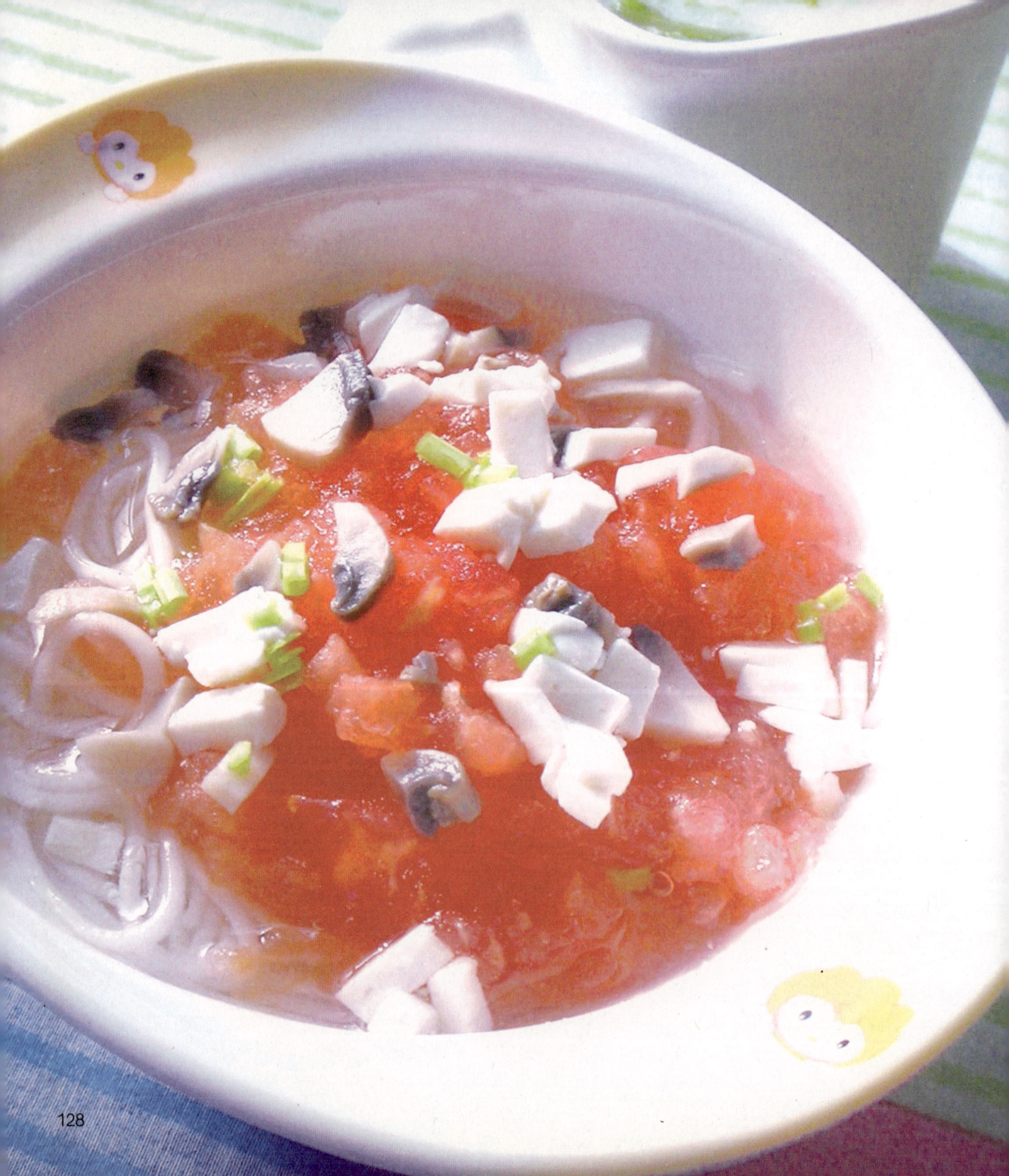

## 一日食谱参考

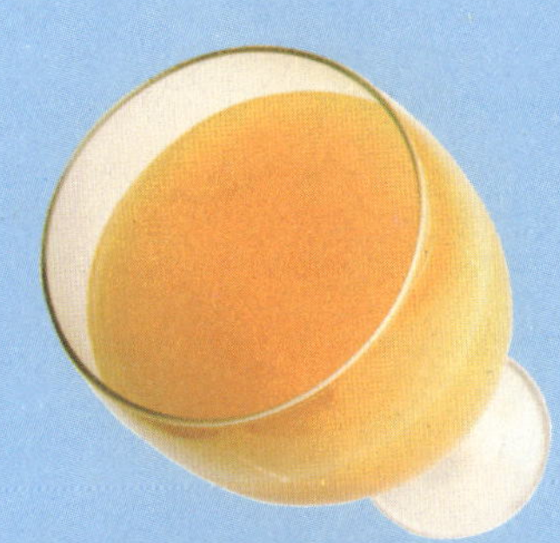

06：00

200毫升母乳或配方奶，1块布丁

09：00

5毫升青菜粥糊，2片水果

10：00

50毫升果汁

12：00

米粉适量，150毫升母乳或配方奶

15：00

半个苹果或桃，或一个小香蕉

18：00

50毫升肉粥或面条，120毫升奶

21：00

200毫升母乳或配方奶

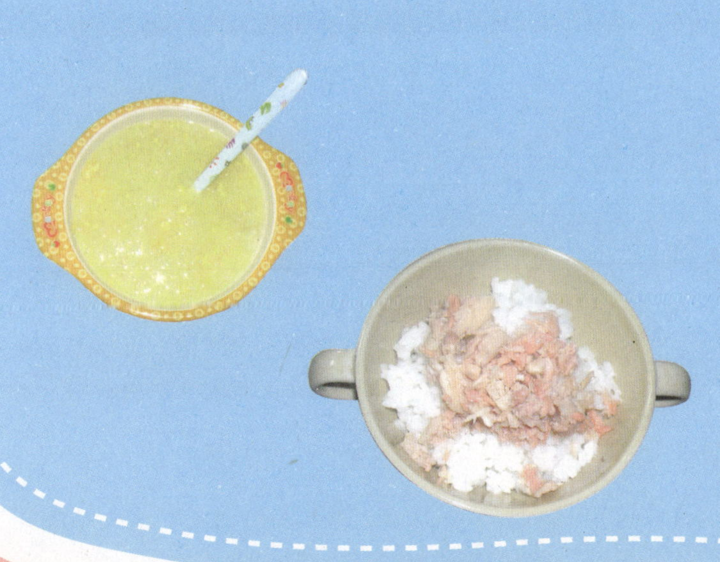

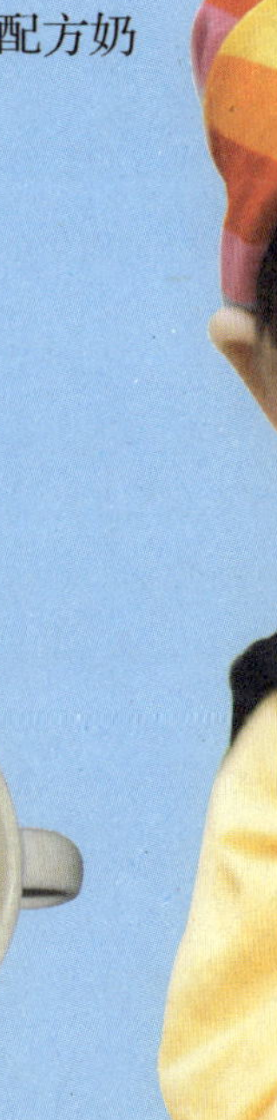

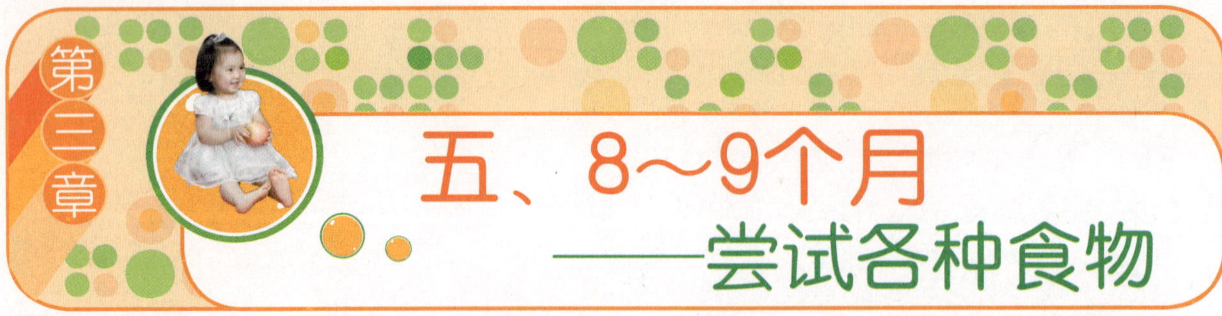


# 五、8~9个月——尝试各种食物

## 1、宝宝的成长

### 宝宝体型的变化

从这个月开始，宝宝将从圆滚滚的婴儿体型慢慢转换到幼儿体型。

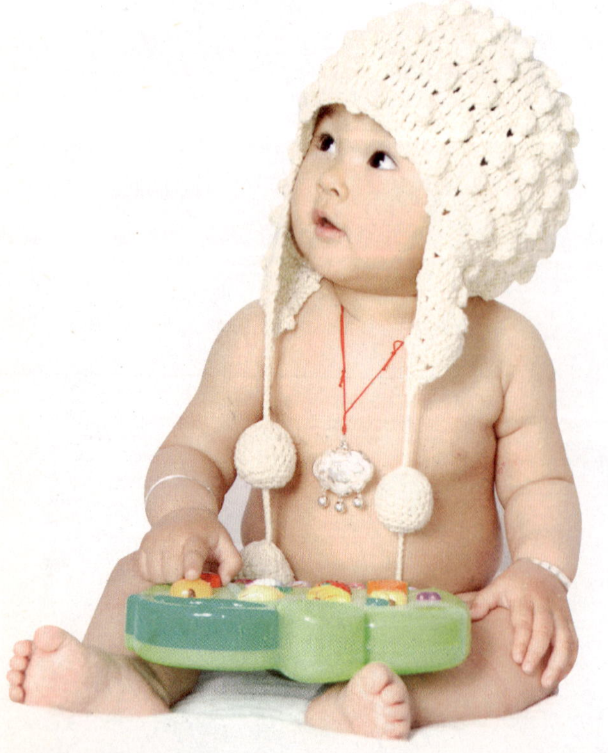

### 宝宝的本领真不小

经过了七八个月的活动，宝宝现在的“本领”已经大大超过前几个月。随着运动神经发育的逐步提高，宝宝活动的能力和空间大了，比以前更加活跃。宝宝有时可以自己翻身坐起来，能够稳坐10分钟以上，有时还手脚并用地往前爬行几步，甚至想要跃跃欲试地学站立了。

### 宝宝开始“喜新厌旧”

到目前为止，宝宝“喜新厌旧”的速度加快，他需要新的刺激。遇到感兴趣的玩具，宝宝会丢掉手中原有的玩具，甚至试图把新玩具拆开看看里面的结构。

### 手眼更加灵活协调

宝宝进入9个月后，手眼协调更加灵活了，有时会专门把刚刚拣到的小积木有意扔了，然后再拣起来，甚至把小积木扔得远一些，然后往前爬几步后又捡回来，几次三番，乐此不疲。宝宝手眼协调能力的发展，充分证明宝宝的智力水平在不断地提高。

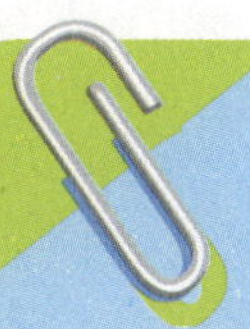

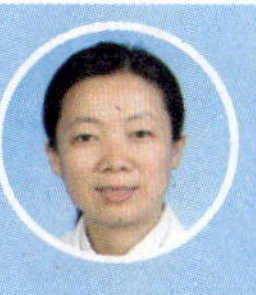

专家提醒

由于此时的宝宝越来越喜欢模仿大人的行为和动作，因此父母平时要多注意自己的行为，在各个方面都为宝宝做一个好榜样。

### 宝宝会叫"爸爸"、"妈妈"了

与上个月相比，宝宝的语言能力有了很大的提高，其中最让父母欣喜的是，宝宝会叫"爸爸"、"妈妈"了，这是宝宝生命历程中的又一大进步，不仅表明宝宝有了语言能力，而且对于爸爸妈妈来说，亲耳听到宝宝的呼唤声，其意义非同寻常。

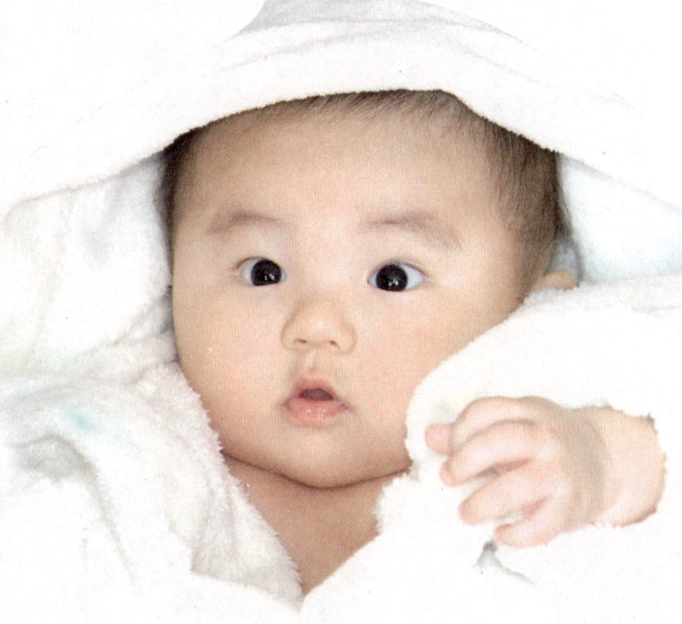

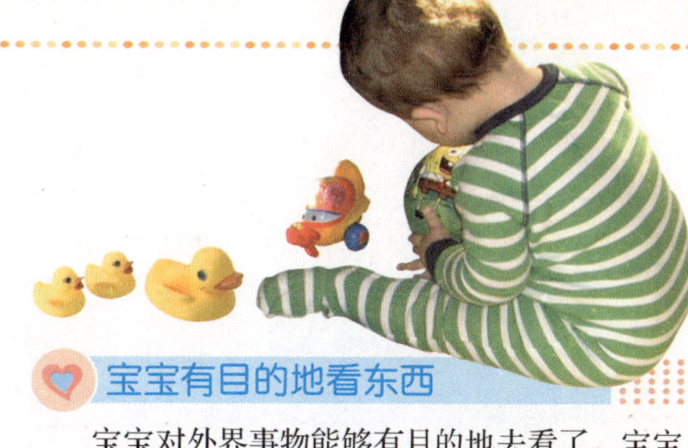

### 宝宝有目的地看东西

宝宝对外界事物能够有目的地去看了。宝宝非常喜欢看会动的物体或运动着的物体，比如时钟的秒针、钟摆，滚动的扶梯，旋转的小摆设等等，也喜欢看迅速变幻的电视广告画面。

## 2、宝宝需要的营养

### 母乳喂养渐渐停止

这一时期，宝宝辅食的量有了进一步的增加，妈妈仍可继续喂养母乳。乳量明显减少的妈妈要注意适量给宝宝补充一些配方奶。但妈妈要注意减少宝宝对乳头的依恋。可选择在早晨起来、睡前、半夜醒来时喂母乳。吃完饭菜或牛奶后，宝宝不会饿，这时即使他有吃奶的要求，也不要让宝宝吸吮乳头。

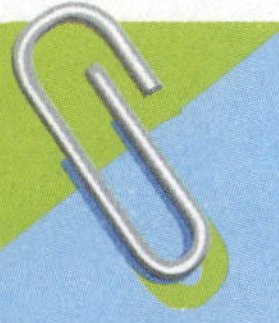

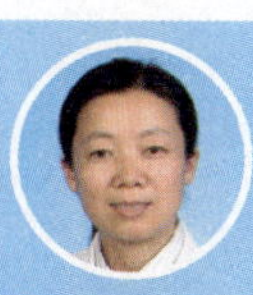

专家提醒

这段时期，与喂配方奶的宝宝相比，母乳喂养的宝宝容易在夜间醒来，妈妈也可以在宝宝夜间醒来时给宝宝喂母乳，哄他入睡，但仍宜减少夜间吃奶的次数。

## 乳类仍为主食

第9个月是宝宝生命历程中一个比较重要的阶段，这个时期，宝宝仍然以乳类为主食。孩子快速生长需要蛋白质，乳类食品中的蛋白质的质和量最好、最多。而将乳类作为辅食要等到宝宝1岁后。

此时牛奶仍应保证每天喂养500毫升以上，辅食可每天安排3次，因为此时的宝宝已逐渐进入转乳后期。

## 辅食多样化

宝宝长到9个月以后，乳牙已经萌出4颗，消化能力也比以前增强，这个月宝宝营养需要的重点是继续适量增加辅食的品种和量。

辅食制作粗细、大小、软硬，要根据宝宝的接受能力来调整。饭菜的品种和量要继续适当增加，还要配合出牙等因素，饭菜的制作要粗些、大些，如将肉泥逐渐改成肉末等。

辅食可以是软饭、肉（以瘦肉为主），也可在稀饭或面条中加肉末、鱼、蛋、碎菜、土豆、胡萝卜等，量应比上个月增加。一般每天两次肉或菜粥，粥后加100毫升牛奶。早晨和睡前各加200毫升牛奶，每天加两次水果。

## 适当增加点心和水果

可以在这一阶段给宝宝增加点心，比如在早午饭中间增加饼干、烤馒头片等固体食物。同时还要补充水果。这个阶段的宝宝已经能将整个水果拿在手里吃了，这样也可以代替果汁来摄取营养，但父母要注意，在喂给水果前，一定要将宝宝的手洗干净，将水果洗干净，削完皮后让宝宝拿在手里吃，而且一定要有人看着，避免宝宝吞食大块果肉造成窒息。

## 增加粗纤维食物、茎秆类蔬菜

这时的宝宝已经长牙了，有了咀嚼能力，啃一些硬点的东西有利于乳牙的萌出，粗纤维的食物、茎秆类蔬菜就是不错的选择。同时，粗纤维的食物还能帮助宝宝通便。芹菜、卷心菜、洋葱、萝卜等含纤维多，可以给宝宝适当添加。

## 面粉类食物的添加

宝宝每天活动与生长所需的热量逐渐增多，面类食物中含有很多的碳水化合物，可以满足宝宝的需求。同时，面粉中还含有一定含量的蛋白质，可以促进宝宝身体组织的生长，父母可以注意给宝宝添加。

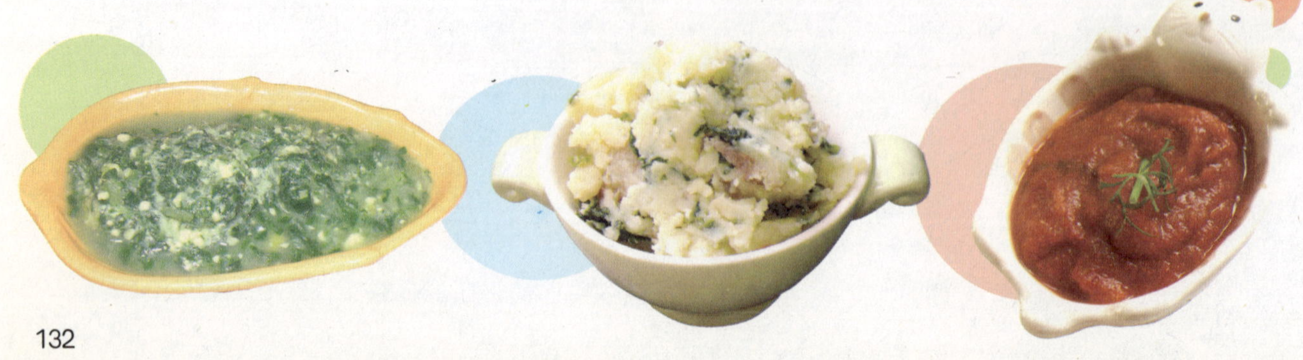

### 营养补充避免过量

这个月宝宝营养的重点是避免营养补充过量而出现中毒、疾病等不良情况。比如要防止钙补充过量导致中毒现象的发生；避免鱼肝油补充过量导致宝宝中毒。维生素A过量可出现烦躁不安、多汗、肢体疼痛、食欲减低、恶心、呕吐等；维生素D过量可导致软组织钙化，如肝、肾、脑组织钙化。

## 3、专家指导宝宝好营养

### 灵活添加辅食

对孩子而言，没有千篇一律的喂养方式，添加辅食也是这样。在辅食添加过程中，父母不能机械地照搬书本上的东西，而要根据宝宝的饮食爱好、进食习惯、睡眠习惯等灵活掌握。有的宝宝一天只能吃一次辅食，第二次辅食说什么也喂不进去，但能喝较多的牛奶，还吃母乳，这时妈妈就不能强迫宝宝一天一定要吃两次辅食。烹饪要合宝宝的胃口，饭菜要烂，不放食盐，不放味精、胡椒粉等刺激性调料。

### 泥糊类食物换成固体食物

在这个月的宝宝喂养中，父母可以逐渐取消喂给宝宝泥糊类食物了，如果经常给宝宝一些软烂的食物，不让宝宝去咀嚼一些硬的、脆的食物，会使宝宝的牙龈失去宝贵的练习时机。

宝宝已经能够吃被切成小块的坚硬食物了，父母可以把煮熟的胡萝卜、苹果、面包、肉等切成小块、小条让宝宝自己吃。

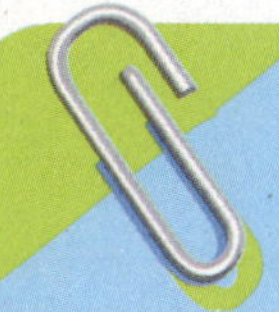

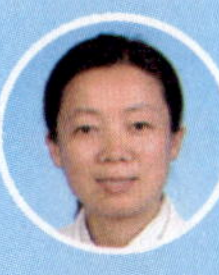

**专家提醒**

有的妈妈为了省事，就把肉、菜、鱼肉等和粥放在一起喂。其实，应该分开喂，让宝宝能够品尝到不同的饮食味道，享受进食的乐趣而养成好的进餐习惯。

### 辅食尽量少放糖

为了让宝宝多吃一些，有些父母会在宝宝的饭菜中放糖。其实尽量不要这么做，因为过量的糖进入宝宝肠胃后发酵，会使宝宝出现腹胀、腹泻等情况，也会抑制宝宝的食欲。

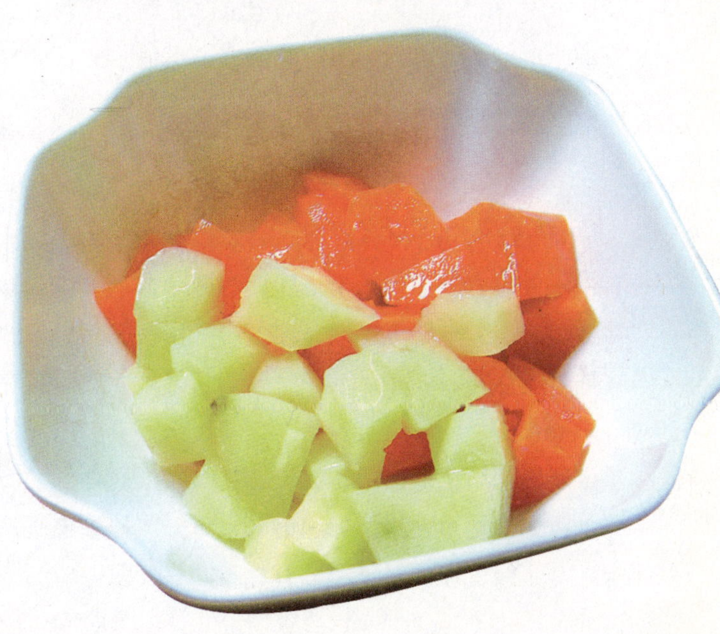

## 和大人一起吃饭要注意

有的宝宝喜欢和大人一起吃饭，也喜欢吃大人的饭菜。妈妈完全可以利用宝宝的这一特点，在大人午餐和晚餐时给宝宝添加两次辅食。只要宝宝能吃、不呛、咽得很好，能和大人一起进餐就是很好的。但是你要注意，抱宝宝到饭桌时一定要注意安全，热的饭菜不能放在宝宝身边，宝宝也许会把饭菜弄翻，比如热汤会烫伤宝宝。不要让宝宝拿着筷子或饭勺玩耍，可能会戳着宝宝的眼睛或喉咙。大人的菜里放的盐对宝宝的肾脏是个不小的负担，所以不要用大人的菜汤给宝宝拌饭吃。

## 宝宝食欲低怎么办

宝宝在刚开始吃辅食的几个月，会表现出很大的兴趣，但有的宝宝会在这段时间逐渐胃口低下了。这可能是因为这段时间宝宝体重增长开始放缓，也可能是因为宝宝出牙带来了不适。父母可以耐心喂宝宝，调适一段时间。如果宝宝的胃口长时间低下，就要去看医生了。

## 宝宝开始偏食了

随着辅食的添加，宝宝能接触各种食物了，在这一时期，宝宝也逐渐显现出对食物的好恶。味觉越敏感的宝宝越挑食。

如果父母给宝宝喂他不喜欢的食物，宝宝用手推开、用舌头顶出来，父母就可以考虑换个方式，比如把这个食物添加到粥里、汤里。如果宝宝还是不接受，父母也不必着急和担心，强行喂给宝宝只能带来反作用。

其实，如果粥、面包、面条等主食已经给宝宝提供了所需的热量，牛奶、母乳也给宝宝提供给了一定的蛋白质，那么宝宝对其他辅食的偏食，一般不会导致营养失衡。

对有些食物，宝宝不喜欢，但过了一阵子可能就会喜欢。父母可以选择其他等同营养的食物来替代宝宝不喜欢的食物。比如宝宝不喜欢吃胡萝卜，那父母可以用其他含有这类营养物质的食物喂给。总之，可以努力改变宝宝的偏食，但不能过度勉强。

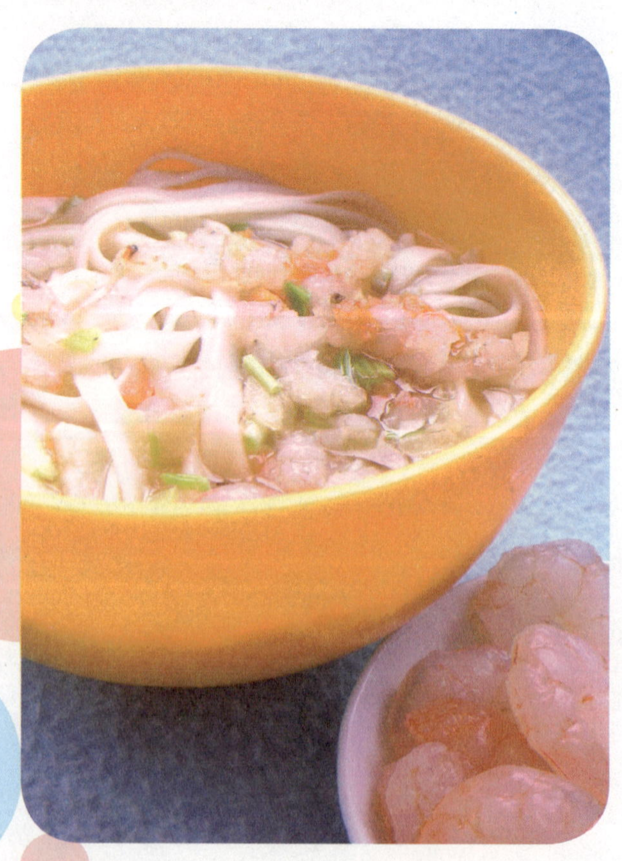

## 避免不安全的食品

这时的宝宝已经有了很好的咀嚼能力，喜欢吃稍微硬一点的固体食物了，但宝宝可能会不经咀嚼就吞咽食物。因此，一些食物对于这时期的宝宝来说，太坚硬、光滑、不易嚼碎；一些圆形的食物或不规则颗粒，如葡萄、爆米花，也会很容易进入宝宝的咽喉里造成窒息，还是不适合给宝宝吃。

父母要避免这类食物：坚果仁、水果干、牛肉干、硬糖、葡萄、爆米花、薯片、小红肠、果冻。此外，在宝宝吃鱼时要注意鱼刺。

## 避免宝宝食物过敏

这个阶段的宝宝很容易发生食物过敏，有时，宝宝在吃了过敏食物后很短的时间内（一般为1~2个小时）就出现皮疹、呕吐、腹痛、腹泻，严重时出现发热、呕血、便血、过敏性休克，称为速发型过敏反应；有时，宝宝在吃了过敏食物后的数天内出现哮喘、血尿、荨麻疹等症状，称为迟发型过敏反应。相比于上一种来说，迟发型过敏反应还是比较常见的。宝宝发生过敏后，父母要及时送宝宝就医，暂时不要喂疑似致敏的食物。

鸡肉、鸡蛋、鱼、虾、牛奶、大豆、花生、小麦等含蛋白质比较丰富的食物，是常见的易引起过敏的食物。

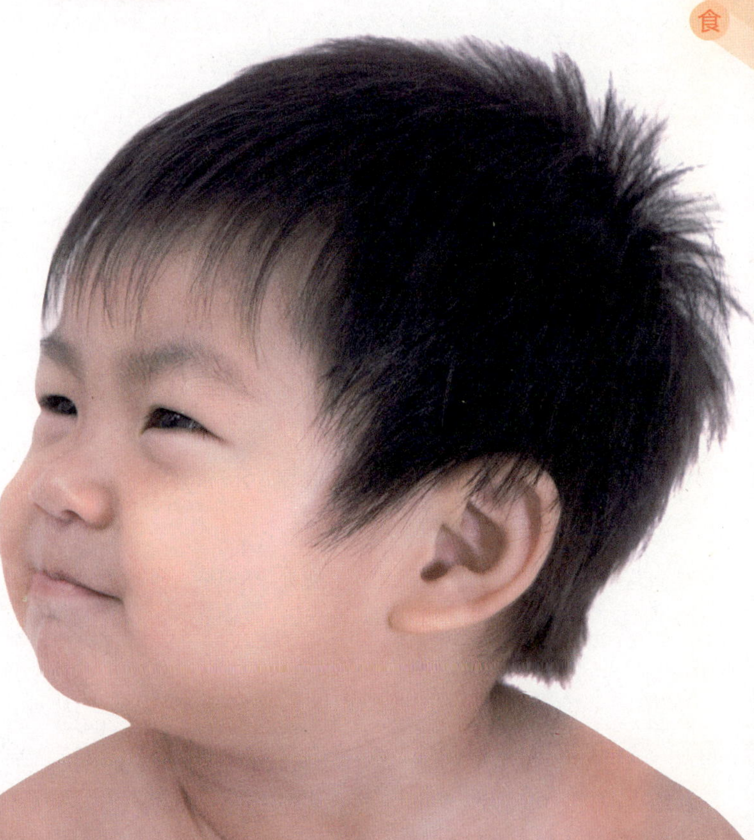

# 4、适合宝宝的营养食谱

## 蔬菜拌牛肝

**用料**

50克牛肝，西红柿、胡萝卜各少许。

**做法**

① 将牛肝外层薄膜剥掉之后，用凉水将其血水泡出。

② 锅中放水将牛肝煮烂，然后捣碎。

③ 西红柿用开水烫一下，随即剥皮去瓤并捣碎，胡萝卜煮熟，剥皮，捣碎。

④ 将捣碎的肝泥和西红柿泥、胡萝卜泥拌匀，即可喂食。

**说明**

此泥绵润内滑，鲜香味美，营养丰富。

## 一日食谱参考

08：00

200毫升母乳或配方奶，半片面包

10：00

适量果汁或水果，1块点心

12：00

适当添加肉类或动物肝脏的蔬菜粥1小碗，适量水果，150毫升奶

16：00

适量水果，2块饼干

18：00

加有鱼肉、鸡蛋的蔬菜粥适量

22：00

200毫升母乳或配方奶

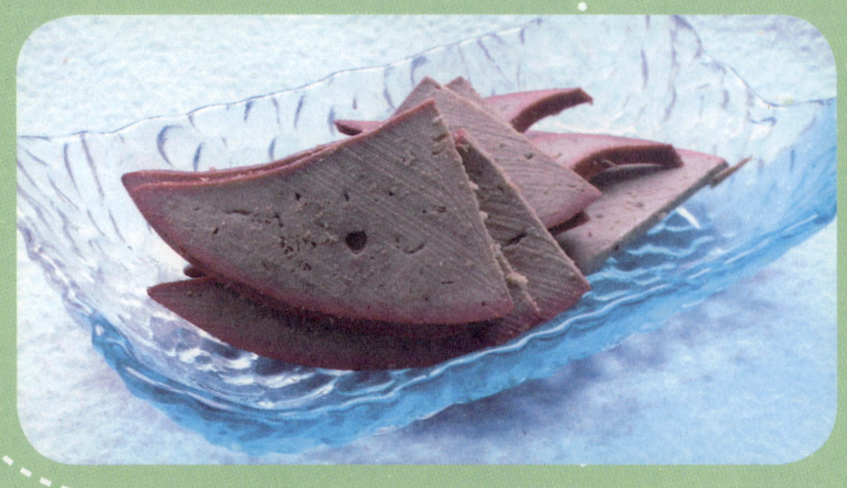

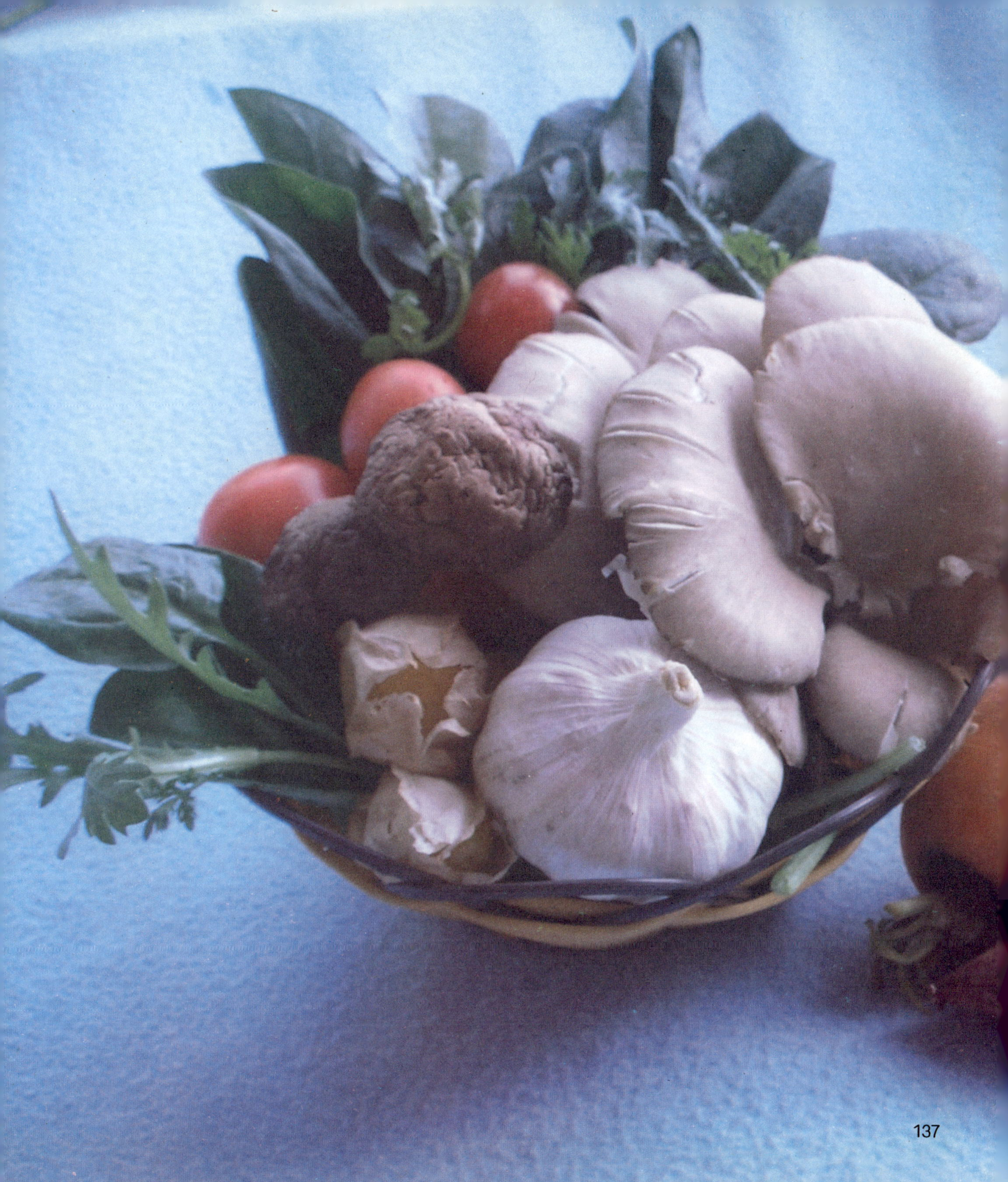

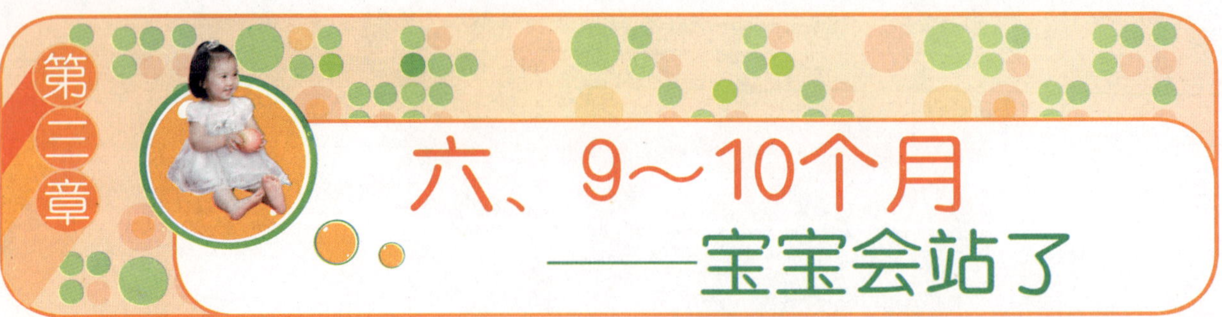


# 六、9~10个月——宝宝会站了

## 1、宝宝的成长

### 越来越漂亮的体型

第10个月的宝宝，体型变得越来越漂亮，已经接近幼儿的体型了，发育中的个体差异表现也越来越明显。见表3-4。

表3-4 宝宝第10个月发育速查

| 性别 | 身长（厘米） | 体重（千克） | 头围（厘米） | 胸围（厘米） |
|---|---|---|---|---|
| 男宝宝 | 75.5±2.6 | 9.92±1.09 | 46.1±1.3 | 45.7±2.0 |
| 女宝宝 | 73.8±2.8 | 9.28±1.01 | 44.9±1.3 | 44.6±2.0 |

### 宝宝会站了

这个月，宝宝可以拉着栏杆从卧位或者坐位站起来，还可以自己坐下。宝宝还会双手拉着妈妈或者扶着东西蹒跚挪步，有的宝宝在这段时间已经学会扶着把手蹲下捡东西，还会穿裤子时伸腿，用脚蹬掉鞋袜。这是很大的进步，说明宝宝腿部肌肉力量、运动技巧、胆量都增强了。

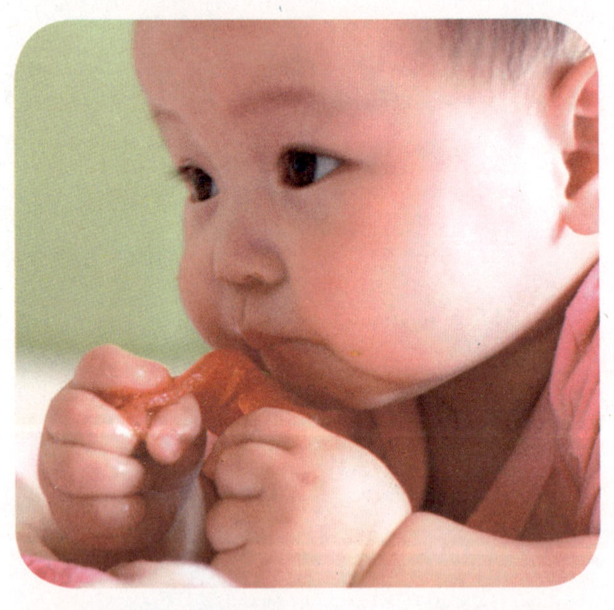

### 手指越来越灵活

宝宝的手指越来越灵活，控制得也越来越好，能自己拿汤匙进食，尽管食物浪费得很多，但宝宝现在已经能把小勺放到自己的嘴里了。宝宝还能把抽屉开了又关上，当妈妈抱着宝宝一起看书时，宝宝会跟着妈妈翻书，这对于宝宝来说是个不小的进步呢。

## 宝宝进入语言快速增长期

这个月，宝宝开始进入语言学习能力的快速增长期，这个时期是宝宝学习语言的最佳期，你要充分利用有利时机，抓紧宝宝的语言训练。宝宝学说词的速度很慢，但是学听懂词的速度很快。

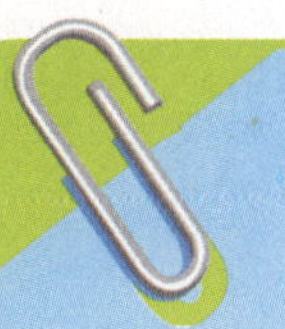
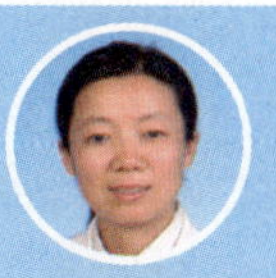

专家提醒

学说话的时间在婴儿间有较大的差异。一般男、女婴之间表现出更大的差异。到了1岁还不开口说话的宝宝并不少，但其理解语言的能力并不差，待其一旦开口说话，就能比较准确地表达意思，可能一下子会说十几个词。

## 宝宝的个性初步显露

宝宝已经显露出个体特征的某些倾向性，有的宝宝活泼，而有的宝宝沉静；有的宝宝不让别人抢走自己手中的玩具 或吃的东西，而且看见别人有什么玩具就想要什么玩具，不给就哭闹；有的宝宝则可以把自己的东西送给别的宝宝。

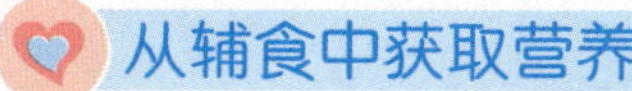

# 2、宝宝需要的营养

## 从辅食中获取营养

这个月的宝宝营养需求和上个月没有大的区别，重点是减少乳制品的供应，增加辅食的营养。添加辅食可以补充维生素B、膳食纤维素、蛋白质、矿物质。奶制品可以补充钙质。现在，即使妈妈有比较充足的母乳，也不能满足宝宝每日所需营养，必须添加辅食。所以，这个月不要断母乳，但要掌握好喂母乳的时间。一般情况下，可在早晨起来、临睡前、半夜醒来时给宝宝喂母乳。这样，白天宝宝就不会总是要吃母乳、和妈妈撒娇了，也就不影响吃辅食了。

母乳及其他主食喂养次数与八九个月时相同，只是在下午6时喂奶前可增加饼干、牛奶或米粥等，这样做的目的是为再次减少喂奶次数做准备，比如将喂奶次数减为每日2～3次。

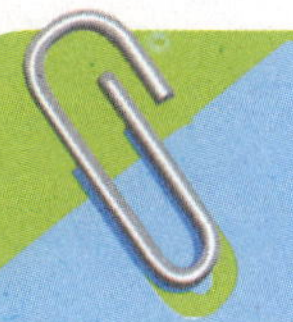
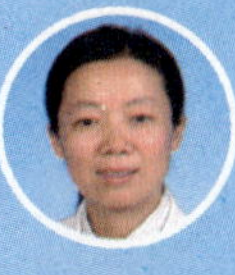

专家提醒

这时可以给宝宝添加整个鸡蛋了，菜叶、质地软的饭也可以添加，不仅有营养，还能锻炼宝宝的咀嚼能力。

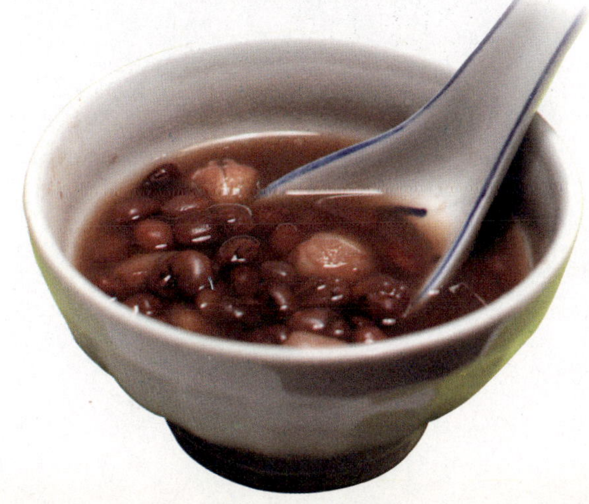

### 水果

这个时期的宝宝已经能够吃原样的水果了，不需要榨汁和切碎。每天可以选择一两种水果，在上午10点或下午3点左右吃，如果宝宝喜欢吃，消化也不错，还可以给宝宝添加多一点。

### 蔬菜

富含蛋白质的豇豆、能量高的豌豆和南瓜、维生素高的胡萝卜、膳食纤维高的红薯仍是这时期对宝宝比较有利的蔬菜。

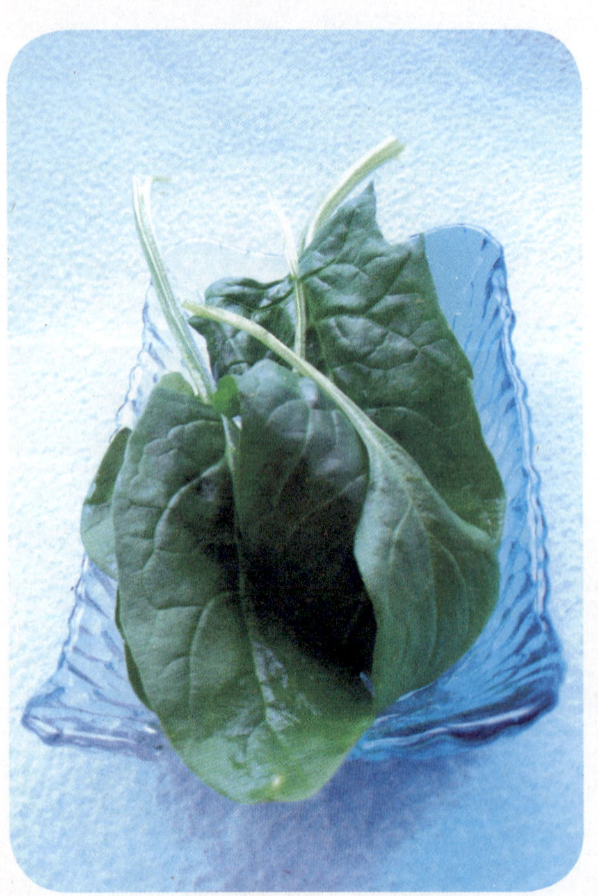

蔬菜一般可以在水果之前喂给宝宝，这样不会使宝宝养成偏爱甜食的习惯。宝宝在接受蔬菜时，不如水果那么容易，父母也不用着急和强求宝宝必须吃，可以换一种蔬菜，毕竟含有相同某种营养物质的蔬菜不是仅有一种。

### 维生素A、维生素D

这一时期宝宝对鱼肝油的需要量仍如前。

### 水

这个阶段，宝宝需水量一般约每天每千克体重150毫升，包括各种奶和其他食品中的水分。有的宝宝不爱喝水，如果宝宝其他营养摄入足够，牛奶也可以给宝宝补充一定的水分，那么如果宝宝没有多喝水也没有不适症状，就说明宝宝可能不需要，妈妈也不用勉强。而如果宝宝想喝、愿意喝，妈妈就要注意给宝宝及时补充，但不要在吃奶前喂，因为这会使吃奶量减少。

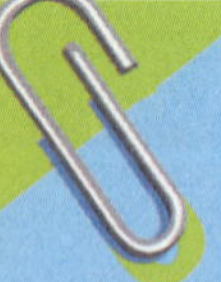

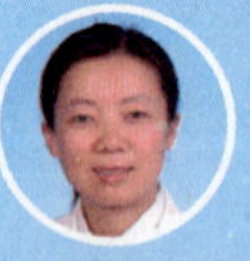

**专家提醒**

纯净水中矿物质和微量元素比较少，父母还是尽量给宝宝饮用温度适宜的白开水。

## 3、专家指导宝宝好营养

### 母乳仍可继续喂养

上个月已经开始减少母乳在白天的喂养量了，如果到了这个月，母乳还是很难减量的话，妈妈就要分情况处理了。

如果母乳的喂养已经影响了宝宝进食辅食，宝宝只吃母乳，不吃其他辅食，并且健康状况不好，妈妈就要采取“强制性措施”给宝宝断掉部分母乳了。如果宝宝吃母乳，但是也正常吃其他辅食，而且发育并未受其影响，妈妈就不用着急给宝宝断掉母乳。

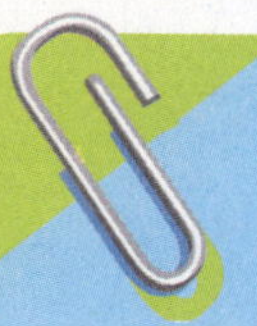

专家提醒

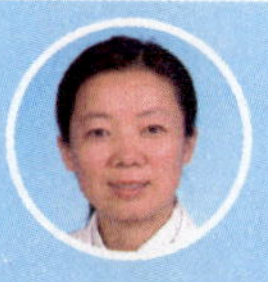

妈妈在给宝宝断奶时要注意，最好不要选择在夏季断奶，天气炎热，宝宝食欲容易低，食量少，影响营养的摄取。如果宝宝在这一时期出现了疾病，要等疾病好后再给宝宝断奶。

### 逐渐改为一日三餐制

在这一阶段，宝宝饮食根据情况可以逐渐改为一日三餐制了。宝宝一般会有迹象来提醒父母，比如宝宝总是这顿好好吃饭，下顿不好好吃，再下一顿又会好好吃，说明宝宝在中间这一顿时不饿，可以取消这顿。

父母可以分早、中、晚三次喂宝宝吃辅食，使之基本与大人的进食时间同步，吃完辅食后紧接着让宝宝吃牛奶。早晚各一次奶。可以将酸奶、奶酪等乳制品或饼干、水果等作为零食随时食用。

### 辅食尽量采用蒸煮方式

在给宝宝做食物时，蒸煮是比较好的方式，炸或者炒都会使食物的营养或多或少有所损失，蒸煮就可以减少甚至避免这一情况，还能保留食物原有的色彩。而且，蒸煮出来的食物比较松软，比较适合这一阶段的宝宝。

### 吃点心的时间

一般宝宝都很爱吃点心。这时的宝宝虽然牙还没长齐，但是除了硬的饼干和糖果，一般的点

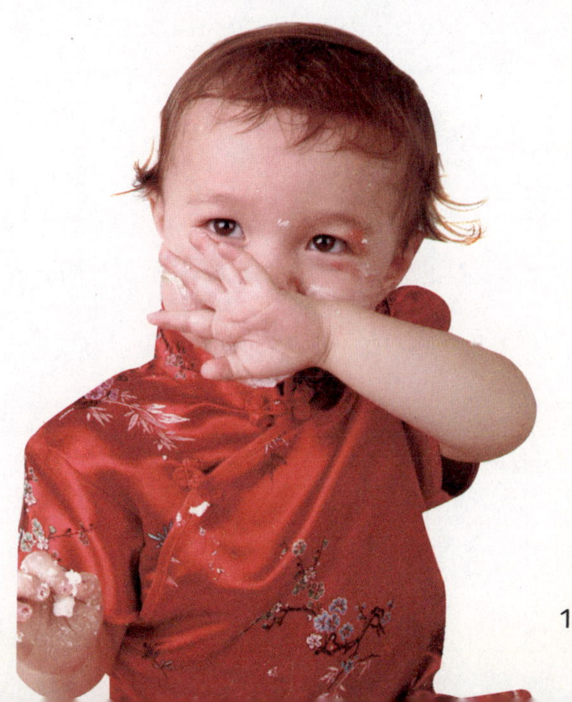

心如蛋糕、西点、饼干、布丁也都可以吃了。

吃点心的时间最好选择在上、下午给宝宝添加辅食时。在宝宝吃完后，要让宝宝喝点水，避免食物停留在宝宝牙齿上。同时对于肥胖的宝宝来说，最好就不要加太多的点心了。

## 让宝宝愉快进餐

有的宝宝总是不好好吃饭，你可以试试以下方法：

你自己先吃。用略夸张的方式吃饭，表现出很喜欢食物的样子。

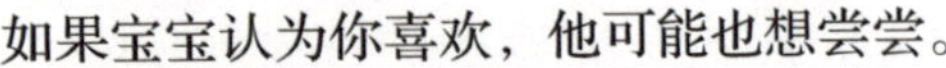

如果宝宝认为你喜欢，他可能也想尝尝。

喂宝宝时，将一汤匙的食物放入他嘴里，同时拉抬起汤匙，他的上嘴唇就会自然地将汤匙清干净，这样也有助于让食物留在他口中。

尽量整顿地吃饭，不要养成不良的进食习惯。比如有的妈妈，一会儿给宝宝饼干，一会儿给点水果，一会儿给一点点心，结果到了吃饭的时间，宝宝也吃不下多少了。

让他双手忙碌。有些宝宝伸手想自己拿汤匙，那就让他参与。使用能吸附在托盘上的碗盘，这样它们就不会移动打翻。

## 宝宝用手吃东西

随着宝宝动手能力的增强以及之前培养宝宝自己用勺、用杯子喝奶，现在宝宝基本上已经能够自己用手来抓吃食物了。而且一般宝宝也愿意自己拿着吃。父母应满足宝宝的要求，这对于宝宝1岁后自己吃饭是很好的锻炼准备。

宝宝开始时，可能会手里拿面包、饼干等好拿的食物，父母可以逐渐把水果块、熟的蔬菜、豆子放到宝宝的盘子里，让宝宝自己动手吃。为了避免宝宝一下子拿得太多全塞到嘴里，在开始时，父母可以一块一块地给宝宝。

## 应该让宝宝少吃的食品

宝宝一般应尽量少吃的食品有以下几种。

蔬菜类：牛蒡、藕、腌菜等不易消化的食物。

香辣味调料：芥末、胡椒、姜、大蒜和咖喱粉等辛辣调味品。

另外，大多数宝宝都爱吃巧克力糖、奶油软点心、软黏糖类、人工着色的食物、果冻等食

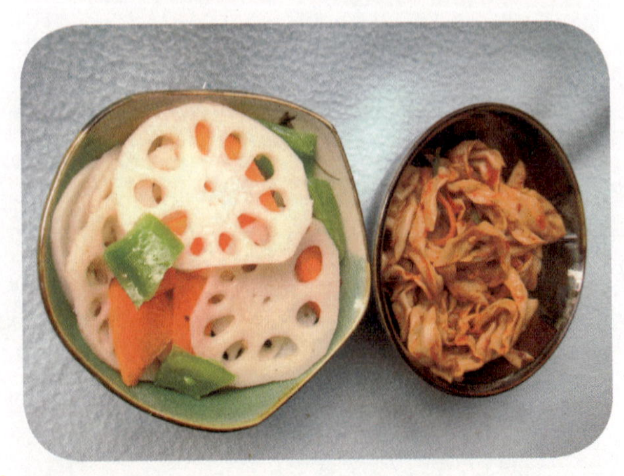

品，这些食品吃多了对宝宝的身体不利，因此，都不要给宝宝多吃。

## 肥胖的宝宝要控制饮食

在这个阶段里，宝宝的体重增加不如之前迅速，一般平均每天增加5~10克。如果宝宝体重增加超过这个范围很多，达到15~20克的话，宝宝就有可能成为肥胖儿。所以父母就要开始控制宝宝的饮食了。

让宝宝每天喝牛奶的量不超过1000毫升，粥控制在一小碗内，如果这样宝宝感到饿，可以给宝宝喝酸奶、吃苹果等助消化、不易发胖的食物。

## 对牛奶过敏的宝宝

有的宝宝曾在出生后的三个月内因添加牛奶而出现呕吐、皮疹等过敏症状。如果父母在之后一直没有给宝宝喂过牛奶，或是喂了牛奶仍然过敏的，在这个月可以再试着喂牛奶了。

父母可以先给宝宝喂一点配方奶，如果宝宝没有出现不良症状，在第二天时，父母可以给宝宝加一点量或加一次。倘若两天内没有出现呕吐、腹泻、皮疹等情况，之后父母可以逐渐给宝宝喂牛奶制品，由少至多。

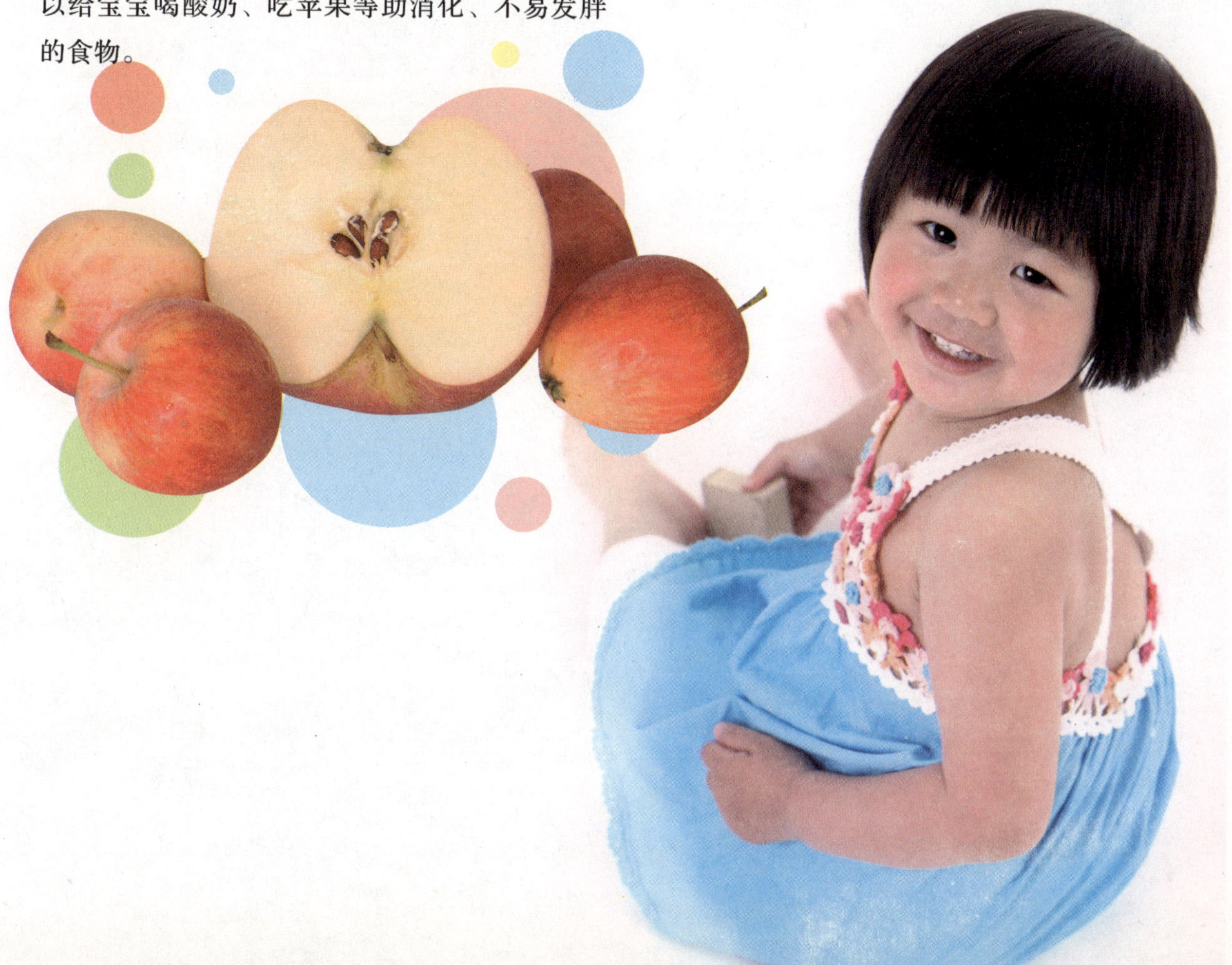

## 4、适合宝宝的营养食谱

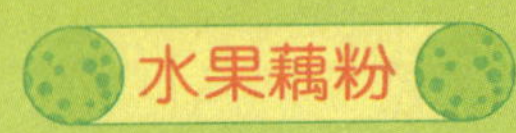

### 水果藕粉

**用料**

20克藕粉，30克苹果（或桃、梨），清水适量。

**做法**

① 将清水倒入藕粉调匀，水果切成细小颗粒，加水煮熟，待用。

② 将藕粉糊倒入锅内用微火慢慢熬煮，边熬边搅拌，直至透明为止，再将煮好的水果粒倒入，拌匀即可给宝宝食用。

**说明**

藕的含铁量较高，是上好的食品和滋补佳珍。藕粉与苹果搭配，营养非常丰富。煮藕时忌用铁器，以免引起食物发黑。

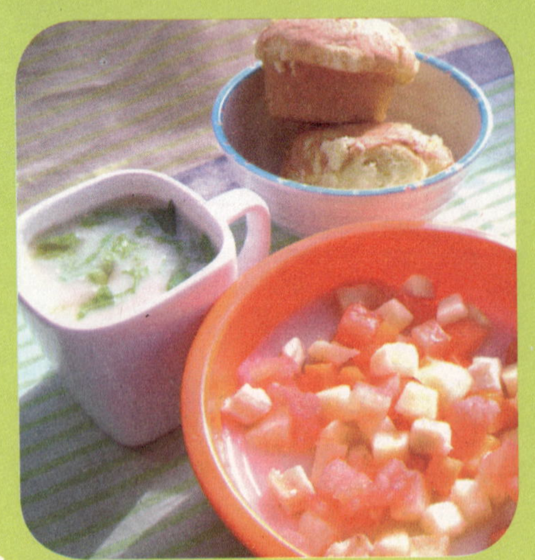

### 一日食谱参考

06：00

200毫升母乳

08：00

50克银鱼蛋花粥，1块布丁

10：00

1杯酸奶，2片水果

12：00

50克碎菜馅蒸饺，25克南瓜粥

15：00

一根香蕉，2块饼干

18：00

一小碗碎菜肉末面条

21：00

200毫升母乳或配方奶

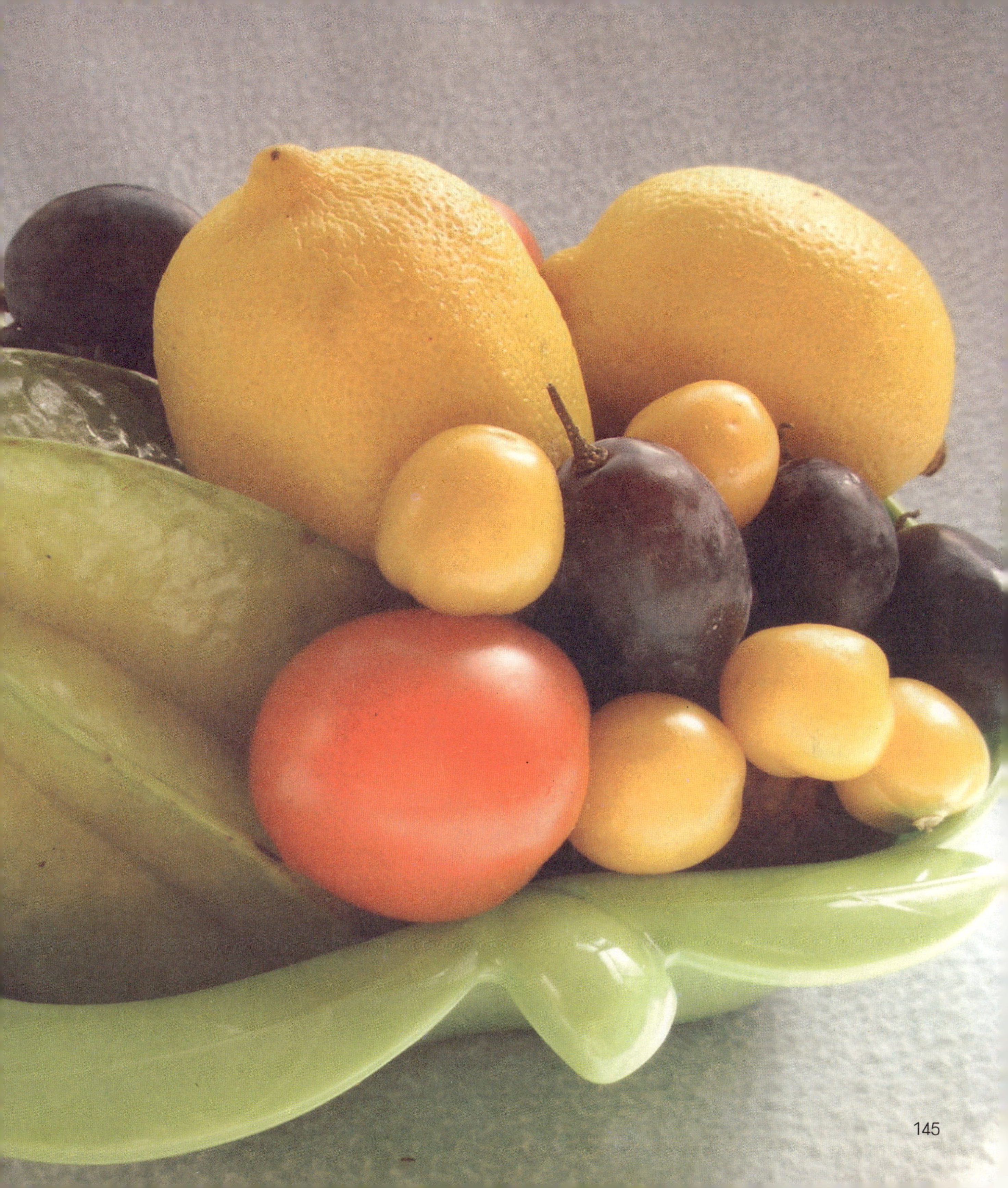

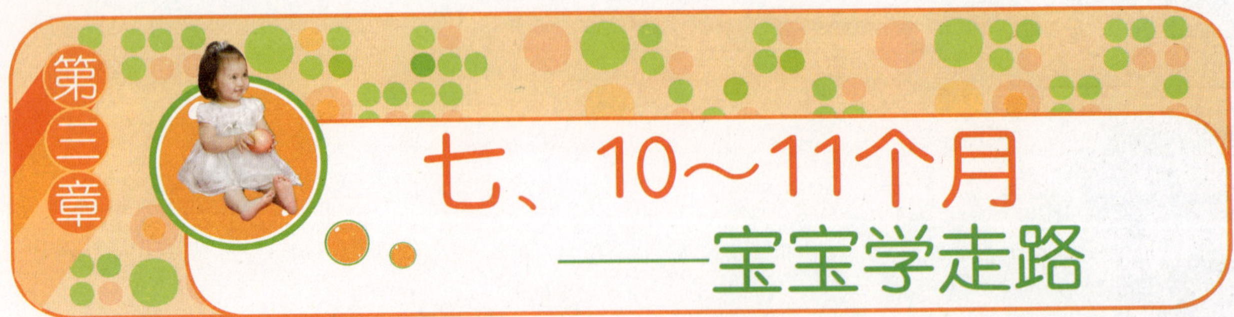


## 1、宝宝的成长

### 宝宝会走了

这个月，每个宝宝的运动能力都有了明显的进步，但总体上呈现参差不齐、迥然各异的态势。

有的宝宝不扶东西就能够站起来，而且还能独站片刻，有的宝宝甚至还能徒手向前迈几步，如果妈妈领着，他会走很长时间。宝宝已经有了更大的活动范围。

但这因人而异，在正常的生活范围内，快与慢可有一个月之差，所以不需过分担心或高兴，只要宝宝的运动机能发育正常即可。

### 宝宝模仿大人说话

这个月，宝宝的智力也有了很大的发展，说话处于萌芽阶段，尽管能够使用的语言还很少，但令人吃惊的是，宝宝能够理解很多大人说的话。

宝宝对成人的语言，会由对音调的反应发展为能听懂语言的词义。比如问宝宝“皮球呢？”宝宝会用手指皮球，问宝宝“嘴巴呢？”宝宝会用手指自己的嘴巴。

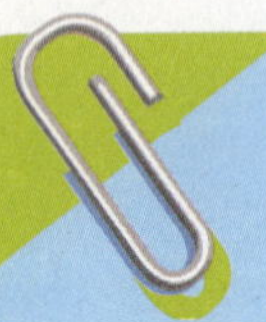
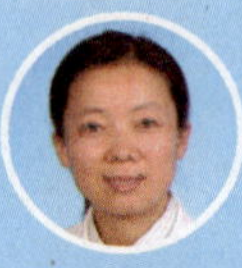

**专家提醒**

这段时期，他人跟宝宝玩一来一往的语言游戏，可以促进宝宝语言的表达能力和对语言的理解能力。因此，父母要为宝宝创造一个和谐的说话环境。宝宝想说话时，父母要做出反应，鼓励宝宝说话。实践证明，越是能和妈妈快乐地在一起玩的宝宝，社会方面的参与能力和语言能力就越强，也越容易建立学习语言的兴趣。

### 宝宝开始学习坐下来

宝宝在学会站立后，就努力地学习坐下的动作，这个过程非常有趣。开始时，宝宝会非常小心地把膝盖慢慢弯曲，然后再试探着把屁股往下沉，如果屁股沉下来后还没有坐下，宝宝就会抓住栏杆站起来，几次反复后，宝宝终于会坐下来了。经过一段时间的练习之后，宝宝就能自如地站立和坐下了。

### 宝宝有了长时间的记忆

这个月的宝宝开始有了延迟记忆能力，这是对宝宝进行早期教育的前提。宝宝已经可以对妈妈告诉的事情、物体的名称有长时间的记忆，可记忆24小时以上；印象深的，可延迟记忆几天，甚至更长时间。一般即使爸爸出差好几天才回来，宝宝也会还记得爸爸的样子，张开双臂让爸爸抱。当然宝宝也会记住为他打针使他疼痛的医生。如果过了一段时间，再带他去医院，只要一踏入诊室他就会嚎啕大哭。

## 2、宝宝需要的营养

### 仍可继续喂哺母乳

这个时期，如果条件允许，仍可继续喂哺母乳。停止母乳的婴儿，宜加用婴儿配方奶粉。

### 谷类为主

这个时期的宝宝，接受食物、消化食物的能力已经有所增强了，一般的食物几乎都能吃了，有的时候还可以与爸爸妈妈吃同样的饭菜。

谷物中含有碳水化合物、铁等营养物质，是这个阶段的宝宝主要的能量来源，应成为宝宝的主食，大米、燕麦、面等都可以给宝宝食用。同时搭配动物食品及蔬菜、水果、豆制品等。在

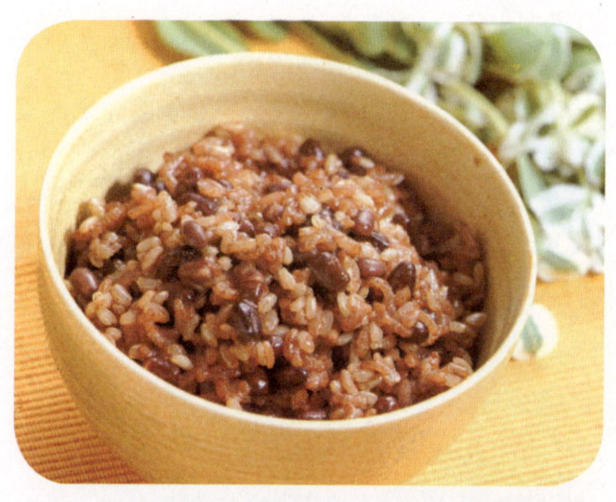

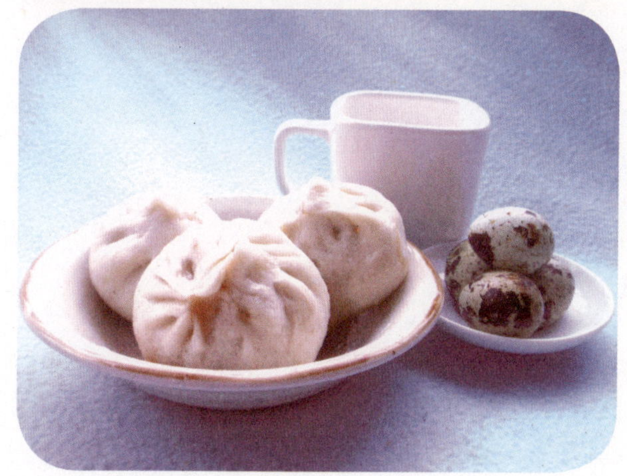

食物的搭配制作上要多样化，最好能经常更换花样，如小包子、小饺子、馄饨、馒头、花卷等，以提高宝宝的食欲和兴趣。

### 营养物质

这个月的宝宝营养需求和上个月差不多，所需热量仍然是每千克体重110千卡左右。蛋白质、脂肪、糖、矿物质、微量元素及维生素的量和比例没有大的变化。

## 正确地摄入脂肪

这个月营养需要的重点，是让宝宝正确地摄入脂肪。脂肪虽然是很重要的营养物质，但若摄入不合理，同样也会给宝宝的身体带来一定的影响和危害。怎样才能正确地给宝宝摄入脂肪呢？有以下几种措施：

制定合理食谱。在为宝宝制定食谱时，你应考虑宝宝的需要量，不宜过多，也不宜过少。如果供给脂肪过多，会增加宝宝肠道的负担，容易引起消化不良、腹泻、厌食；如果供给脂肪过少，宝宝的体重不增，易患脂溶性维生素缺乏症。

摄入含不饱和脂肪酸的食物。脂肪的来源可分为动物脂肪与植物性脂肪两种。动物性脂肪包括动物肉、蛋、奶等，含饱和脂肪酸。植物性脂肪主要为不饱和脂肪酸，是必需脂肪酸的最好来源，应该多选用植物脂肪。

## 充足的蛋白质

这个阶段，宝宝每日所需的蛋白质为每千克3.0克。如果宝宝每天只吃谷类等主食，少了鸡蛋、肉末和鱼，会导致宝宝摄入动物蛋白不足，易虚胖无力，易感冒。父母要注意给宝宝补充足够。

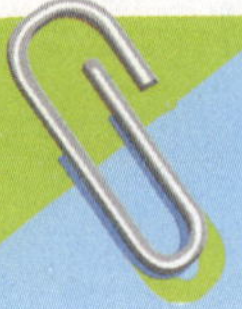

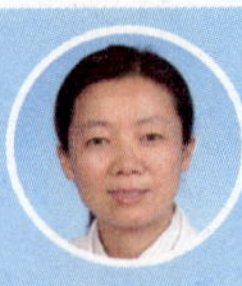

**专家提醒**

到了此时期，宝宝对各种事物都会产生兴趣，用餐时可能会因此分散注意力，甚至边吃边玩，食欲也会因此暂时降低。父母要耐心喂养，可将食物变化花样，吸引宝宝。

## 充足的碳水化合物

此时，宝宝学走路，身体生长发育迅速，需要更多的碳水化合物来提供能量，在主要从谷物中摄取。

# 3、专家指导宝宝好营养

## 科学把握断奶时间

是否断奶要视情况而定。如果考虑断奶，可采用自然断奶法，即逐渐减少哺喂母乳的时间和量，直至完全停止喂养。当然少喂的母乳还是要由牛奶和辅食来补充的。

## 断奶期的食谱

这一阶段，父母仍可以延续上个月的一日三餐制，每餐最好相隔3~4小时。

## 向幼儿食物过渡

这一时期的宝宝基本上长出了上中、下中切

牙，咀嚼功能也已经完全健全，宝宝的饮食也可以逐渐向幼儿食物过渡。宝宝已经可以咬有点硬度的块状食物了，食物的颗粒可比上个月要大。

## 避免消化不良

这个时期的宝宝已经会主动要东西吃，对不爱吃的东西吃两口就不肯再吃了，而对爱吃的东西，吃完后还要，不知节制。你要注意加以控制，不要因为宝宝爱吃某种食物，就不加限制地喂食，这样会造成消化不良，损伤宝宝的脾胃。

如果吃西瓜或西红柿，再健康的宝宝粪便中也会排出原物，因此，吃这种水果或蔬菜后，大便略带红色并非消化不良，不必担忧。对于那些不爱吃水果或只吃很少水果、蔬菜的宝宝，每天可喂些果汁，以补充维生素之不足。

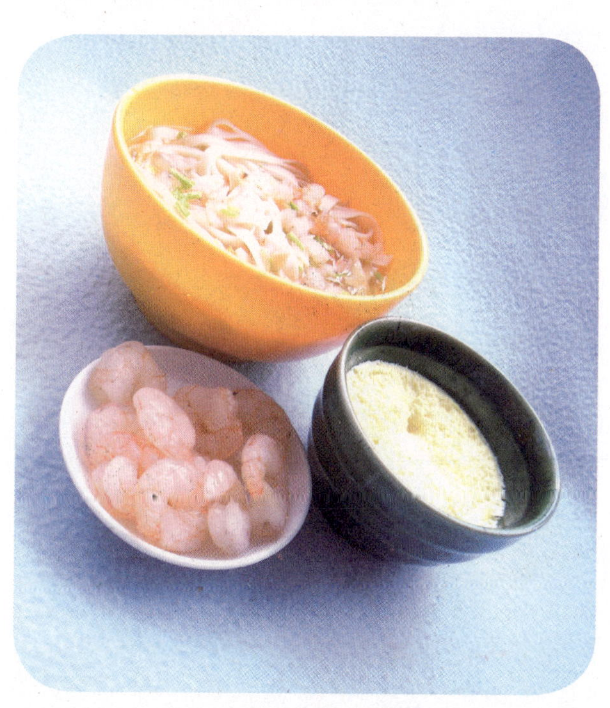

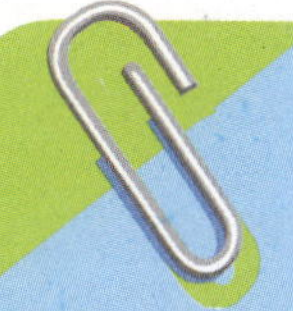

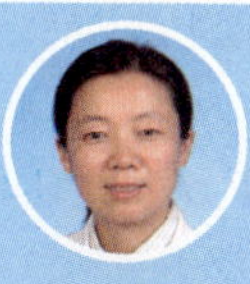

**专家提醒**

宝宝到了这一阶段，消化器官发育加快了速度，渐渐不太喜欢吃粥而开始喜欢吃米饭了。只要宝宝健康，就可以根据宝宝的喜欢来选择食物。

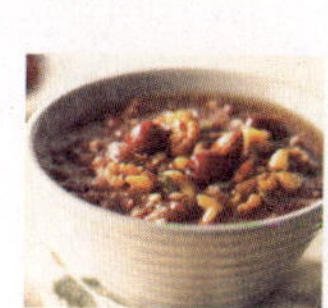

## 宝宝不爱吃蔬菜时

有的宝宝不爱吃蔬菜，父母会把蔬菜切碎混合到别的食物中，或者选择其他形式喂给宝宝，但宝宝仍不肯吃。这时父母也不用着急，更不要强迫宝宝去吃。

我们让宝宝多吃蔬菜，是因为蔬菜中含有钙、钾、铁等矿物质和维生素A、维生素$B_1$、维生素C等。如果宝宝不爱吃蔬菜，我们可以给宝宝食用用这些蔬菜制作的馅类食品，或变换花样，切不可以水果代蔬菜。

## 有选择地添加点心

点心美味可口，一般的宝宝都爱吃。从宝宝的兴趣和喜好上来说，宝宝喜欢吃点心，妈妈也可以给宝宝吃。当然对点心的食用也是不能过量的，而且要有选择地添加。

有的宝宝已经过于肥胖，仍很爱吃点心，父母最好先给宝宝吃热量低的水果，以减少点心的摄入。有的宝宝不胖，吃饭过少，则可以让宝宝在两次正餐中间吃一些点心以补充热量。一般可以上午给一次，下午给一次。

## 不要给宝宝吃的食物

宝宝脾胃娇嫩，如果进食了不卫生、生冷或难以消化之物，必然会损害脾胃，引起呕吐、腹泻等症。

粘糕不仅有卡住喉咙的危险，还不易消化，最好不要吃；

柿子性味甘、涩、凉，系难消化之物；

栗子性味甘、温，食多则滞气；

杏性味甘酸、微温，小儿多食易生热疮；

李子性味苦酸，多食伤脾胃，患胃肠炎的宝宝忌食；

韭菜性辛甘、温，系难消化之物。

## 宝宝便秘了

有的宝宝在之前一直大便规律，到了这个阶段却出现便秘情况。父母要注意是否给宝宝的饮食过于精细，或是否宝宝的食量太少。

如果宝宝体重增加正常，并不偏瘦，出现便秘的原因可能就是食物过于精细了。父母可以多给添加含纤维丰富的食物，如豌豆、菠菜、卷心菜、白菜等，刺激宝宝的肠胃。酸奶也可以改善宝宝的便秘情况。此外，适当的活动也能促进肠胃消化。

任何时候，如果宝宝慵懒少动，又常便秘，饮食调整也没有效果，要考虑是否有甲状腺功能低下等疾病的情况，要带宝宝看医生。

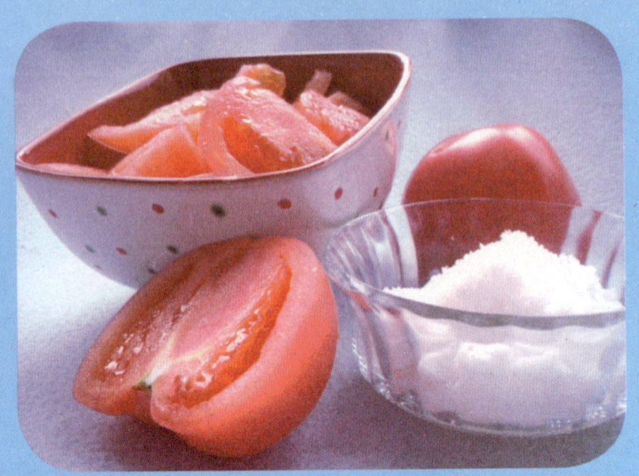

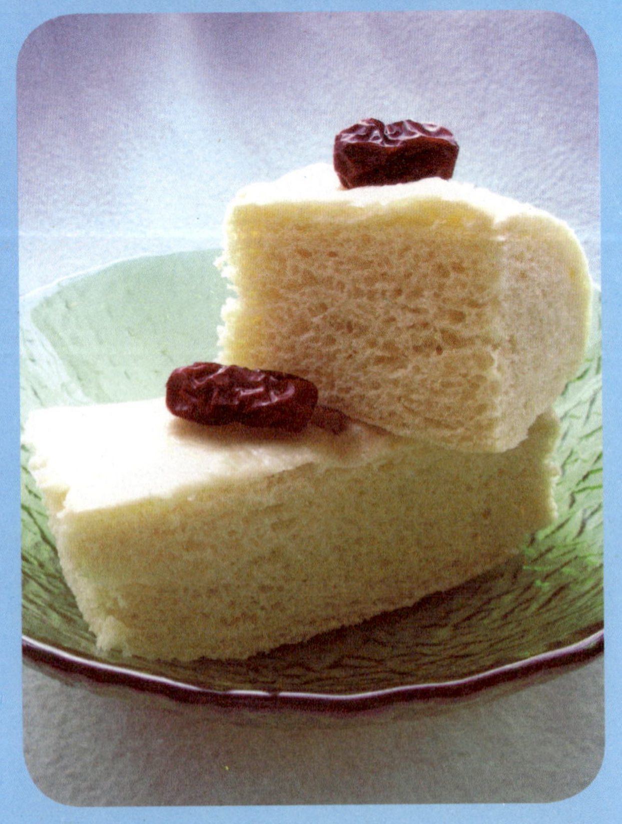

## 4、适合宝宝的营养食谱

### 南瓜小甜饼

**用料**

30克面粉，20克南瓜，白糖、黄油各少许。

**做法**

① 南瓜放锅里蒸煮，晾凉后研成泥状，待用。

② 将南瓜泥、面粉、白糖搅拌均匀后，制成南瓜饼坯。

③ 饼铛里放黄油，烧热后放入饼坯，用小火慢慢烙熟。

**说明**

此饼柔软香甜，易于消化。南瓜是很好的低脂食品，对宝宝的眼睛有很好的保护作用。

### 鲜香排骨汤

**用料**

500克小猪排，海带、葱段、姜片各适量，香油少许。

**做法**

① 将海带浸泡20分钟后取出，再用清水洗一下，切成长方块；排骨洗净，用刀顺骨切开，剁成段，入沸水锅中焯一下，捞出备用。

② 高压锅内加入清水适量，放入排骨、葱段、姜片，用旺火烧沸，撇去浮沫，烧开后用中火焖烧约15分钟，倒入海带块，再用旺火烧沸5分钟，淋入香油即可。

**说明**

此汤鲜香美味，营养丰富，对促进宝宝牙齿和骨骼的发育有非常好的功效。

### 一日食谱参考

06：00

200毫升母乳

08：00

西红柿鸡蛋面120克

10：00

1杯酸奶，半个桃

12：00

50克菜肉馄饨

15：00

一根香蕉，2块饼干

18：00

米饭，虾皮炒碎菜

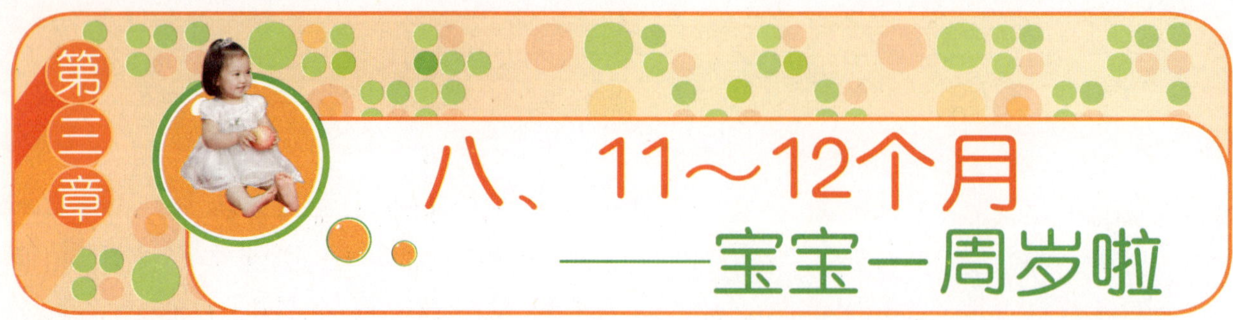


## 1、宝宝的成长

### 健康的小身段

这个月，由于宝宝手脚变得灵活，活动也多了起来，宝宝皮下脂肪逐渐减少。加上和之前相比，宝宝身高的增加大于体重的增加，所以体型看起来较细长。宝宝的三个生理性弯曲基本完成，不管是脸孔还是体态，都逐渐硕壮，即将拥有一个挺拔健康的身姿。见表3–5。

表3–5 宝宝第12个月发育速查

| 性别 | 身长（厘米） | 体重（千克） | 头围（厘米） | 胸围（厘米） |
|---|---|---|---|---|
| 男宝宝 | 78.3±2.91 | 0.49±1.154 | 6.8±1.34 | 6.6±2.0 |
| 女宝宝 | 76.8±2.8 | 9.80±1.054 | 5.5±1.34 | 5.4±1.9 |

### 宝宝动作更加敏捷

这个月的宝宝站起、坐下，绕着家具走的行动更加敏捷。站着时，他可以弯下腰去捡东西，也会试着爬到一些矮的家具上去。有的宝宝甚至已经可以自己自由地走了，尽管还不太稳，两条腿的运动有些不协调，但逐渐都会好起来的。父母要在宝宝小的时候，就开始让宝宝保持正确的坐、立、走的姿势，使宝宝有一个挺拔健康的身姿。

### 能灵活运用双手

宝宝手指的运动变得灵活，对找东西也越发感兴趣，会用拇指和食指捏起细小的东西，在用餐时也想用手。宝宝还喜欢投掷东西，一拿到东西就想丢出去，此时父母最好能当他的玩伴。

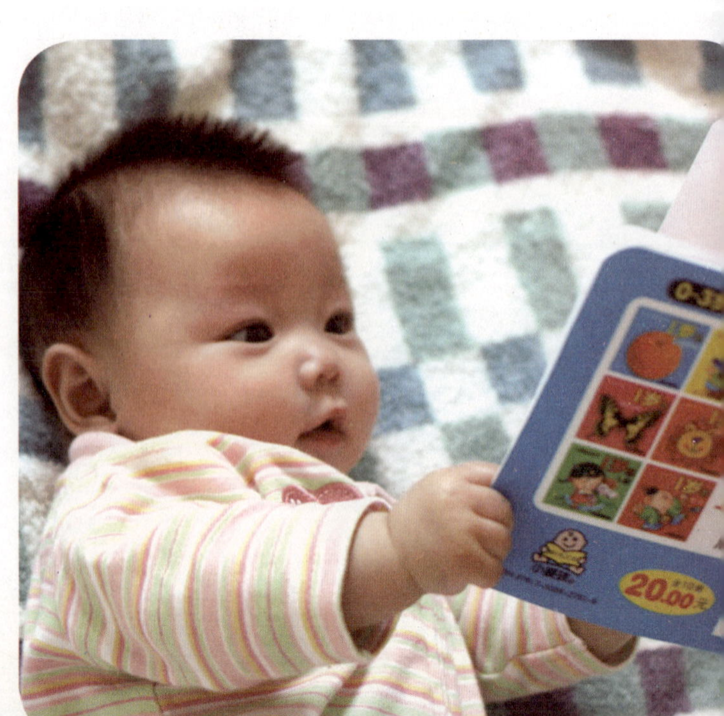

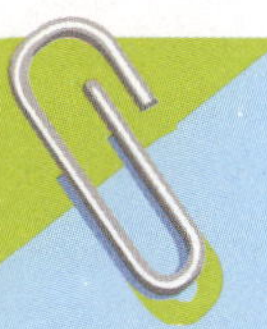

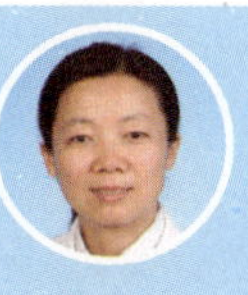

专家提醒

在前一阶段，宝宝的各种能力提高得很快，如果在接下来的这个月中，宝宝在某些方面的技能可能会显得有些滞后，这是宝宝把所有的精力都花在走路和学说话上的原因，父母不用担心。

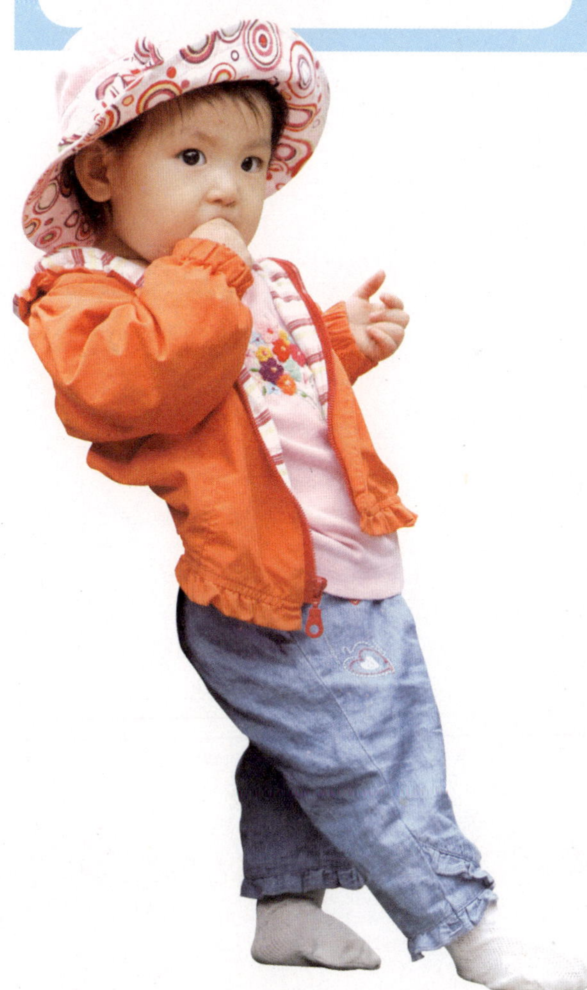

### 宝宝希望“自己来”

在这个阶段中，宝宝最大的变化就是对自由的渴望越来越强烈，希望什么事情都“自己来”：自己拿东西，自己走路不要扶……这是因为宝宝不断增强的自我满足感和肢体灵活能力，促使他去探索新鲜的世界。这标志着宝宝自我意识及独立意识的萌发和增强；有益于父母在此时培养宝宝独立自理能力及自信心。

### 不断长出牙齿

现在，宝宝门牙的两侧已不断长出乳侧切齿，上下共八颗，只要是不太硬的食物都可以咀嚼。

## 2、宝宝需要的营养

### 营养元素的需求

这个月营养需要的重点，是在给宝宝提供食物时，要根据其营养价值进行合理搭配，防止和及时纠正挑食和偏食。这个月宝宝的营养需求和上个月没有什么大的差别，每日每千克体重需要供应热量110千卡，蛋白质、脂肪、碳水化合物（糖）、矿物质、维生素、微量元素、纤维素的摄入量和比例也差不多。蛋白质的来源主要有乳类、蛋、肉、豆制品，脂肪的来源主要有肉、奶、油，碳水化合物的来源主要是粮食，维生素的来源主要是蔬菜水果，纤维素的来源是蔬菜、粗粮，矿物质和微量元素来源于所有的食物。

## 断奶但不断奶制品

宝宝快1岁了，从以乳类为主食，开始逐渐向正常饮食过渡，但是，这并不等于断掉奶制品。即使不吃母乳了，宝宝每天也应该喝牛奶或奶粉。如果每天能保证400~500毫升牛奶，对宝宝的健康是非常有益的。

## 鱼、肉、蛋、奶类不可少

宝宝在这一时期的成长中，身体的各部分组织还需要充足的养料。这个养料就是蛋白质，它构成了宝宝体内的血液、肌肉和脏器。蛋白质的来源主要是动物性的蛋白，即鱼、肉、蛋、奶类在这一时期是不可少的。其中，动物性蛋白提供最好的是牛奶，这也是给宝宝断奶但不断奶制品的原因。

## 高蛋白不可替代谷物

鱼、肉、蛋类不可少，但和宝宝的主食——谷物是不冲突的，父母不能为了让宝宝吃进更多的蛋、肉、蔬菜、水果和奶，就不给孩子吃粮食。宝宝需要热量维持运动。粮食能够直接提供婴儿所必需的热量，而用蛋、肉、奶提供热量则需要一个转换过程。在转换过程中，会产生一些人体不需要的废物，不但增加体内代谢负担，还可能产生对身体的危害。

## 豆制品补充要限量

虽然豆制品含有丰富的蛋白质，但是其所补充的主要是粗质蛋白，婴儿对粗质蛋白的吸收利用能力差，吃多了，会加重肾脏负担，因此宝宝最好一天不要吃超过50克的豆制品。

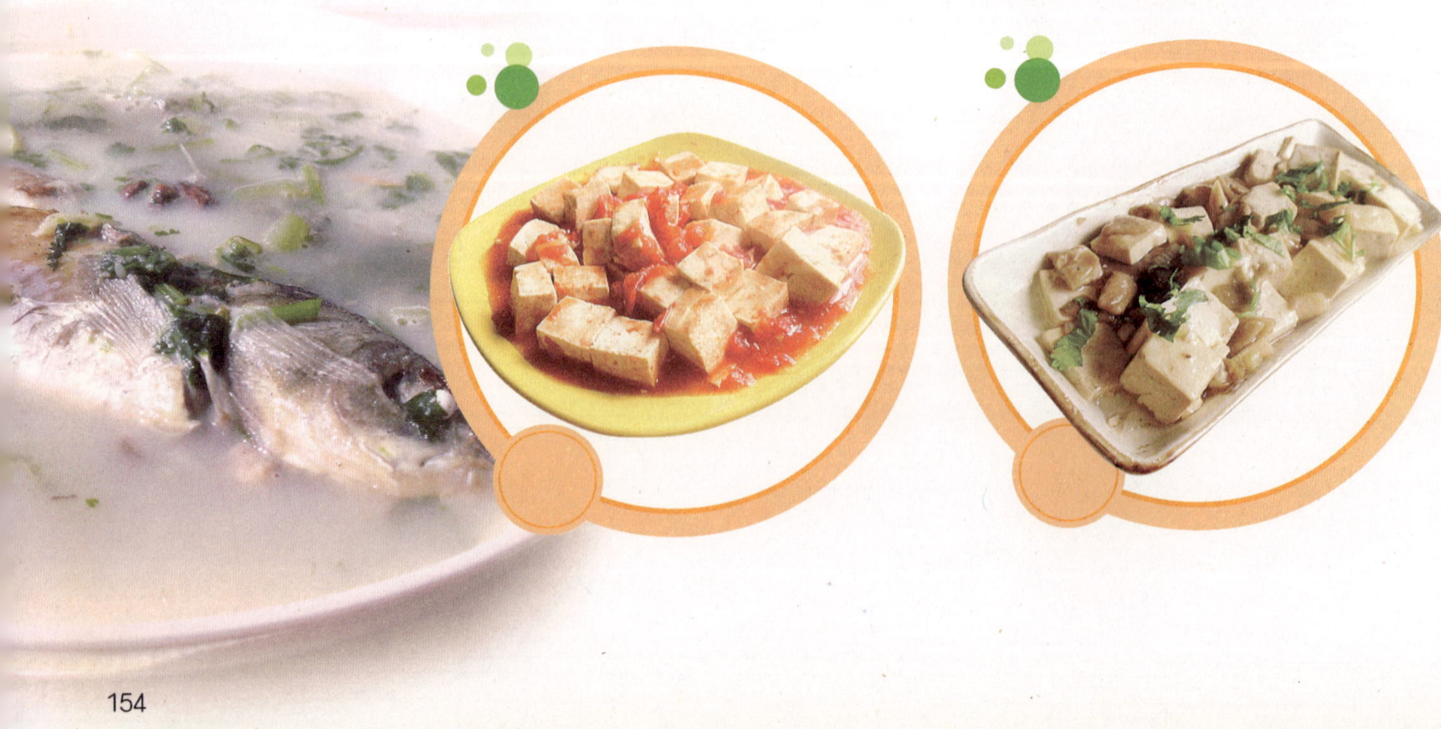

## 额外补充维生素

孩子1岁了，户外活动多了，也开始正常饮食了，是否就不需要补充鱼肝油了呢？不是的，这一时期仍应该额外补充，只是量有所减少，每日补充维生素A800IU，维生素D200IU，如果每天能保证3小时的晒太阳，并且饮食平衡，则可以少补或不补。不爱吃蔬菜和水果的宝宝可能会缺乏维生素，粮食、奶和蛋肉中也含有维生素，所以宝宝一定要均衡膳食。

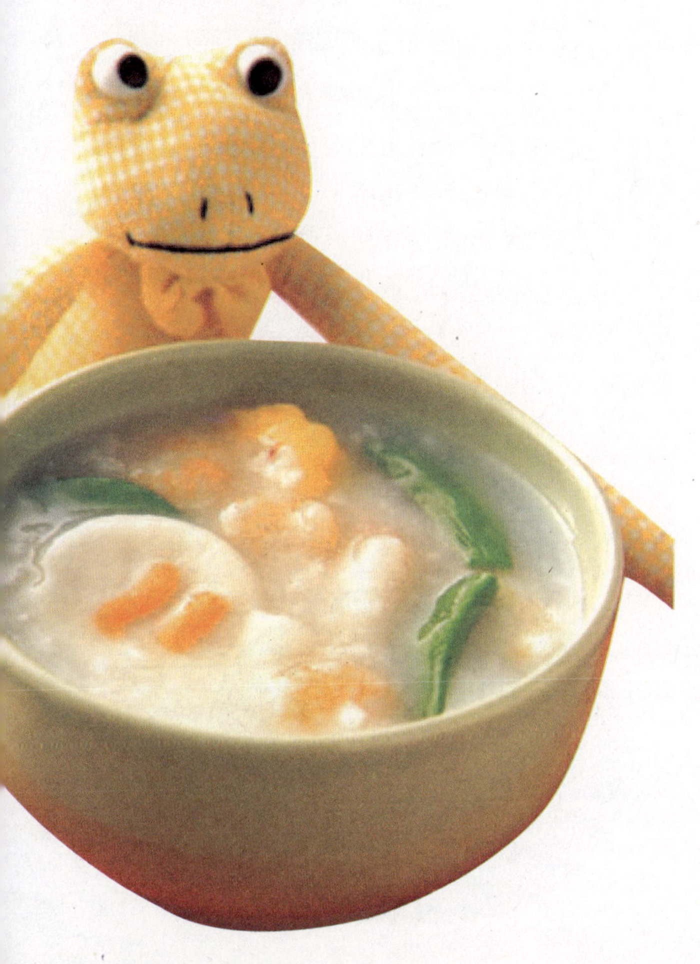

# 3、专家指导宝宝好营养

## 断奶期结束了

这个时期的宝宝，消化吸收能力显著加强，能够比较安静地坐下进食，用手拿小勺的本事也有长进，俨然是家庭成员中的一分子了。1岁前后，宝宝就应该步入断奶的结束期，当然这是因人而异，有些婴儿很早以前就步入这个时期，有些到了周岁还无法办到，如果时间相差不多就不必担心。

所谓断奶期结束是指幼儿的2/3营养应从固体食物中取得，每一餐都以断奶食品补足，每一餐的食量是：软饭100克，煮烂的蔬菜40～50克，以一个蛋或是30克的鱼肉补足蛋白质。以此为标准，一天进食三次，然后以400毫升的牛奶作为点心，当然可以把牛奶包括于饮食当中。

到了断奶期末期，一天3次断奶食品加上400毫升的牛奶是最标准的食量，不过，婴儿之间有很大的个人差异。

## 合理分配用餐时间

这个阶段，宝宝还是可以和成人一样，于早、午、晚进食三次，每日400~500毫升奶。

## 注重规律的饮食习惯

宝宝在饮食上已经渐渐地参与到家庭生活里来了。父母的饮食习惯及对饮食的制作与宝宝能否养成良好饮食习惯息息相关。

给宝宝用餐要按时按点，不能由于大人的原因而省略正常进食的某一餐。因为宝宝需要充分的营养，少了正餐或点心都会导致血糖降低，进而导致宝宝情绪不稳定。尤其是学步期间的宝宝，由于活动量增大，消耗多，因此就饿得快，这就需要中间加点儿点心来补充热量。但往往宝宝吃了点心后又可能不好好吃正餐，所以在这种情况下，在给宝宝吃点心时，就不要让宝宝吃得太多，要以不影响宝宝正常吃正餐为原则。

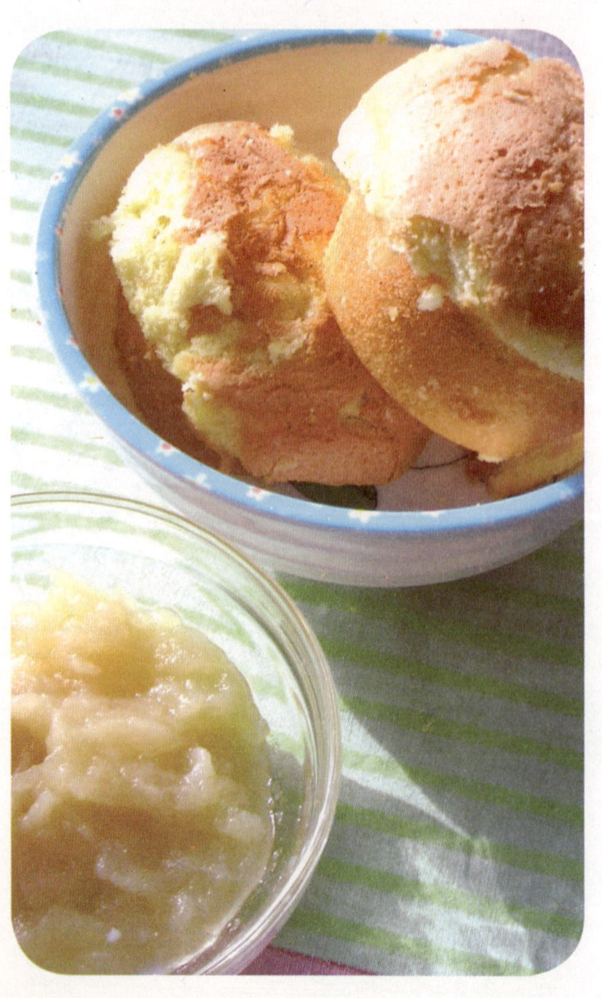

## 宝宝不喜欢吃主食怎么办

有的宝宝不喜欢吃米饭等主食，因此主食吃得少，甚至基本不吃。如果这样的话，父母要注意给宝宝吃鱼、肉类、鸡蛋等食物，从中补充蛋白，并适当添加饼干、点心等，补充能量。因为米饭等主食的营养成分是碳水化合物和植物性蛋白。如果宝宝的体重增加正常（平均每天增加5~10克），情绪状态良好，就不要强迫宝宝。但宜找机会让他接触各类食物，不要明显偏食。

## 选择天然未加工的食物

从一定意义上讲，天然而未经处理的食物最能保有其原有的养分。由于宝宝的身体还未发育成熟，对于食物的代谢比不上成人迅速，因此，人工添加物及一些不明物质，可能会给宝宝造成身体上的伤害。无论采取什么手段加工和烹饪菜肴，所用食品的养分在处理过程中都要在所难免地流失一部分。因此，在为宝宝准备适合的菜肴时，应选择最新鲜的原料，多用蒸、煮等最简单的方式，少用或不用煎、炸、烤，这才是最佳的饮食加工和烹饪方式。

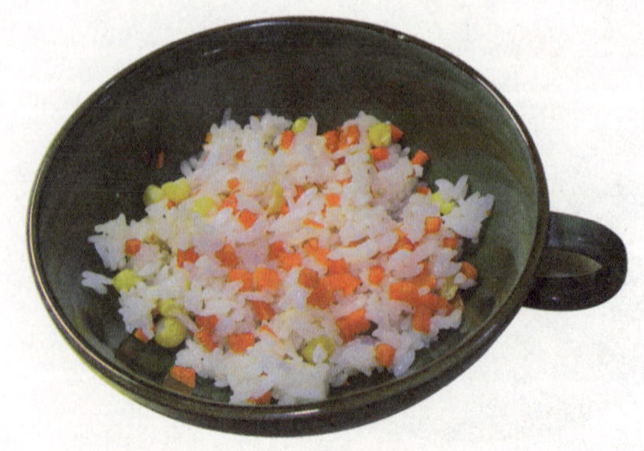

## 宝宝患了口腔炎

一直正常饮食的宝宝突然有一天不想吃饭，只吃一些牛奶等流食，父母要注意观察宝宝是否患了“口腔炎”。

患有疱疹性口腔炎的宝宝，一般会有不同程度的发烧，在宝宝的嘴里有米粒大小的数个水泡，有破溃的称为溃疡。宝宝疼痛，自然不想吃东西。

患口腔炎时一般不需特别用药，只需对症退烧，一周左右就可以痊愈。这期间，父母要注意调整宝宝的饮食了，不要给宝宝吃硬的食物，或是咸的、酸的等有刺激的食物。看宝宝想吃什么。如果能吃点心和布丁，就给宝宝吃，最好让宝宝喝牛奶补充营养，这时要补充的还有水分，注意进食后再给宝宝喝点清水以清洁口腔。

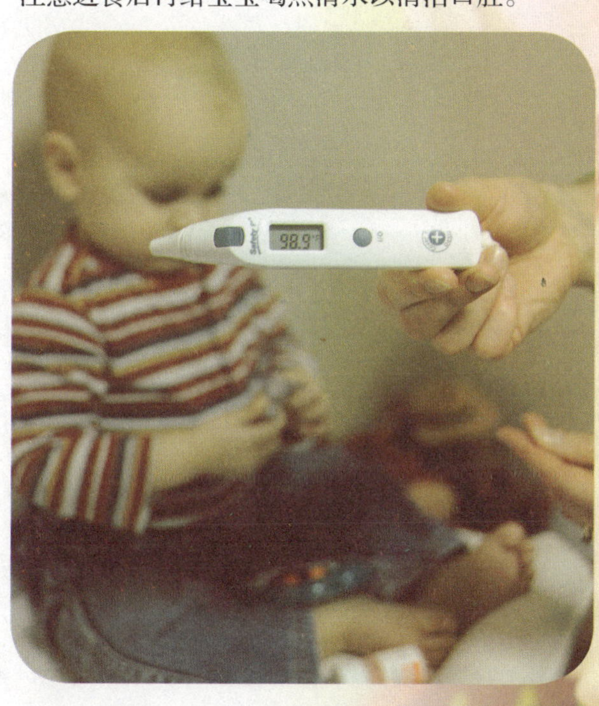

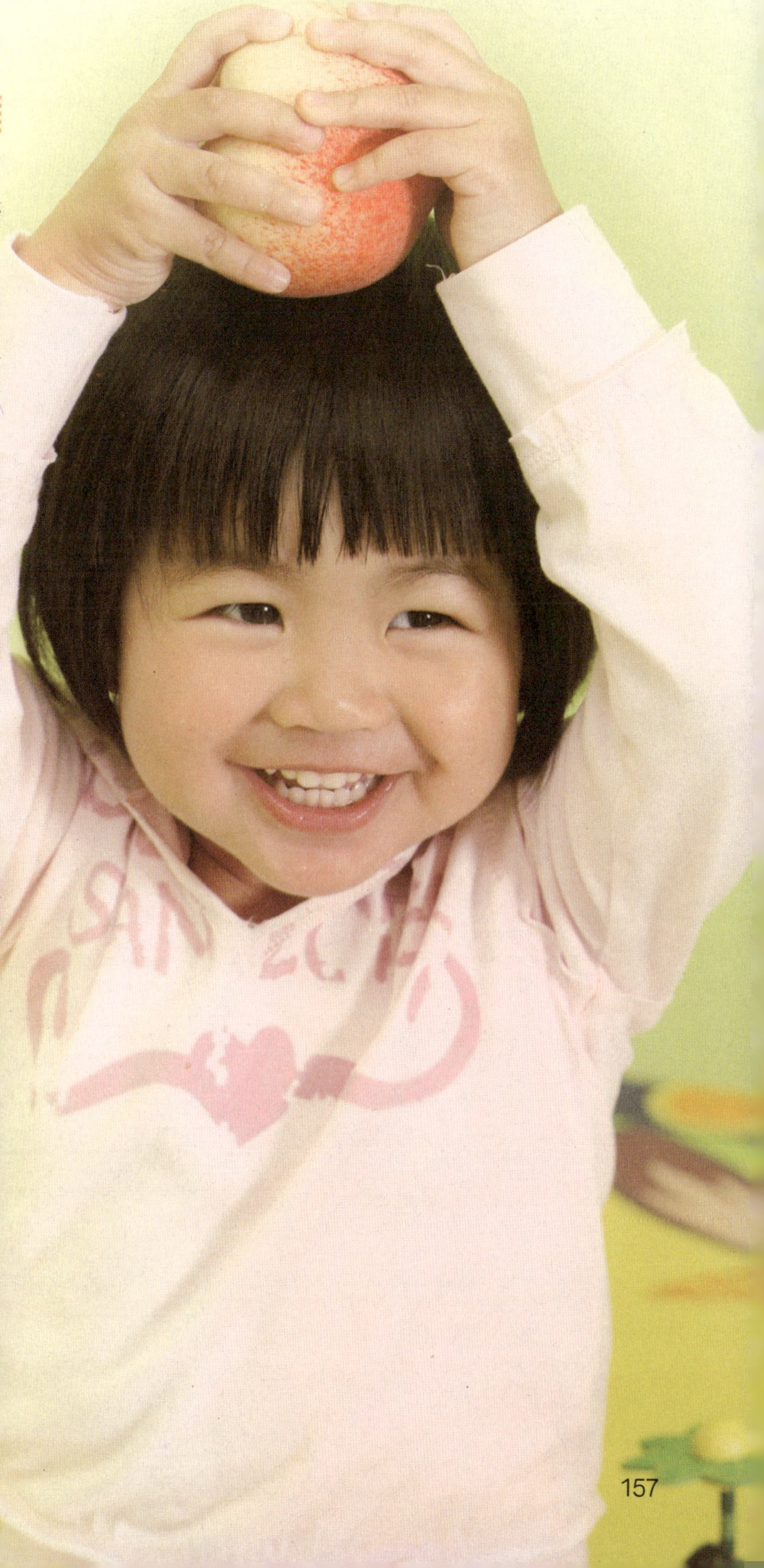

## 4、适合宝宝的营养食谱

### 海带肉末粥

用料

30克海带，30克大米，20克肉末，香油少许。

做法

① 海带洗净，切成细丝，剁碎，与肉末拌匀，待用。

② 大米洗净后浸泡1个小时左右，然后放入锅中煮至黏稠，加入肉末、海带，边煮边搅动，煮5分钟左右后，放入香油调味，即可盛出。

说明

此粥黏稠润滑，香浓可口。宝宝常吃海带，可以补碘，避免因缺碘而造成甲状腺肿大。

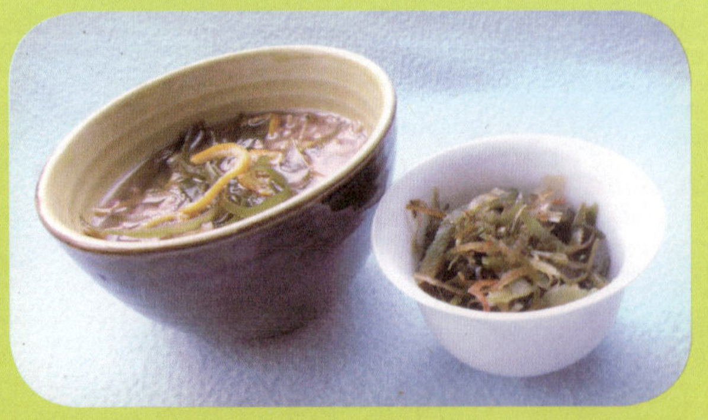

### 一日食谱参考

06：00

200毫升母乳或配方奶，1块布丁

08：00

1小碗青菜虾仁馄饨

10：00

一个香蕉

12：00

一个三文鱼三明治，100毫升果汁

15：00

半个苹果，一杯酸奶

18：00

海带肉末粥1小碗

21：00

200毫升母乳或配方奶

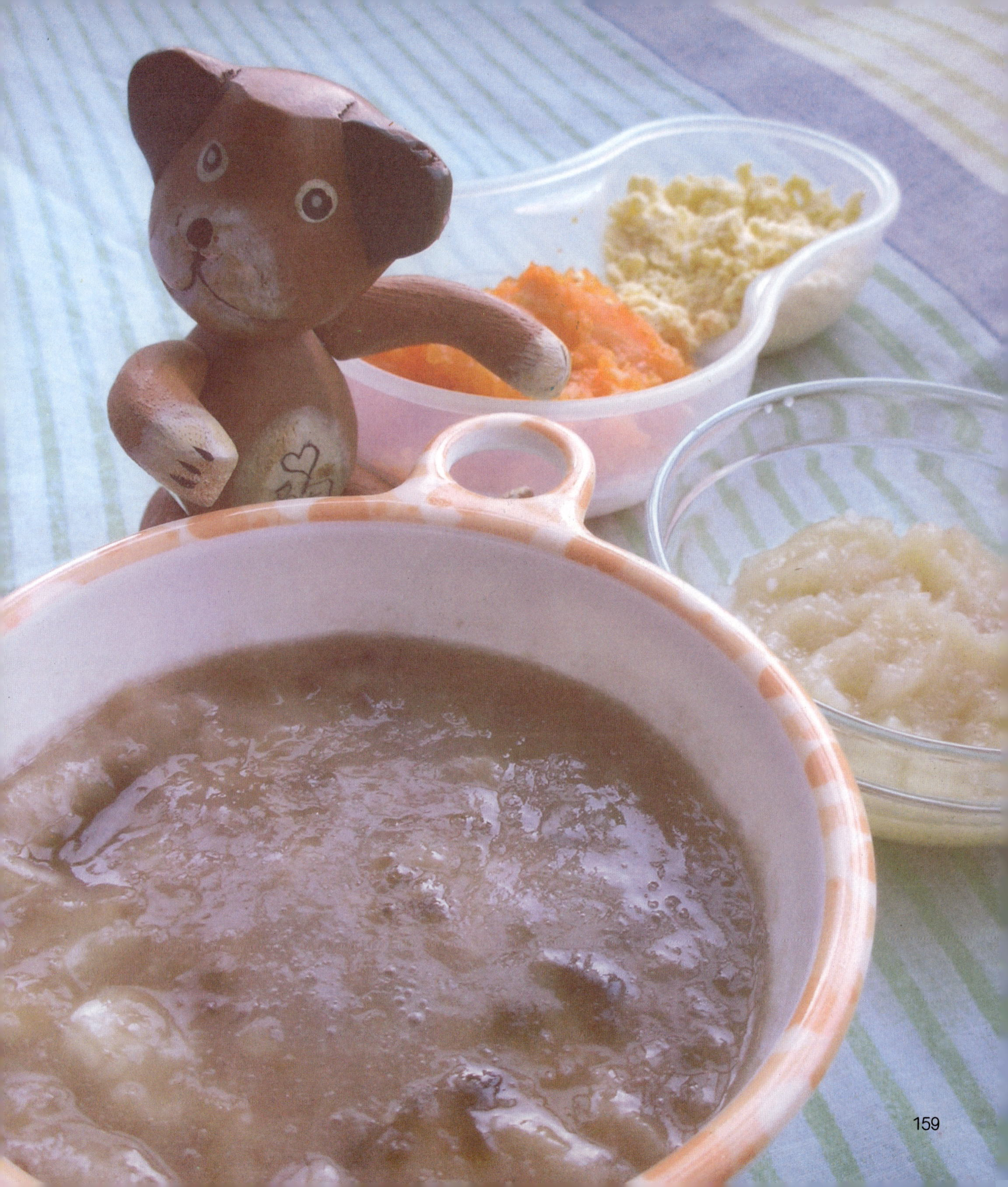

# 第四章

# 1~3岁——逐渐可以吃大人食物了

宝宝一岁了，逐渐进入了幼儿期，随着接触外界环境的机会相对增多，宝宝的机敏、好动，还有他的语言，每一天都有新的长进，发育更加迅速。父母应给宝宝提供科学的营养，来给宝宝的成长助力。

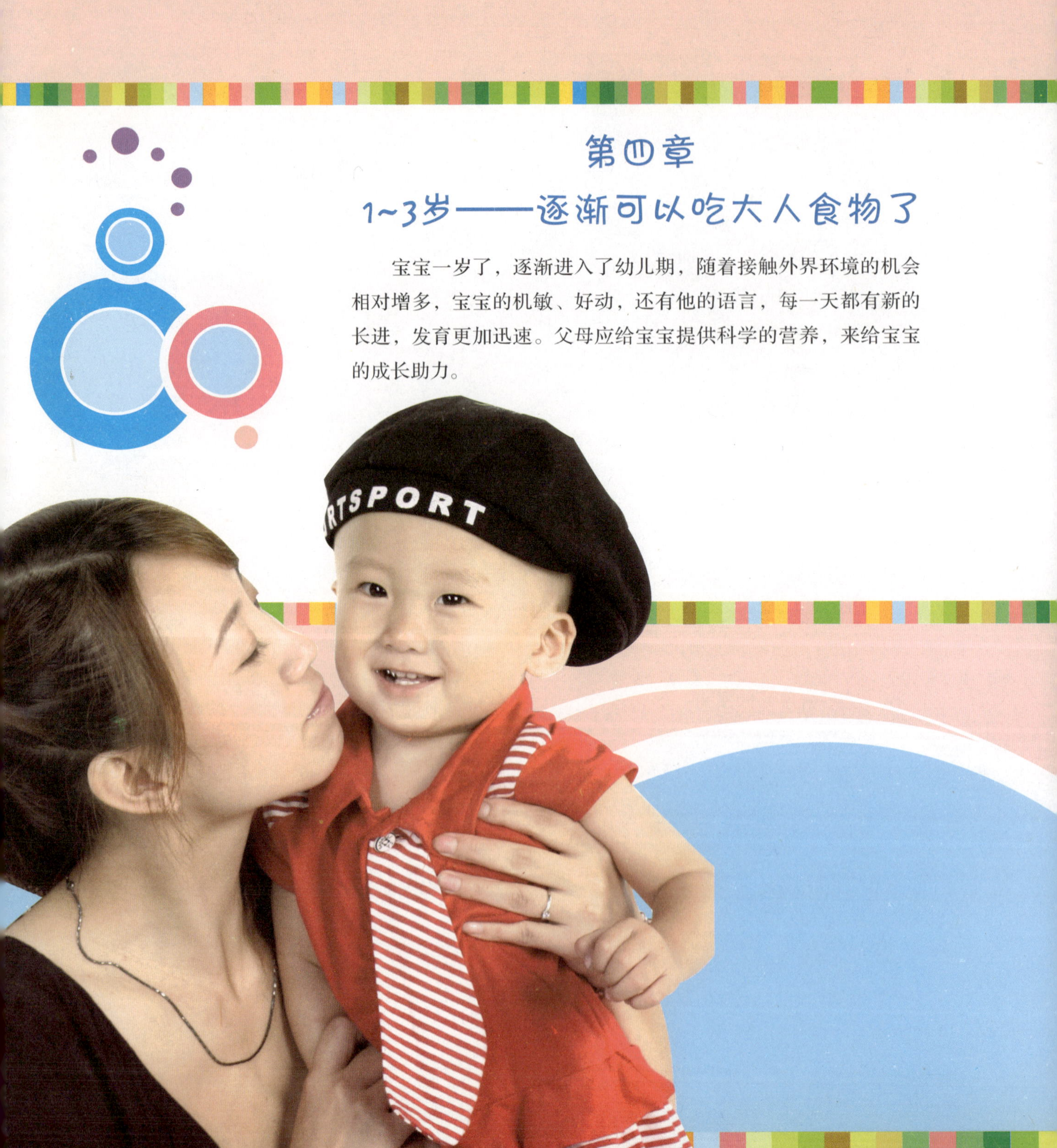

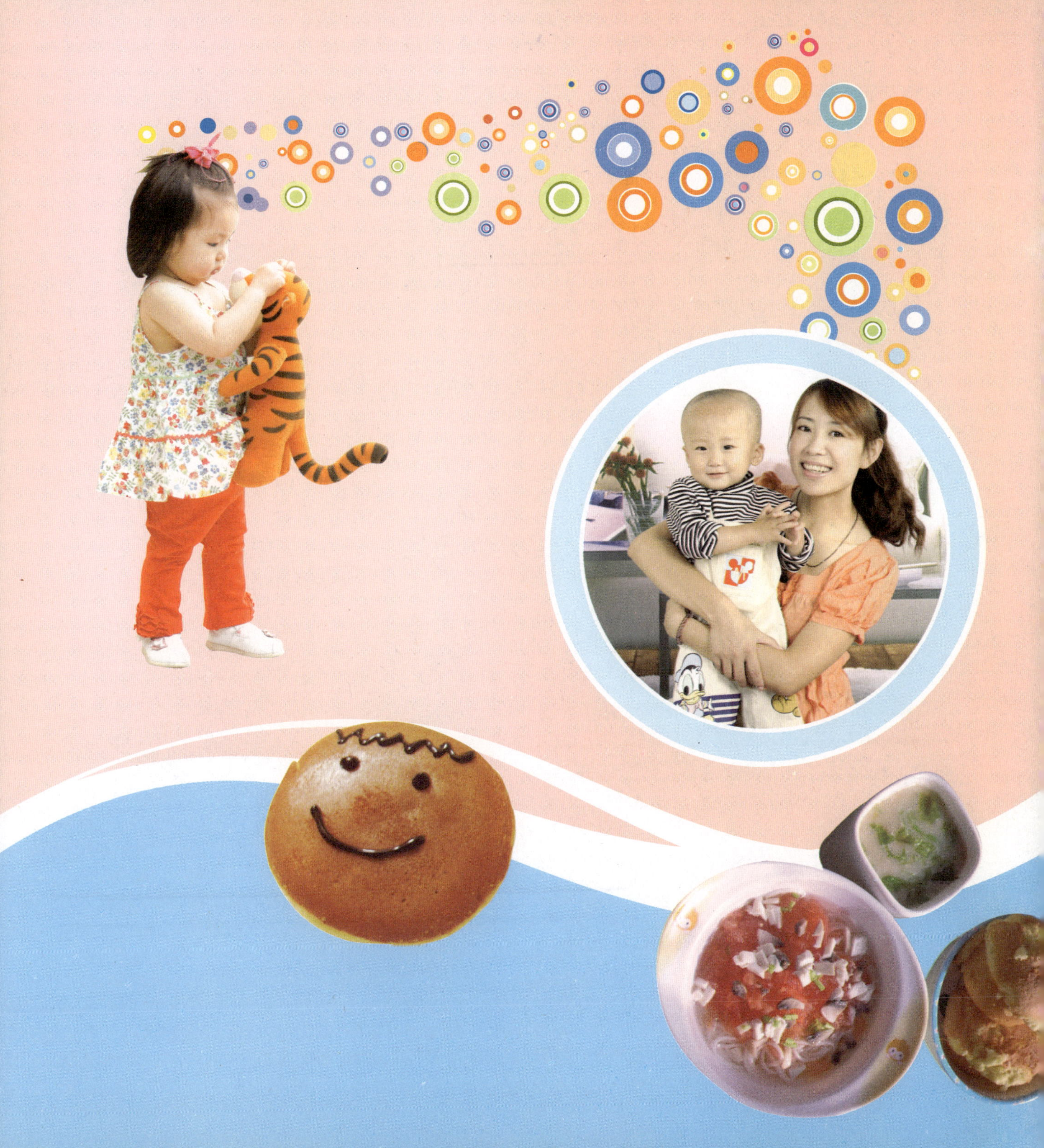

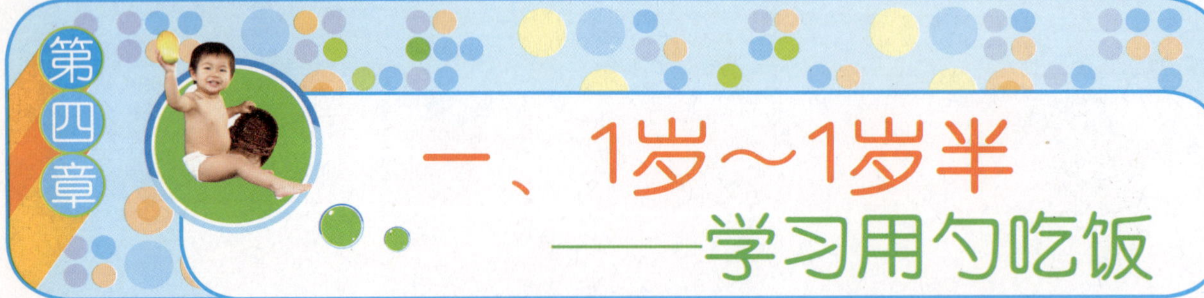

# 第四章 一、1岁~1岁半——学习用勺吃饭

## 1、宝宝的成长

### 身体状况与发育特点

在此阶段里，宝宝生长发育的速度比1岁前明显减慢。体重约为出生时的3倍，身长增加了25厘米左右，到了一岁半，宝宝出牙为10~16颗，前囟门在一岁半之前基本逐渐闭合。见表4-1。

表4-1 宝宝第18个月发育速查

| 性别 | 身长（厘米） | 体重（千克） | 头围（厘米） | 胸围（厘米） |
|---|---|---|---|---|
| 男宝宝 | 84.0±3.2 | 11.65±1.31 | 47.8±1.3 | 48.1±2.0 |
| 女宝宝 | 82.9±3.1 | 11.01±1.18 | 46.7±1.3 | 47.0±2.0 |

### 稳步不跌倒的学步期

这一时期称为宝宝的“学步期”，是吸收性思维和各种感知觉发展的敏感期以及器官协调、肌肉发展和对物品发生兴趣的敏感期。

由于活动能力提高，此时大多数的宝宝能够独立行走了。宝宝现在更加好动，走路更稳，可以向后退，动作已协调了许多，但一般还不会跑。而且宝宝现在也能自己观察路线和道路情况，避开障碍，不像原来那么“没头没脑”地乱闯、那么容易摔跤了。

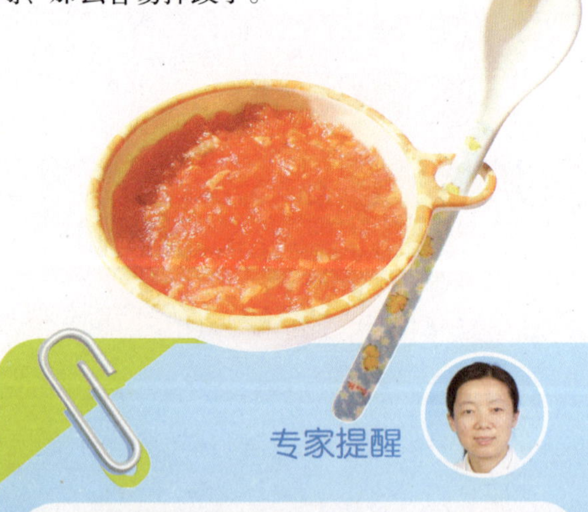

**专家提醒**

宝宝骨骼的特点是较柔软、富于弹性、韧性好，但容易受外力的影响而发生变形。因此，父母要在宝宝发育时期，特别注意宝宝的坐、立、走等姿势的正确性。

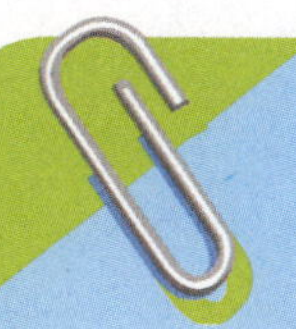

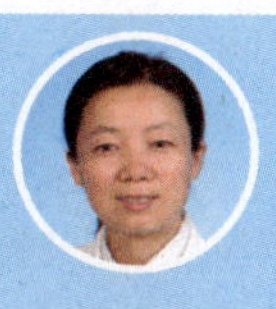

专家提醒

会走路的宝宝更喜欢四处探索了，对什么都充满好奇。但宝宝还没有危险意识，父母要注意让宝宝避开一切危险因素。

### 宝宝可以原地起跳

此时宝宝能够双脚离地做原地起跳，也能够独立从蜷坐着的姿势改为站立的姿势，还可以跪坐在地板上。在听到音乐声时会随着跳舞，也能够模仿着做体操。

### 能够听懂简单对话

这段时期，宝宝逐渐能够听懂日常生活中简单的话。对于有方向性的命令式语言，宝宝不用借助任何手势或面部表情就可以完全理解了。

### 具有一定自控能力

宝宝的手渐渐灵便，可以在纸上乱画，对勺子也能使用得比较像样，吃完饭后，有时会将空碗递给父母去洗；想喝水时，能自己熟练地举起杯子喝水，也能自己放下。在这时期里，许多宝宝在大小便前后已经能够知道叫人，说明宝宝已经有了一定的自控能力。有时还能够在家里模仿爸爸或妈妈做些事情，如扫地、擦桌子、捶打等。

## 2、宝宝需要的营养

### 营养要全面均衡

这个阶段，宝宝的膳食安排应尽量做到全面、品种多样化，给宝宝吃各种食物，如鱼、肉、蛋、豆制品、蔬菜、水果等，以保证身体的生长需要。一周内的食谱最好不重复，以保证宝宝良好的食欲。

还要注意进行多样化的营养搭配，比如荤素搭配，粗粮细粮交替。不少家庭在宝宝膳食安排上存在着早餐简单、热量不足，晚餐丰盛、营养过剩，食物单调、食谱面窄、主食精细、忽视粗粮、零食度日、主食偏少等问题。所以，在给宝宝准备膳食时，父母应注意食物的营养均衡。

### 谷类与豆类搭配

进入幼儿期后，谷类应继续成为宝宝的主食，谷类中的碳水化合物、某些B族维生素、蛋白质等营养物质很丰富。父母在选择这类食品时应以大米、面制品为主，同时加入适量的杂粮和薯类。在食物的加工上，应做到粗细合理。

同时，小米、玉米中含有胡萝卜素，谷类的胚芽和谷皮中含有维生素E。但是，谷类中含人体所需的氨基酸比较低，不是最好的蛋白质来源，而豆类中含有这类营养物质，所以可以谷类、豆类一起补充，起到互补的效果。

## 乳类食品要适量

乳类食物是宝宝优质蛋白、钙、维生素$B_2$、维生素A等营养物质的重要来源。奶类中的钙含量高、吸收好，可促进宝宝骨骼的健康生长。同时奶类富含动物蛋白，是粗谷类蛋白的极好补充。但奶类中铁、维生素C含量很低，脂肪以饱和脂肪为主，需要注意适量供给。过量的奶类也会影响宝宝对谷类和其他食物的摄入，不利于饮食习惯的培养。

## 肉蛋类食品营养好

这类食物不仅为宝宝提供丰富的优质蛋白，同时也是维生素A、维生素D、B族维生素和大多数微量元素的主要来源，因此应适合经常出现在宝宝的餐桌上。

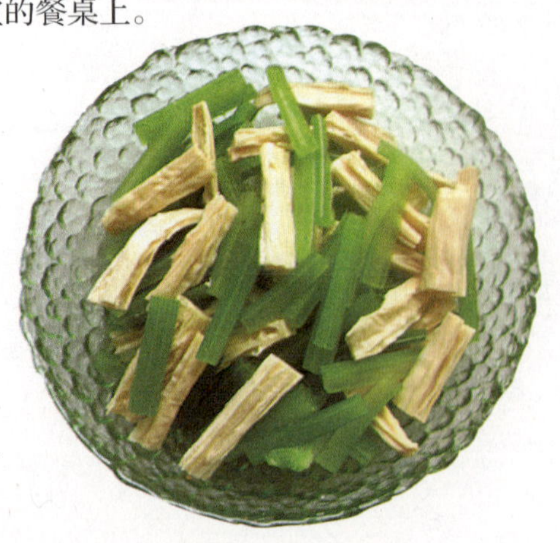

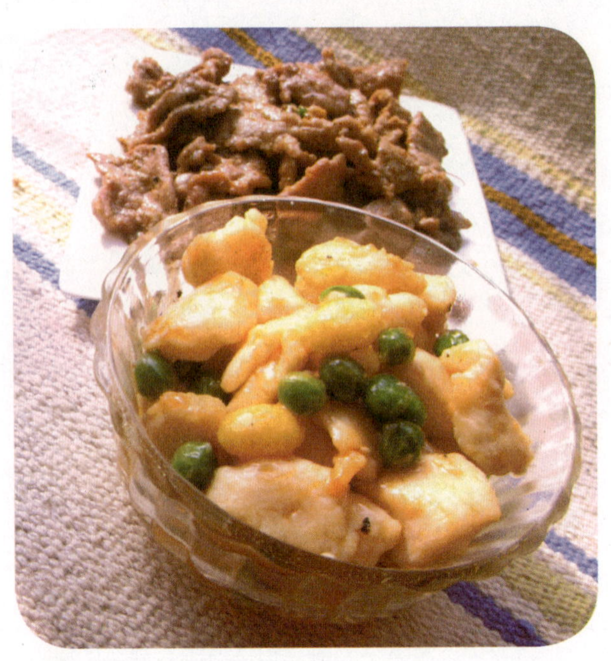

## 蔬菜、水果不可少

这类食物是维生素C、$\beta$-胡萝卜素的唯一来源，也是维生素$B_2$、无机盐（钙、钾、钠、镁等）和膳食纤维的重要来源。一般深绿色叶菜和橙黄色的果蔬，如小油菜、香菜、胡萝卜、柑橘类等含维生素C和$\beta$-胡萝卜素较高。蔬菜、水果不仅可提供营养物质，而且具有良好的感官性状，可促进宝宝的食欲，防治便秘。

## 含维生素的强化豆奶

这段时间，宝宝可以吃强化豆奶了。强化豆奶中的维生素$B_{12}$很多，有些不吃肉类产品的宝宝，可以从强化豆奶中摄取此营养。而且强化豆奶含有钙和维生素D，提供自然脂肪，不含任何动物蛋白和乳糖，引起的过敏可能性要比牛奶小得多。

### 多摄入动物性蛋白

宝宝在成长过程中需要特定的氨基酸。氨基酸在面包、米饭、面条中很少，而在鱼、肉、蛋类等动物性蛋白中比较多。

所以，希望宝宝能够多吃鸡蛋、鱼、肉或牛奶，父母应鼓励宝宝多吃这类食物，牛奶不要断，鱼、肉类要补充够，主食要适量。

### 维生素D

宝宝的骨骼最初以软骨的形式出现，软骨必须经过钙化才能成为坚硬的骨骼。这就需要钙、磷以及以维生素D来促进钙、磷的吸收和利用。因此，在宝宝生长发育时期，应让宝宝多晒太阳，多给宝宝吃些富含维生素D及钙质的食物，以防宝宝发生佝偻病。

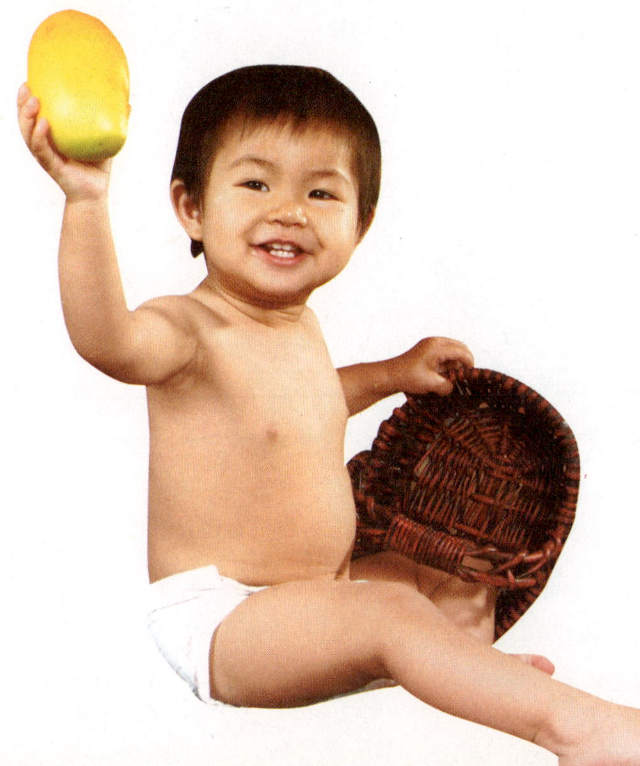

### 含钙多的食物

含钙多的食品有牛奶、酸奶、奶酪等乳制品，豆腐、豆浆等豆制品，虾皮、海带、紫菜、海鱼、鱼骨粉等水产品，蛋黄、排骨汤、芝麻、山楂也含有较多的钙质。

## 3、专家指导宝宝好营养

### 给宝宝适当吃些较硬的食物

1岁半的宝宝，已有一定的咀嚼和消化能力了，当宝宝能接受碎块状食物后，你应该适当给宝宝吃些较硬的食物，这样对宝宝的营养和吸收都有好处，不仅可供宝宝吃的食物增多了，而且锻炼了宝宝的咀嚼能力。如果只给宝宝吃柔软的食物，宝宝不需要太多的咀嚼就吞咽了，长期这样下去，宝宝的牙床和脸部肌肉得不到运动，颌部的发育一定会受到影响。

### 选择易消化的食物

虽然宝宝现在已经可以吃成人食物了，也可以选择较硬的食物，但由于此时其消化机能还没有发育成熟，因此父母尽量要给宝宝喂易消化的食物，避免过甜、过咸、过酸和刺激性的食物。

### 不可取的食用方式

父母有时会用馒头蘸汤或在软饭里加汤喂给宝宝。其实这种食用方式是很不可取的，它会导致宝宝的咀嚼能力变差。同时，汤水还会冲淡胃液，影响宝宝的肠胃消化功能。长期这样食用，会使宝宝有营养不良的可能。

## 少吃含味精过多的食物

周岁以内的宝宝如果食用味精过多，有引起脑细胞坏死的可能，这对于处于智力增长迅速时期的宝宝来说是一定要避免的。即使宝宝大了，父母也要尽量少给他吃含味精多的食物。

## 少吃过咸的食物

过咸食物不但会引起高血压、动脉硬化等疾病，而且还会损伤动脉血管，影响脑组织的血液供应，造成脑细胞缺血、缺氧，导致记忆力下降、智力迟钝。宝宝每天摄入的盐要在3克以下、甚至更少才健康。在日常生活中，父母要少给宝宝吃含盐较多的食物，如咸菜、榨菜、咸肉、豆瓣酱、咸味小食品等。

## 豆浆饮用的注意事项

给宝宝喝豆浆的时候，父母要注意避免一些问题，以免阻碍豆浆的营养有效吸收。

不要在豆浆中加鸡蛋，鸡蛋中的蛋白容易与豆浆中的胰蛋白结合，使豆浆失去营养价值；不要在豆浆中加红糖，红糖中的有机酸和豆浆中的蛋白质结合后，会产生对人体有害的变性沉淀物；不要过量饮用豆浆，以免引起蛋白质消化不良，出现腹胀、腹泻的症状。

## 宝宝的零食

几乎所有的宝宝都爱吃零食。零食固然有不利于健康的地方，比如，因为零食含糖，会损

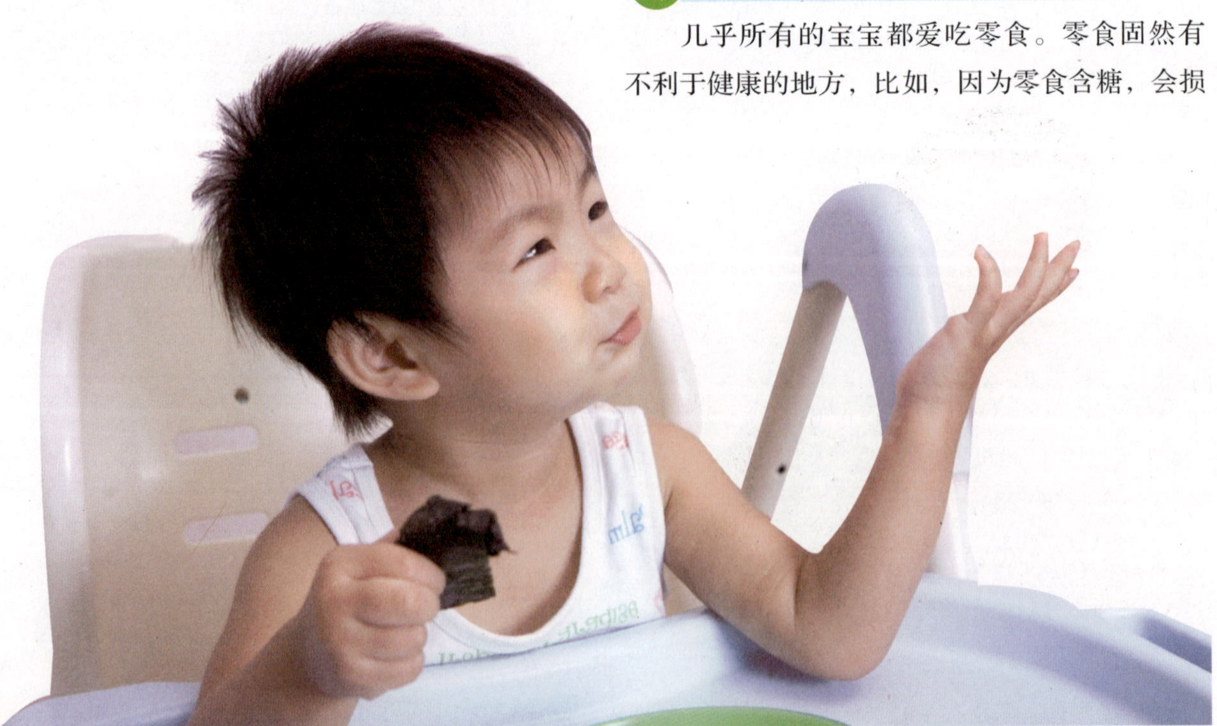

害宝宝的牙齿，吃多了会引起宝宝发胖。零食有面包、饼干、水果、薯片、糖果等种种，其中有一些富含热量，比如巧克力、薯片等，最好少给宝宝吃。糖果因其对牙齿有损害、容易卡住喉咙，不安全，也最好不让宝宝吃。

但是零食也有其好的一面，父母要科学合理地对待宝宝的零食才好。有的零食可以使宝宝的咀嚼能力得到锻炼，比如水果、酥性饼干。水果可以给宝宝多吃，酥性饼干也可以适量吃一些。

如果有的宝宝不喜欢吃主食，适量吃些有营养的饼干来补充营养也未尝不可；不喜欢吃鱼、肉、蛋类的宝宝，也可以从含奶、蛋的蛋糕等食品中来获取动物蛋白。当然，前提是父母要选择富有营养、安全质量有保证的零食。

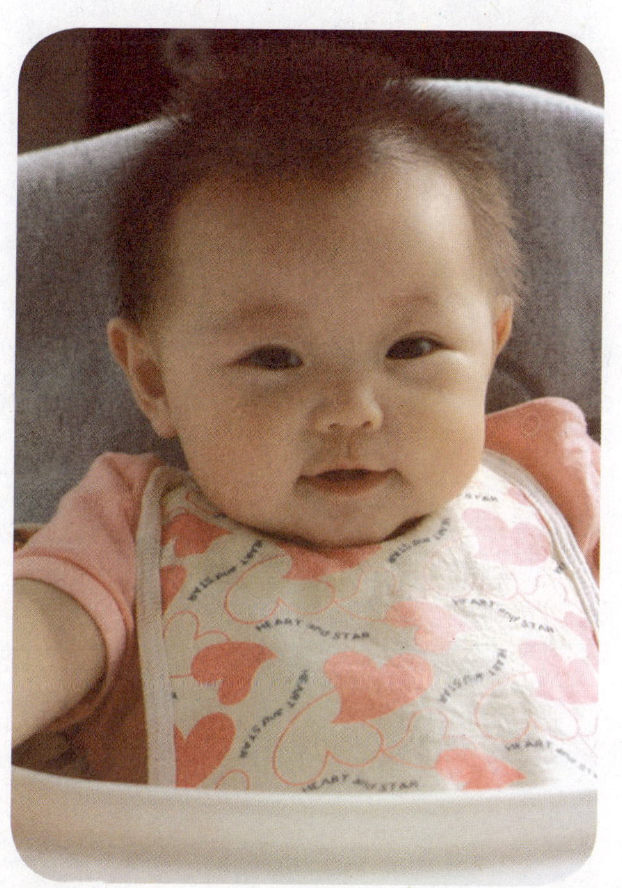

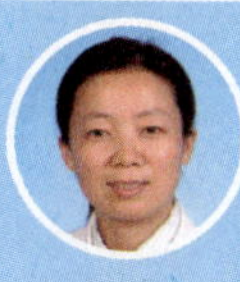

**专家提醒**

这时的宝宝特别喜欢把手伸到菜盘子里，用手去抓菜，或者玩撒在桌上的汤、菜。这并不是他不好好吃饭的表现，他只是在试验食物的感觉。与此同时，他可能把嘴张得大大的，等着你去喂他。所以千万不要大声呵斥。不过，如果他想把盘子整个儿掀翻，妈妈可以暂时把盘子拿开，或者结束喂饭。

## 良好的进餐环境很重要

营造安静、舒适、秩序良好的进餐环境，可使宝宝专心进食。另外，在就餐时或就餐前不应责备或打骂宝宝，否则会使宝宝因消化液分泌减少而降低食欲。进餐时，应有固定的场所，并有适于宝宝身体特点的桌椅和餐具。

## 让宝宝自己用勺子

这个时期的宝宝，父母可以让他自己用勺子了。宝宝也喜欢自己进食，并且在一定程度上可以自己使用勺子、开始使用杯子、能够独自喝牛奶或喝水。在喂饭时，有的父母很头痛，因为宝宝总是要抢勺子。如果父母失去耐心，甚至对宝宝大吼大叫，或者当即没收宝宝的这项特权，宝宝就只有干着急。甚至有些胆子小的宝宝，学习吃饭的热情就这样被父母浇灭了。

聪明的父母会这样做：先给宝宝戴上大围兜，在宝宝坐的椅子下面铺上塑料布或不用的报纸；刚开始时，给宝宝一把勺子，父母自己拿一把，教他盛起食物，喂到嘴里，在宝宝自己吃的同时父母喂给他吃。用较重的不易掀翻的盘子，或者底部带吸盘的碗。要能容忍宝宝把食物弄得到处都是，在宝宝成功时，应给予鼓励。照顾到宝宝的实际能力，当宝宝吃累了，用勺子在盘子里乱扒拉时，父母就把盘子拿开。不过，可以在托盘上留点儿东西，让他继续做"实验"。

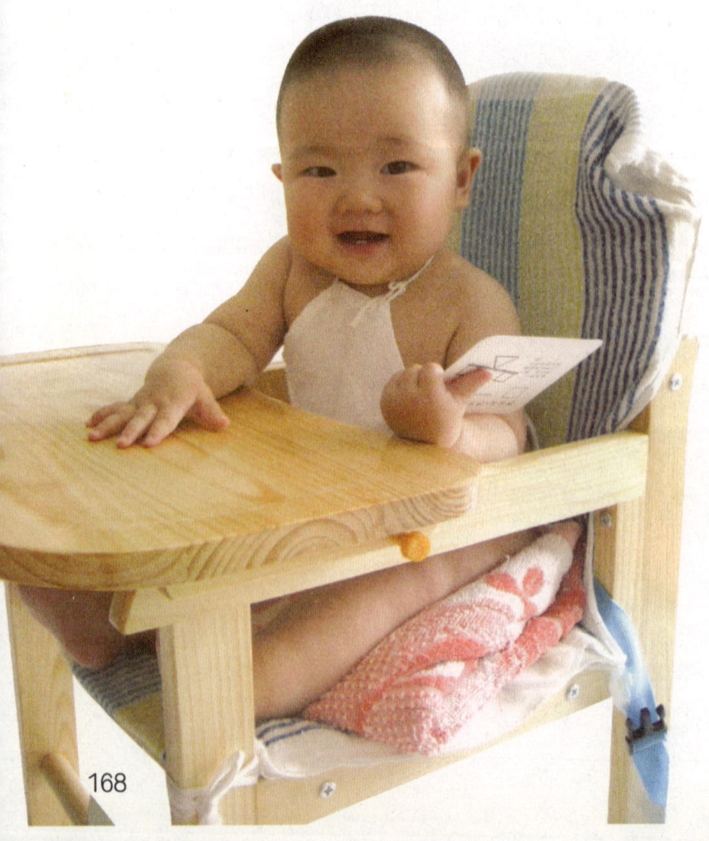

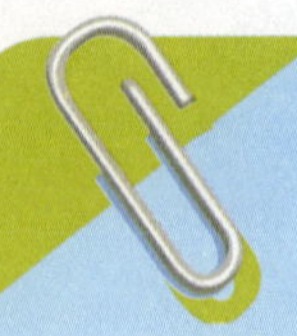

专家提醒

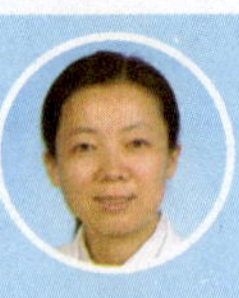

宝宝的食物要单独制作，质地应细、软、碎、烂，避免刺激性强和油腻的食物。烹饪出来的食物还应色、香、味、形俱全。要经常更换烹调方法，以刺激宝宝胃酸的分泌、促进食欲。加工时应尽量减少营养物质的损失；烹调时口味以清淡为好。宝宝不宜吃咸、酸、辣、麻等刺激性食物。

## 及时给予鼓励和表扬

要培养宝宝独立吃饭，及时给予鼓励和表扬是很有帮助的。如果宝宝的依赖性很强，可采取这样的做法：连续几天给宝宝做他最喜欢吃的饭菜，把饭菜盛好放在宝宝面前，你暂时离开几分钟，然后回到宝宝身边。如果宝宝能吃上几口，则给予表扬，鼓励他继续吃完；如果宝宝仍不愿意自己吃，也不要对宝宝发火，要帮助他把饭吃完。几天之内多次重复这种方法后，宝宝饿了、馋了，自然会自己拿起餐具吃饭。

## 宝宝食欲下降的对策

你可能会注意到，学步的宝宝食欲明显下降，突然对吃的食物挑剔，刚刚吃一点就将头扭向一边，或者到了吃饭的时间拒绝到餐桌旁。这时，你应该在每次吃饭时，准备一些营养丰富的

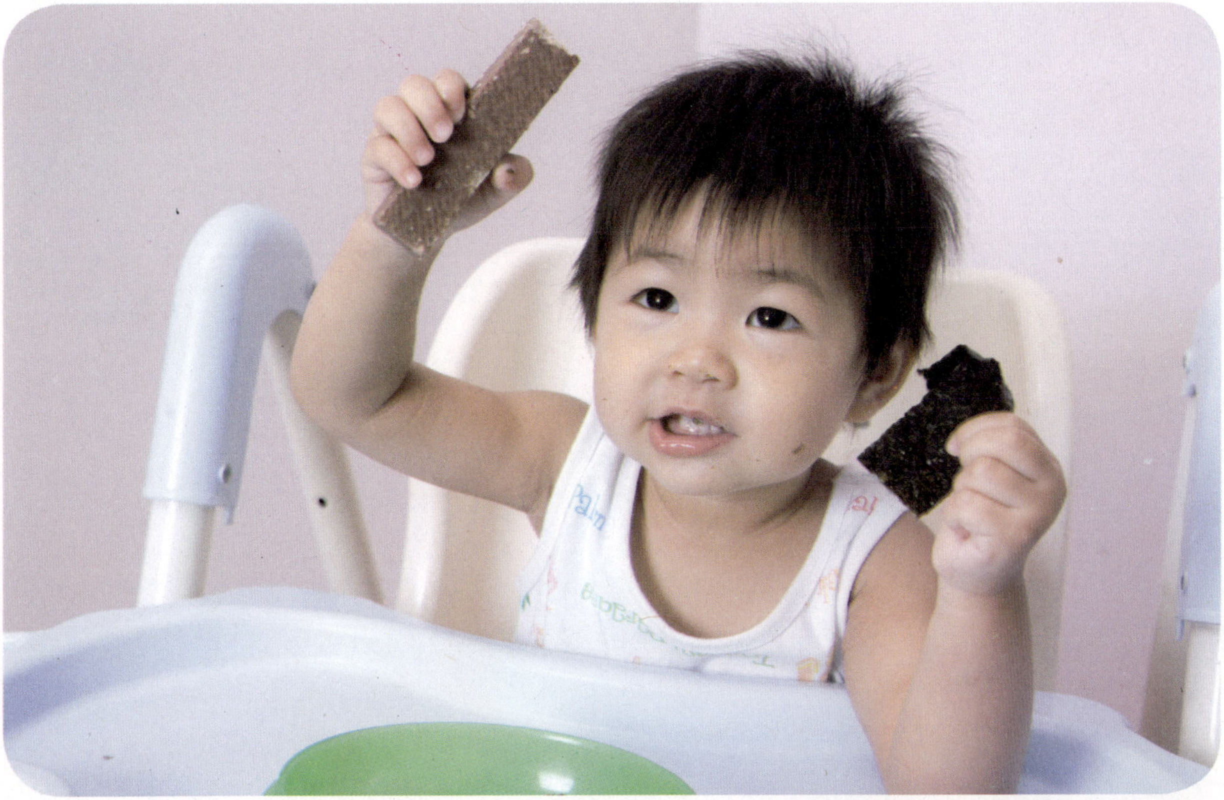

食物，让宝宝选择想吃的食物，尽可能变换口味并保持营养。如果宝宝拒绝吃任何食物，可以等到他想吃东西时再让他吃。但是，在宝宝拒绝吃饭以后，决不允许他吃饼干和甜点，否则会使他对正餐的兴趣下降。这样坚持一段时间，他的饮食营养就会达到平衡。要让宝宝意识到，现在不好好吃，过一会儿就没东西吃了。

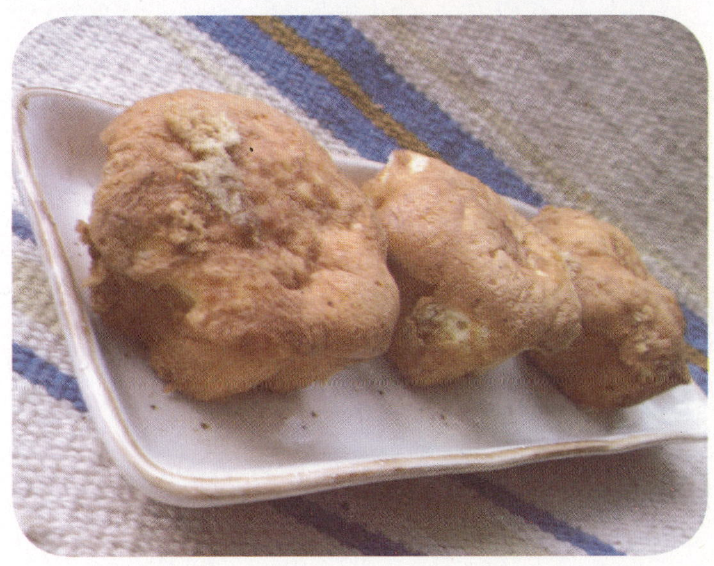

## 4、适合宝宝的营养食谱

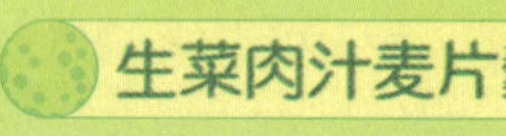

### 生菜肉汁麦片羹

用料

30克生菜，100克猪骨，50克麦片，淀粉、赤豆各适量，黄酒、盐、味精各少许。

做法

① 将生菜洗净切成小片；猪骨洗净劈断待用。

② 锅中放入猪骨，烧开后撇去浮沫；放赤豆、葱末，用中火煮30分钟，捞出猪骨和赤豆。

③ 在猪骨汤中放入葱、麦片、生菜、盐，再煮3分钟，淋入用调味料调制的水淀粉勾芡即可。

说明

此羹鲜香可口，营养丰富。猪骨煮的汤汁，肥润美味，有利于脂溶性维生素的溶解。生菜维生素C丰富，对钙和铁质的吸收有利。麦片为粗粮，适量补充，有利于宝宝的消化和吸收。

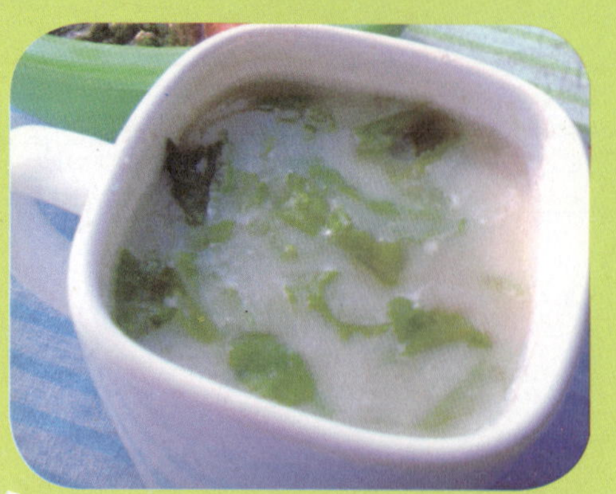

### 一日食谱参考

06：00

150毫升母乳或配方奶，1块布丁

08：00

1小碗西红柿鸡蛋面

10：00

100毫升酸奶， 2片水果

12：00

1碗猪肝碎菜米粥，半个馒头

15：00

一个桃子

18：00

100克饺子，50毫升红豆粥

21：00

200毫升母乳或配方奶

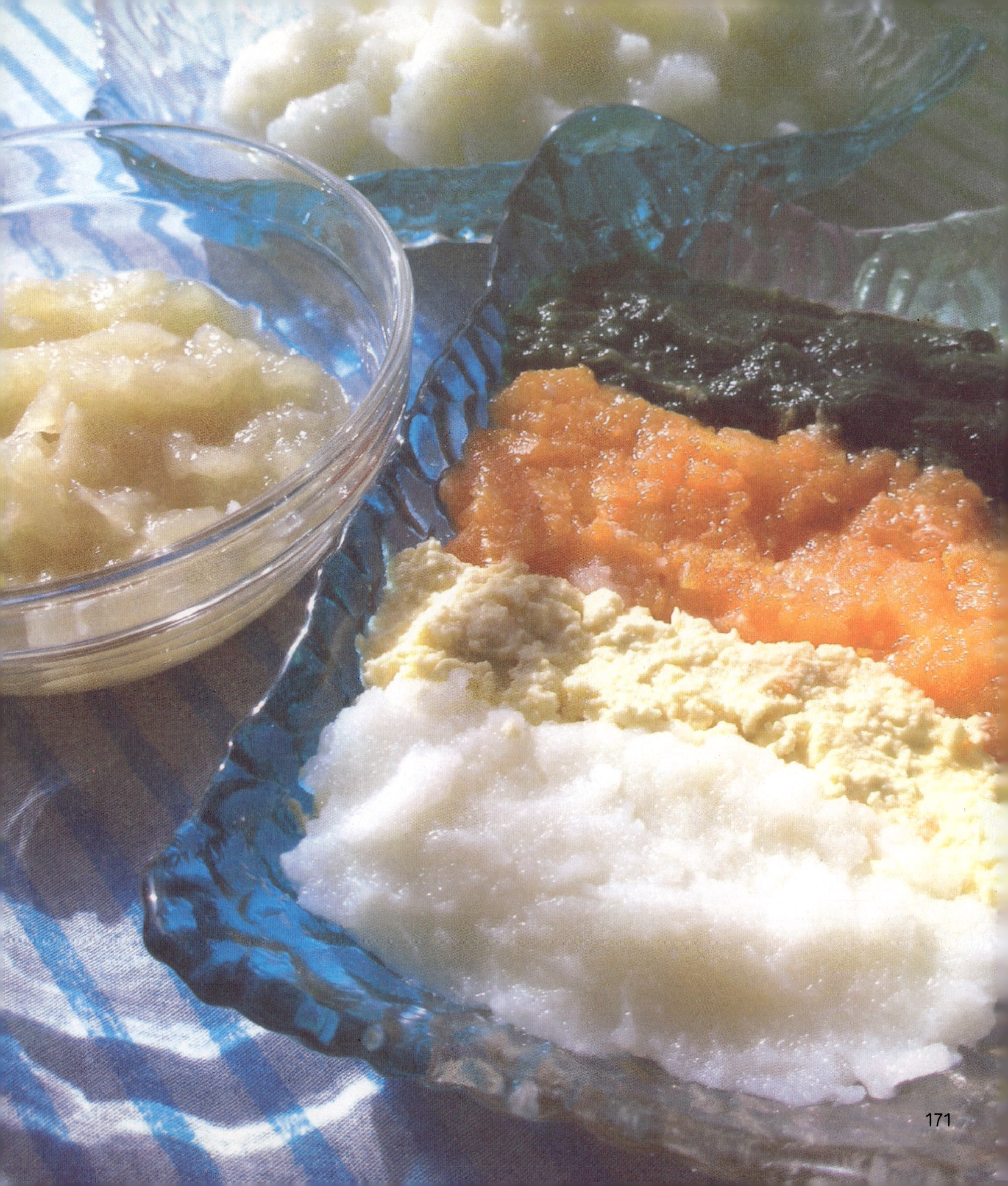

第四章

# 二、1岁半～2岁——自己会吃饭了

## 1、宝宝的成长

### 身体发育状况

快两岁的宝宝，体格的发育相对慢了下来，但已经能有16～20颗牙齿了。见表4–2。

随着活动的增加和肌肉的逐步发育，婴儿时期的脂肪逐渐减少。宝宝的腿和胳膊逐渐加长，脸变得比以前更有棱角，下巴也显露了出来。

表4－2　宝宝第24个月发育速查

| 性别 | 身长（厘米） | 体重（千克） | 头围（厘米） | 胸围（厘米） |
|---|---|---|---|---|
| 男宝宝 | 91.2±3.8 | 13.19±1.48 | 48.7±1.4 | 49.6±2.1 |
| 女宝宝 | 89.9±3.8 | 12.60±1.48 | 47.6±1.4 | 48.5±2.1 |

### 宝宝的四肢灵活有力

在这个阶段里，宝宝动作的协调能力和身体的灵活性都有明显的进步。

宝宝手的使用更加自如，能够自己捧着杯子喝水，独自吃饭；能够将玩具箱内的各种玩具取出来再放回去，还能自己打开包装好的东西；可以码放5块左右的积木；能够画出直线；可以转动门把手把门打开，在玩球时，不仅可以很好地追着球跑，还会用手投球及用脚踢球。而且，有的宝宝已经能够自己穿鞋子、穿衣服了。

宝宝腿上的肌肉开始变得有力，能够跨过高度为5厘米左右的障碍物，也能在一段时间内独自做“金鸡独立”，可以从最后一级台阶蹦到地上，能蹬踩儿童三轮自行车。

### 宝宝可以跑了

这时的宝宝已经从稳稳地走路逐渐发展到会跑了，尽管跑得还不太稳。因此，从这个时候开始，父母可以和宝宝一同走路外出了，但一定要注意安全。

### 大脑发育最迅速

这个阶段的宝宝身体各部位发育速度，以大脑最快。宝宝的因果关系理解力有进步，并且已经颇具想象力，他会把所有圆圆的东西都说成像太阳，把弯弯的东西说成像月亮。记忆力也有很大进步，已经能够理解一些抽象的概念，如今天和明天、快和慢、远和近等，会数1～10甚至更多，喜欢问更多的“为什么”。

### 语言出现质的飞跃

这一阶段，宝宝的语言表达能力将发生质的飞跃：他以每个月平均说出25个新单词的速度发展着，满两岁时有可能达到近千个；宝宝将说出由两个单词组成的句子来，如他说“大狗狗”、“削苹果”等，能说出日常见到的大多数事物的名称。

## 2、宝宝需要的营养

### 谷物提供热能

这个时期的宝宝，仍要以米、面、杂粮等谷物为主食，来给宝宝提供热能。一天要有三次正餐，两次加餐。同时，父母要根据宝宝的体重来调整所需的热量，比如对于体重轻的宝宝，可以在食谱中多安排一些高热量的食物，配上西红柿蛋汤、酸菜汤或虾皮紫菜汤等，开胃又有营养，

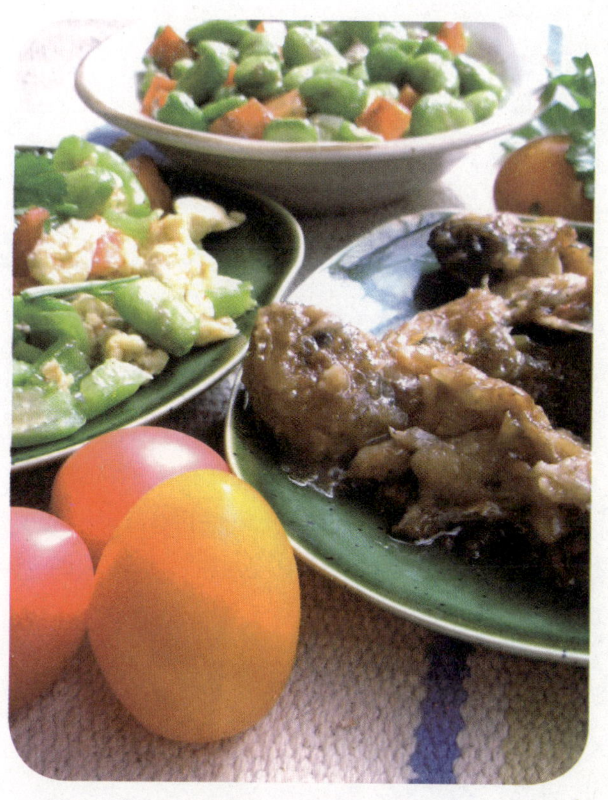

有利于宝宝体重的增加。对于已经超重的宝宝，食谱中要减少一些高热量食物，多安排一些粥、汤面、蔬菜等食物。

### 鱼、肉、蛋类提供蛋白质

在主食之外，鸡蛋、鱼、肉的供给要充足，满足宝宝对蛋白质所需。宝宝每日需要蛋白质40g左右，其中一半应来源于奶，每天要保持喝牛奶400~500毫升。

但不能过分重视动物性食物，还要注意从蔬菜、水果等食物中摄取营养，只有饮食均衡且多样化，才能发挥各种食物在营养成分上的互补作用。

## 蔬菜提供维生素和矿物质

蔬菜含有宝宝身体所需的维生素和矿物质，父母要注意在宝宝饮食中添加蔬菜，并配合谷物给宝宝食用。但要注意多样、适量，毕竟许多营养物质含在不同的蔬菜中。

## 肉类是铁的好来源

宝宝已经进入了幼儿时期，从动物性食品中摄取的铁质，要比从植物性食品中摄取的好吸收。父母应注意给宝宝做些肉类食品，以满足宝宝身体对铁质的要求，一般最好平均每天给宝宝吃15~30克的肉类。

动物肝脏、牡蛎是动物性食品中含铁量较高的。

## 健脑食品

现在，宝宝的大脑正快速发育着，除了先天素质外，后天的营养与智力的关系最为密切，合理的、足够的营养是宝宝大脑发育的保证，也对宝宝的大脑发育起着促进作用。父母在做日常饮食安排时，要记得多给宝宝吃些健脑食物。

## 健脑的几类食物

父母可以给宝宝选用下面这样的健脑食物：

**动物内脏、瘦肉、鱼**　动物内脏、瘦肉、鱼等含有人体不能合成的必需脂肪酸，它是婴幼儿生长发育的重要物质，尤其对中枢神经系统、视力、认知的发育起着极为重要的作用。

**水果**　特别是苹果，不但含有多种维生素、无机盐和糖类等大脑构成所必需的营养成分，而且含有丰富的锌。锌与增强宝宝的记忆力有密切的关系。所以常吃水果，不仅有助于宝宝身体的生长发育，而且可以促进智力的发育。

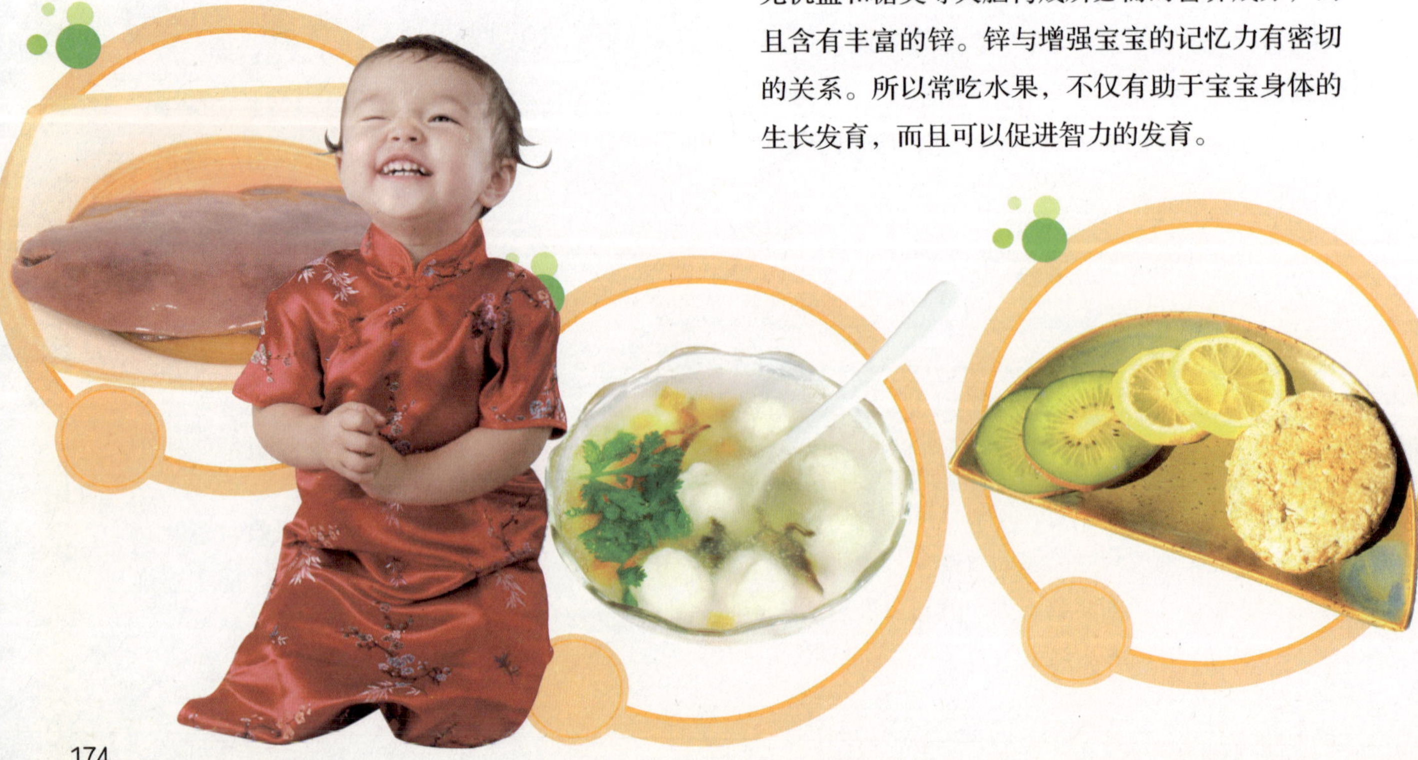

**豆类及其制品** 豆类及其制品含有丰富的蛋白质、脂肪、碳水化合物及维生素A、维生素B等。尤其是蛋白质和必需氨基酸的含量高，以谷氨酸的含量最为丰富，它是大脑赖以活动的物质基础。

**硬壳类食物** 硬壳类食物含脂质丰富，如核桃、花生、杏仁、南瓜子、葵花子、松子等均含有对发挥大脑思维、记忆和智力活动有益的物质。

## 3、专家指导宝宝好营养

### 安排健脑食物的注意事项

健脑食物应适宜于宝宝的消化吸收。只有经过了消化吸收，健脑食物才能使大脑得到营养。否则，不但达不到健脑的目的，反而易损伤宝宝的消化功能。

健脑食物应适量、全面。不能偏重于某一种，或是以健脑食物替代其他食物。食物种类要广泛，否则易导致宝宝营养不全甚至营养不良。

健脑食物的种类及数量应逐步添加。食物种类全面不等于一哄而上，要注意宝宝的特殊进食心理和尚未完善的消化机能。

应均衡食用酸性食品和碱性食品。对酸性食品如谷物类、肉类、鱼贝类、蛋黄类等的偏食，易导致记忆力和思维能力的减弱，故应与碱性食品如蔬菜、水果、牛奶、蛋清等科学搭配，均衡食用。

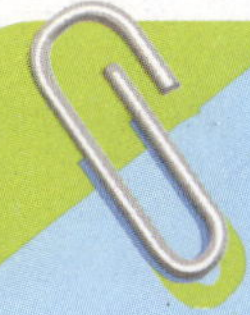

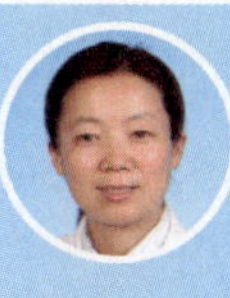

**专家提醒**

运动能使身体主动、健康地成长。在适量运动的基础上，合理地补充营养物质，才能起到真正的健脑与健身的作用。由于健身与健脑是相互联系、相辅相成的，因此处理好两者的关系，对宝宝的成长至关重要。

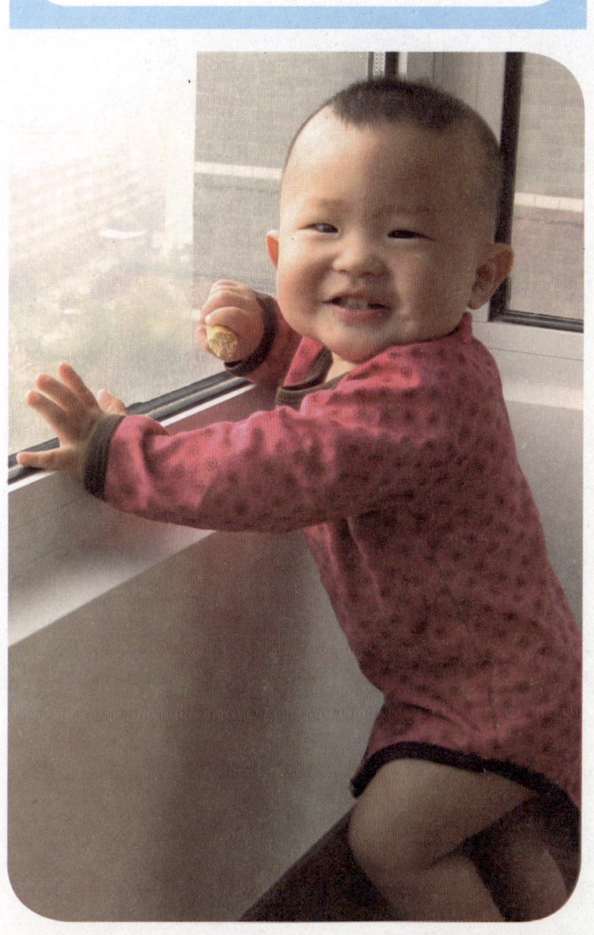

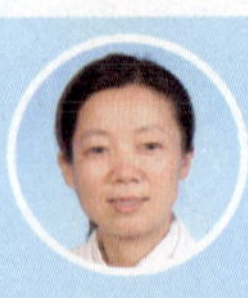

专家提醒

在宝宝进食时，父母要注意训练宝宝咀嚼和吞咽固体食物的能力，当宝宝把食物吃进去后，要告诉宝宝应该充分咀嚼后再咽下。由于吮吸和咀嚼是两种完全不同的进食动作，宝宝必须经过训练才能慢慢适应。

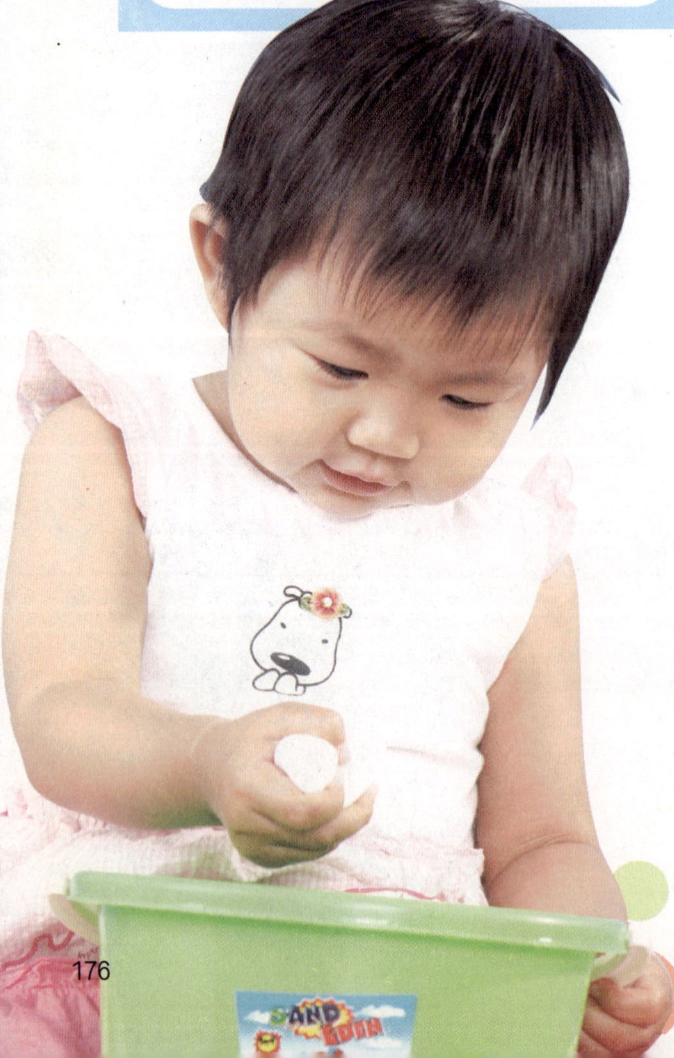

## 鼓励宝宝自己吃饭

这个时期的宝宝，随着独立意识的增强和手脑更加灵活，喜欢自己握杯、抓匙，多数都可以自己吃饭了。

对于这一点，父母应该支持、鼓励并且锻炼宝宝自食了，这对于宝宝的独立意识和吃饭的兴趣都是很好的培养。自食不仅可以训练宝宝的动作技巧和手眼协调能力，还可以培养宝宝对饮食的兴趣、增进食欲。在很多情况下，宝宝把自己拿小勺舀饭当做玩游戏，抓着小勺“全力以赴”地对付碗中的食物。待经过不懈的努力终于将食物吃进嘴里时，宝宝的兴致就更高了。

## 当宝宝不愿意自己吃饭时

许多宝宝在这一时期总是争抢着要自己吃饭，当然也有不愿意自己拿勺吃饭而愿意让妈妈喂的宝宝。

这样的宝宝多是对父母有很强的依赖性，对于这样的宝宝，父母可以把杯子、奶瓶、汤匙、手抓食物等放在宝宝容易看到、拿到的地方，当宝宝自己吃的时候，父母最好在一旁鼓励宝宝、夸赞宝宝。但要注意的是，父母不要强迫宝宝自己吃饭，应顺其自然地让宝宝发展，等宝宝再大一点时，自然就会自己吃饭了。

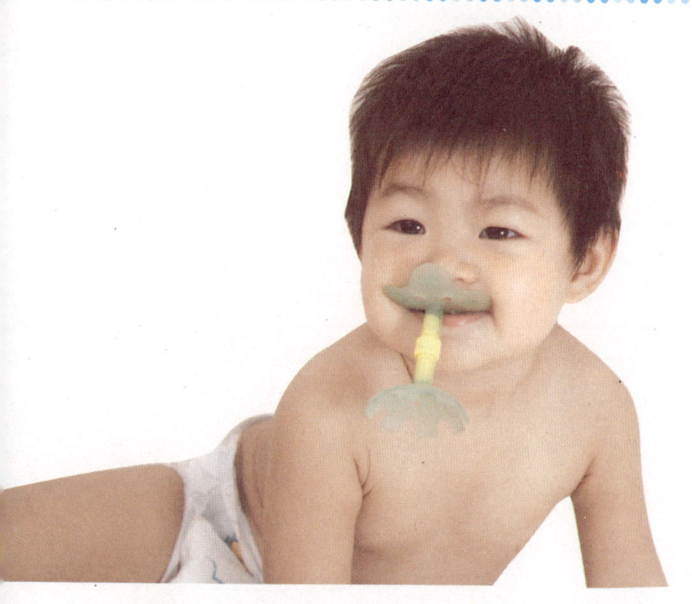

## 宝宝玩的时候喂饭不好

在宝宝玩的时候喂饭，不利于宝宝的消化吸收，因为吃饭不仅仅是嘴巴吃进去再咽下的事，而是全身一系列的反应。人在进食时，首先看到饭菜，在大脑里引起兴奋，在大脑的支配下，胃肠道系统有节律地运动、兴奋、分泌消化液，帮助食物很好地消化吸收。整个进食是一个有机的、完整的过程。如果吃饭时心不在焉，大脑的刺激和支配作用减弱，以至于整个消化系统处于涣散状态，则不利于食物的消化吸收。而且，如果宝宝的兴趣在玩上，根本不注意食物的色、香、味，难以促进食欲，再鲜美可口的食物也不能给宝宝留下印象，因此，宝宝对吃饭就没有强烈的要求。

## 饮食要粗细搭配

在这个时期，一味给宝宝吃精细食物并不是好做法，父母应注意粗细搭配。

精制食物的营养成分丢失太多，另外，精细食物往往含纤维素少，不利于肠蠕动，容易引起便秘。但是，并不是说宝宝吃的食物越粗糙越好，就拿米面来说，加工太粗则吃起来难以消化吸收。因此，给宝宝吃的食物，既不要过于精制，也不要太粗糙，两者要兼顾。

## 食物原料选择好

宝宝吃得好，身体才能发育得好。对于已经接近两岁的宝宝，父母的一项重要工作，就是烹饪出色香味俱全的、宝宝喜欢吃的食物。

在菜肴原料的选择上，应选择新鲜、易煮烂、易咀嚼的食物，如多选新鲜绿叶菜和豆制品；鱼类选择肉多、刺少的海鱼或淡水鱼，如带鱼、鲳鱼、鲶鱼等。肉类宜买少骨、少筋的，如鸡胸脯肉、猪腿肉等。

## 食物加工要细心

在食物初加工时，应做到先洗后切。蔬菜先浸泡半小时到1小时，然后清洗；鱼、肉、虾应清洗干净，减少腥味；切菜时还应切得稍微小一点、细一点，既适合宝宝口形的大小，又可以成为宝宝的“手指食品”，能拿在手上吃。水产品、肉类需去骨、去刺。

## 食物烹调有讲究

烹饪时，应多采用炒、煮、蒸、焖、煨等，尽量不用或少用油煎、油炸、烧烤等方法。蔬菜一般用急火快炒；肉类可先用蛋清、淀粉上浆后炒用，也可炖汤；鱼类以清蒸或炖汤为佳。在调味时讲究清淡、少刺激、低盐、少糖、不用味精，一些调味品会妨碍宝宝体验食品本身的味道，因此应尽量不用，同时注意不要以成人的口味标准来看待宝宝的口味。

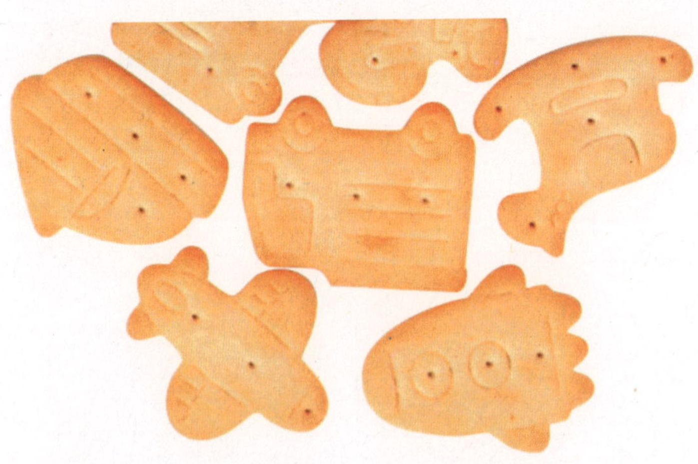

## 少吃色素食品

一些市售的成品食物中有过多的色素。这段时间，宝宝处于幼儿时期，这些色素可以刺激宝宝的神经系统，干扰正常的代谢功能，易引发多动症，严重的还能导致慢性中毒，出现腹痛、腹胀、消化不良、胃炎、尿路结石等病症。

## 宝宝不宜喝浓茶

幼儿不宜饮用浓茶。浓茶中含有鞣酸，很容易与食物中的铁质结合成鞣酸铁盐类，阻碍肠粘膜对铁质的吸收，增大缺铁性贫血的出现概率。

浓茶中含较高的咖啡碱，宝宝受咖啡碱的刺激，心肾负担加重，容易出现心跳加快、尿频等现象。此外，浓茶中的咖啡因和茶碱会刺激高级神经中枢，使宝宝夜晚兴奋烦躁、夜尿频繁、睡眠不足等，长期下去会影响健康。所以父母还是少给宝宝饮茶或不饮茶比较好。

## 罐头不宜多吃

幼儿正处于长身体的发育时期，机体的解毒、抗病能力不强，而罐头往往含有防腐剂、添加剂、香料、食用色素等，这些东西对成人影响不大，但对幼儿身体健康却有很大影响。经常吃，会降低体内各种代谢功能及酶的活性，诱发各种疾病。

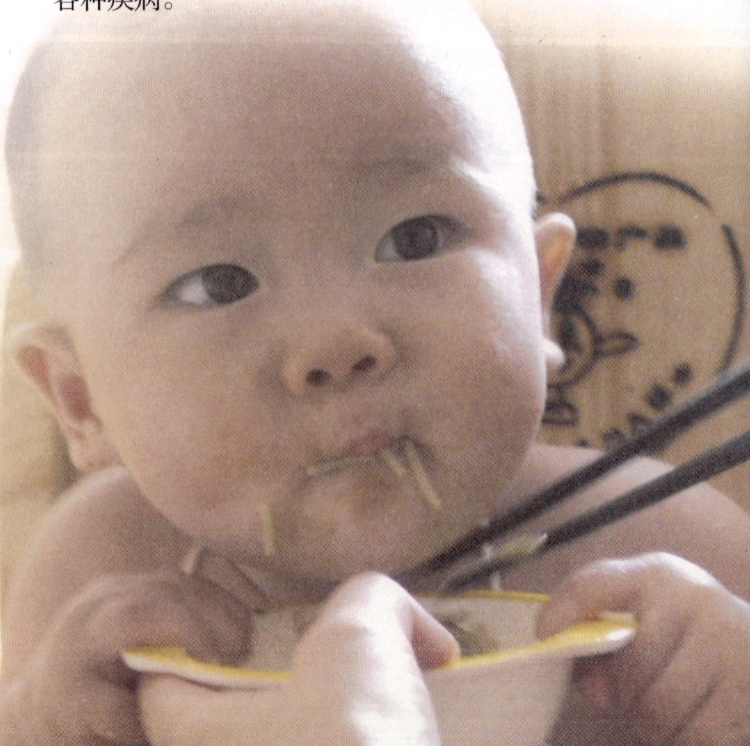

## 挑选合适的生日蛋糕

宝宝快两岁了，父母会在宝宝生日时给宝宝订一个蛋糕。但对处于幼儿时期的宝宝来说，有些蛋糕是不适宜的，比如巧克力蛋糕或带有果仁、糖和蜂蜜等的蛋糕，都不适合宝宝吃。

胡萝卜蛋糕等比较合适，但在上面铺有的鲜奶油最好不要加糖。蛋糕的形状可以有些趣味性，或用鲜奶油装饰成卡通人物等。同时父母要注意在切蛋糕时控制好量，给与宝宝平日吃的分量差不多的蛋糕即可。

## 生理性厌食

这个阶段的宝宝，多会出现一段对吃饭的兴趣降低的时期，使得许多家长因为让宝宝吃饭而感到头疼。

宝宝对外界探索的兴趣明显增加，因而对吃饭失去了兴趣，这种现象一般被称为“生理性厌食”，父母应当理解，并注意经常更换食物的花样，让宝宝感到吃饭也是件有趣的事，增加他吃饭的兴趣。

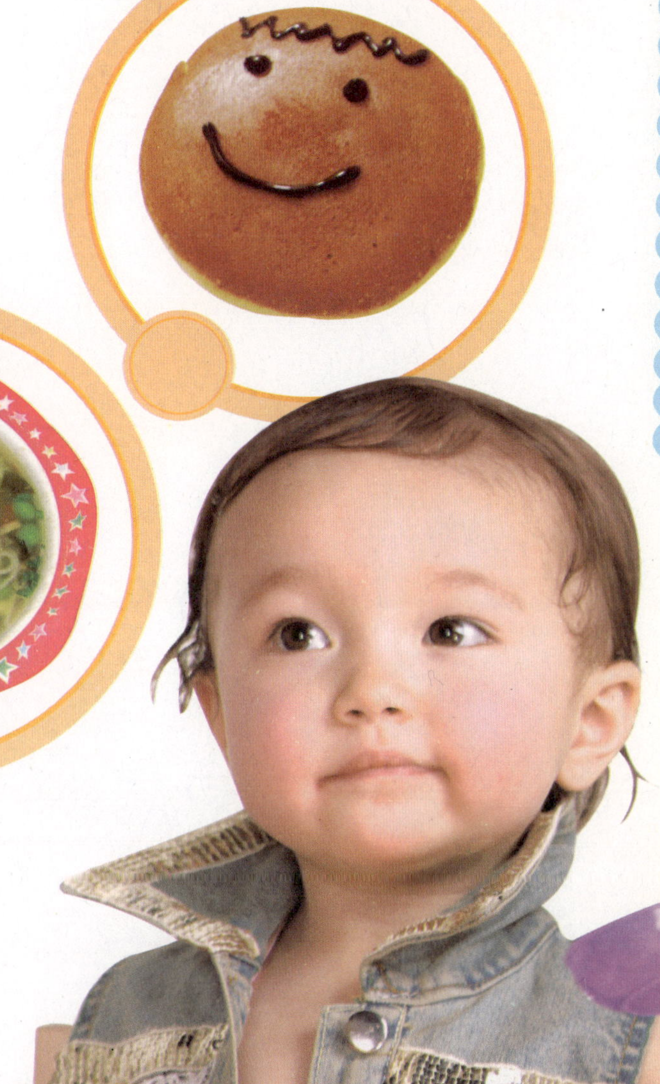

## 4、适合宝宝的营养食谱

### 番茄牛肉面

用料

100克细面条，100克牛肋条，1个番茄，葱段、姜片、蒜片、八角、盐、酱油各少许。

做法

① 番茄洗净，用开水烫后剥皮，切块；牛肉洗净，切块，放入开水锅中氽烫，捞出。

② 锅里倒入开水，放入牛肉、葱段、姜片、蒜片、八角，用大火煮开，改用小火焖至熟软，再放入番茄、盐和酱油，煮软。

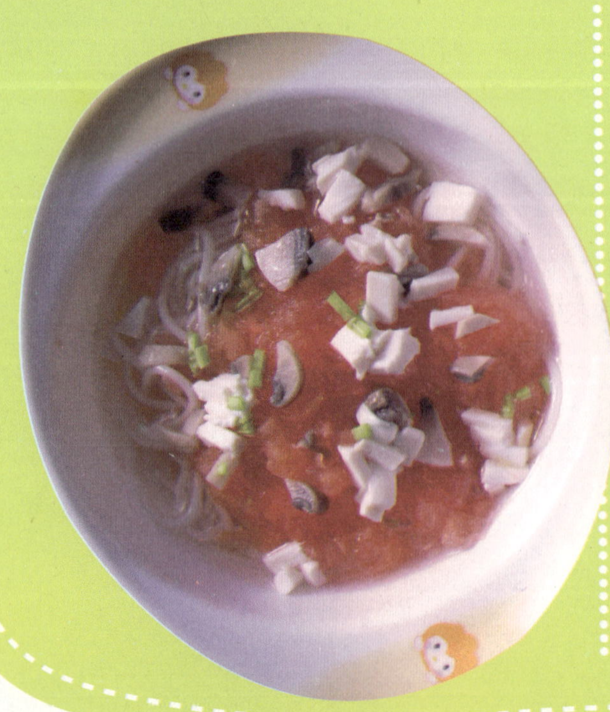

③ 锅中倒水烧开，放入面条，煮熟，盛入碗中，加入番茄牛肉汤汁即可食用。

说明

此面香味浓郁，绵滑爽口。最好选用肉质细嫩的牛肋条肉，宝宝容易嚼碎，便于消化。

### 香菇海苔卷

用料

100克香菇，4片海苔卷，40克肉末，盐、淀粉各少许。

做法

① 把香菇洗净，剁碎，加入肉末、盐、淀粉搅拌均匀。

② 将海苔铺开，铺上香菇肉末，慢慢卷成卷，然后上锅蒸10~15分钟即熟。晾凉后，用刀切成3厘米宽的墩，便于宝宝食用。

说明

此卷造型可爱，鲜美可口，含有对宝宝身体有益的钾、钠、钙和维生素、蛋白质。

## 皮蛋瘦肉粥

用料

50克大米，1个皮蛋，30克羊肉末，姜末、盐各少许。

做法

① 大米淘洗干净后，浸泡1小时左右；皮蛋剥皮，切丁，肉末用姜末、盐搅拌均匀，腌制20分钟左右。

② 锅里放水烧开，放入大米，熬煮至快熟时，放入肉末和皮蛋，转小火煮10多分钟即可食用。

说明

此粥黏稠浓滑，鲜香有味，营养丰富，口感好，容易消化和吸收。

## 一日食谱参考

06：00

150毫升母乳或配方奶，1块布丁，60毫升肉松粥

08：00

100毫升母乳或配方奶，1块布丁，60毫升肉松粥

10：00

100毫升酸奶，1块面包，2片水果

12：00

100毫升鸡肝米粥，60克青菜炒肉

15：00

100克水果，50克面包，紫菜蛋花汤

18：00

150克包子，50毫升虾肉松菜粥

21：00

200毫升母乳或配方奶

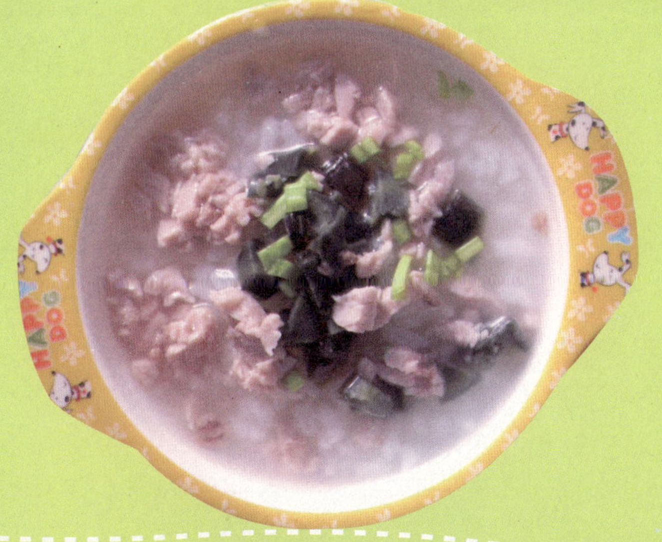

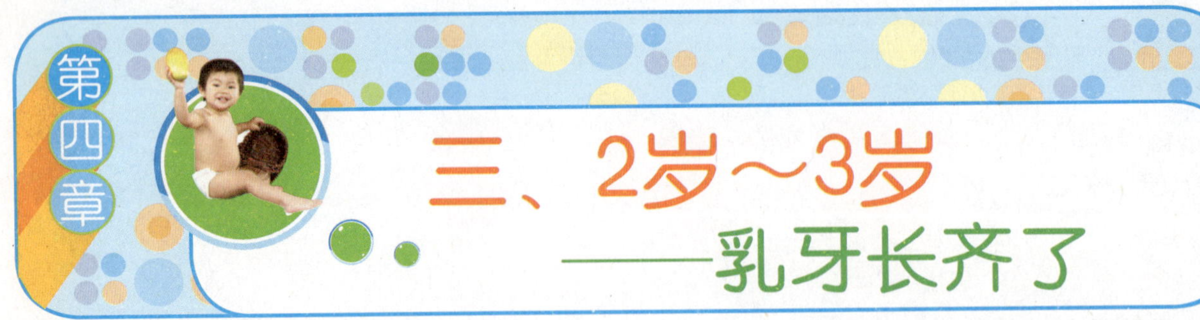


# 三、2岁～3岁——乳牙长齐了

## 1、宝宝的成长

### 体型趋于成人了

在这个阶段，宝宝看起来似乎光长个子不长肉，最显著的发育是身体比例的变化。宝宝头部的发育速度开始减慢，四肢变长，肌肉因为经常锻炼而变得强壮，头和身体的比例更趋向成人。见表4–3。

表4–3 宝宝第36个月发育速查

| 性别 | 身长（厘米） | 体重（千克） | 头围（厘米） | 胸围（厘米） |
|---|---|---|---|---|
| 男宝宝 | 98.9±3.8 | 15.31±1.75 | 49.8±1.3 | 51.5±2.3 |
| 女宝宝 | 97.6±3.8 | 14.8±1.69 | 48.8±1.3 | 50.5±2.2 |

### 乳牙长齐了

宝宝的乳牙在两岁半以前一般就全部长齐了。同时父母一定要注意帮助宝宝预防龋齿，最好在宝宝每次饭后让宝宝喝些凉开水。吃了零食后，让宝宝自己拿着牙刷刷牙，也许宝宝并不能使用得很灵巧，但重要的是宝宝能渐渐养成习惯。为了防止宝宝咽下牙膏，最好使用不含氟的牙膏。

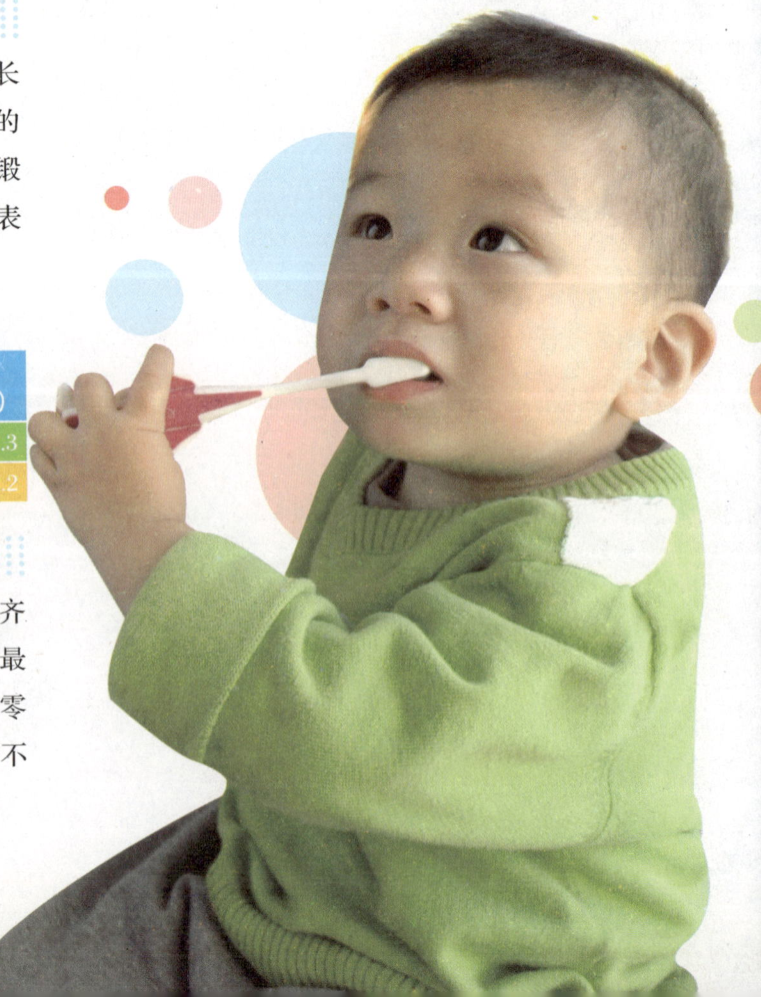

## 走得既快又稳

两岁以前，宝宝走路时步态还不稳，爬楼梯时，都是双脚站稳后再继续前进。而现在的宝宝，已经能独立行走了，对身体的操纵更加自如，后退和拐弯也不再生硬，走路的速度也快了，甚至还能抱着一个玩具走路。走动时也能做其他的事情，例如用手拿东西、讲话以及向周围观看。爬楼梯时，可以单脚交互，一步一阶。在今后的几个月，他跑起来会更稳、更协调。

现在宝宝还能做一些难度比较大的动作或技巧，如爬上高高的滑梯、上沙发、上床等。有的宝宝已经学会骑三轮童车、踢皮球、荡秋千等。

## 身体控制更加灵活

这个年龄的宝宝，手的动作更加灵活了，不再用整个手掌抓笔，而是能用手指头握着笔了。宝宝能用铅笔画出圆形、三角形、四方形，灵巧一点的宝宝还可以画出简单的人物画，甚至能写两个以上的数字和汉字。到三岁时可以自己解扣子，脱鞋。

## 进入大脑最活跃期

宝宝已经满两岁了，进入了大脑的最活跃期，思维发展进入了一个快速爆发的时期。他对周围各种各样的事情都会发生非常强烈的兴趣，求知欲更加强烈，想探一个究竟。

宝宝在数字方面的发展比语言能力慢，但到了3岁时也渐渐有了一些数字概念。到了3岁，宝宝才开始知道两个1加在一起是2，3个1加在一起是3。

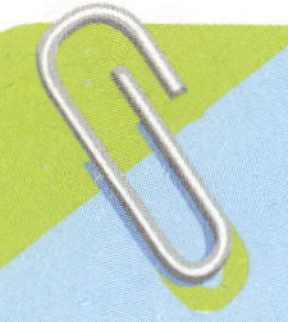

### 专家提醒

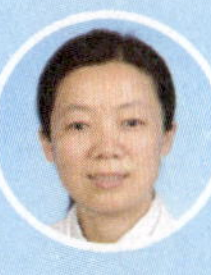

宝宝这段时期开始懂得数字的意义了，但一般最多只能了解到3或4。这个时期你可以要求宝宝，比如说：“拿两个苹果过来”，通过这种游戏，确认宝宝对数字理解的程度。

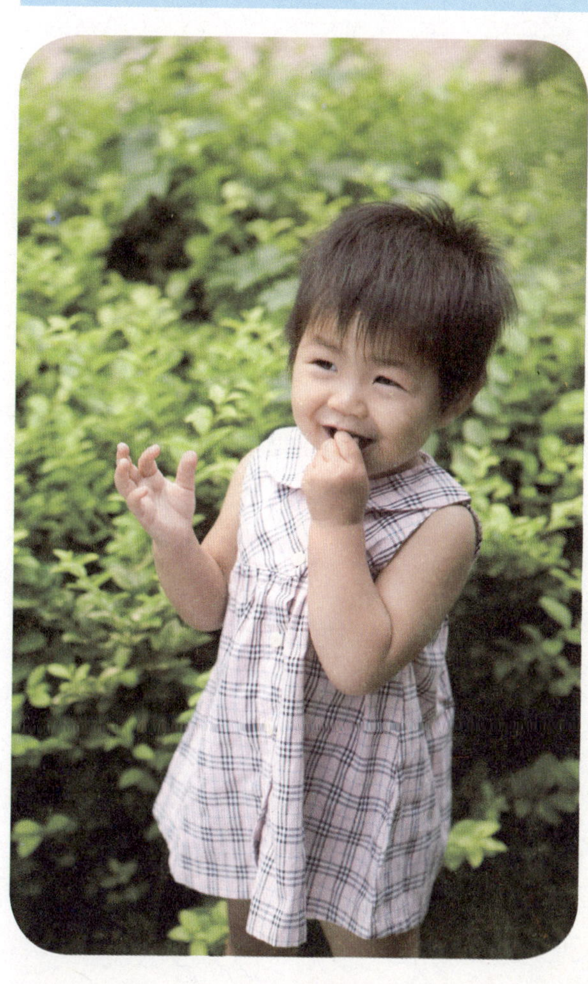

## 语言能力进一步提高

当爸爸妈妈问宝宝冷、饿、渴、困时怎么办，宝宝已经能说出穿衣服、吃饭、喝水、睡觉等，能用复杂的句子表达自己的意图。宝宝还能完整地背一些儿歌，语言发育快的宝宝掌握的儿歌会更多。

## 认知能力进一步增强

两岁以后的宝宝对日常生活中常常碰到的一些事和物有了一定的辨别力，而且懂得一些物品的用途、作用。

宝宝对空间的理解力加强，对大和小的概念也非常明确，知道大人和小孩子的区别，也知道小盒子可以放在大盒子里面。宝宝现在已经能分清楚内和外、前和后、长和短等概念，对圆形、方形、三角形等几何图形有了认识，能够辨认出1、2、3，分清两种以上的颜色，搭积木时能砌3层金字塔。

宝宝还能知道妈妈和爸爸及家庭中的一些人是从事什么工作的。宝宝还能将毛巾、牙刷、香皂、皮球、玩具猫等，按用途进行分类。

## 注意力和记忆力提高

在这一时期，宝宝可以较长时间专心地做一件事，如玩玩具、念儿歌、看图片、看电视或观察一个物体等。记忆力也有所增强，在短距离内，能认得回家的路；回家后能把幼儿园老师教的儿歌唱给妈妈和爸爸听，还能将在家里的活动告诉老师和小朋友听，并在记忆中出现联想。

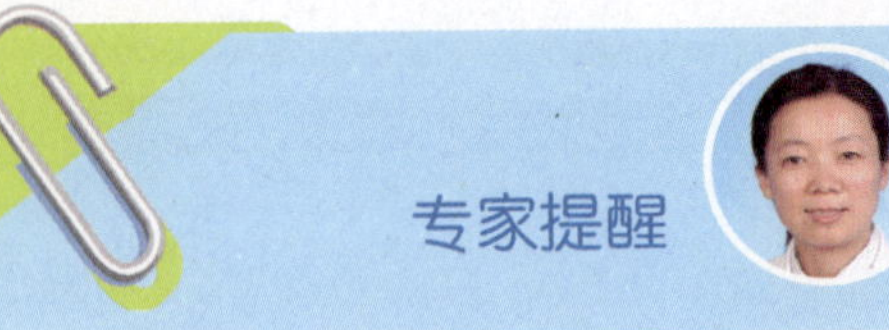

专家提醒

有些宝宝语言发育迟，可能这时才刚刚学习说话。别着急，宝宝的变化是跳跃式的，也许明天你就会惊喜地发现宝宝吐字如珠了。

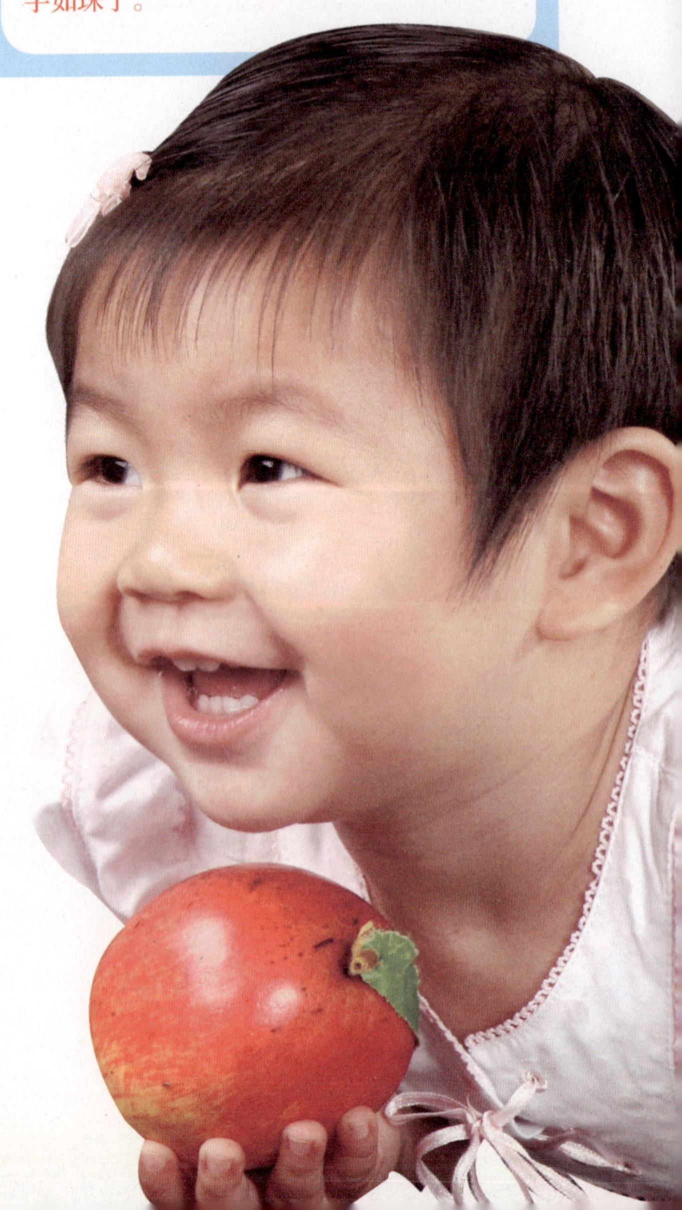

## 2、宝宝需要的营养

### 营养需求提高了

宝宝进入两岁之后的幼儿时期，营养需求比之前有了较大的提高，每天所需的热量达到1200~1350千卡，而热量来自蛋白质、脂肪和糖类，因而宝宝对蛋白质、脂肪和糖类的需要也较之前有所增加。维生素一般从蔬菜和水果中就可以补充足够。

同时，随着宝宝胃容量的增加和消化能力的完善，每天的餐点逐渐由5次转向4次。在餐点逐渐减少的同时，每餐的量要适当增多。还要注意多让宝宝接触粗纤维食品，有助于促进肠道的正常蠕动。

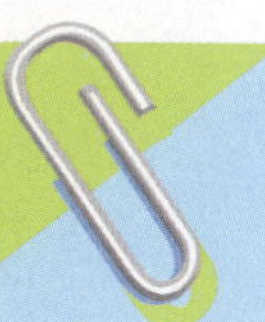
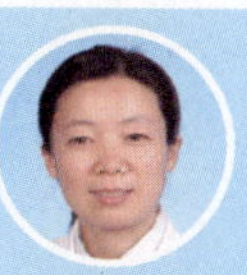

**专家提醒**

如果糖分摄取过多，体内的B族维生素就会因帮助糖分代谢而消耗掉，从而引起神经系统的B族维生素缺乏，产生嗜糖性精神烦躁症状，所以不要过多吃糖。

### DHA

给宝宝食用一些深海鱼类，如鲑鱼、鲭鱼、沙丁鱼、秋刀鱼等，因其富含DHA，会对宝宝脑部发育有很大帮助。

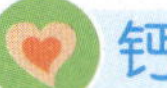

### 钙

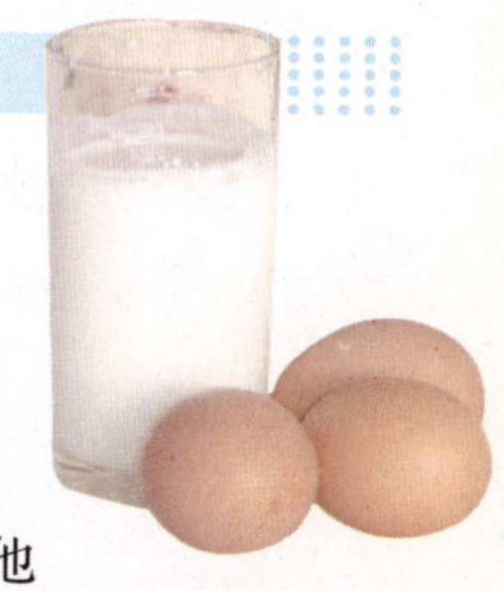

宝宝进入两岁后，已经完成了由液体食物向幼儿固体食物的过渡。但牛奶中的营养丰富，尤其是钙，而且之前控制牛奶食用量的目的是为了保证其他食物的摄入量，这个阶段宝宝已经能够吸收牛奶中的各种营养物质了，所以还是要保证每天最好饮用400~500毫升牛奶，以保证充足的钙。如果奶量充足，食物搭配合理，则不需额外补钙。

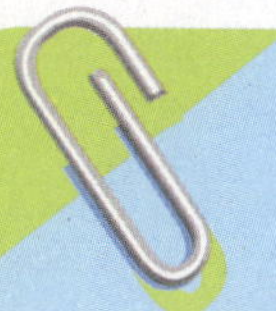
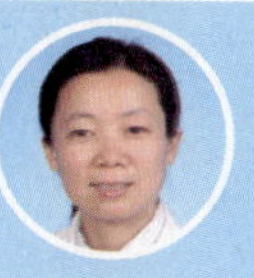

**专家提醒**

宝宝喝牛奶在目前的阶段还是必须的，但是不能用酸奶完全替代鲜奶，因为酸奶虽然含有大量帮助消化的有益菌，但是同等量的酸奶中的其他营养物质和鲜奶相比要少，所以不能用酸奶代替鲜奶。

### 补铁不要过量

这一时期宝宝仍要补铁，以免引起缺铁性贫血，但不宜过量。目前市场上的补铁食品每100克含铁6~10毫克，属于按照婴幼儿食品国家标准强化的。不可以长期自行添加铁剂或强化铁食品给宝宝，如果宝宝体内含铁量过多，会导致体内铁与锌、铜等微量元素失衡，出现宝宝厌食、发育迟缓甚至中毒的现象。

## 3、专家指导宝宝好营养

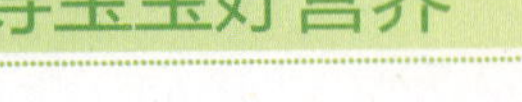

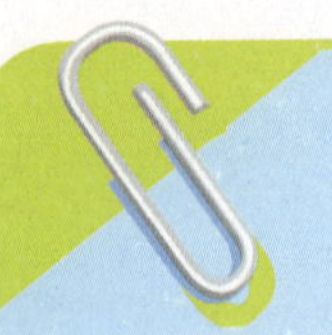

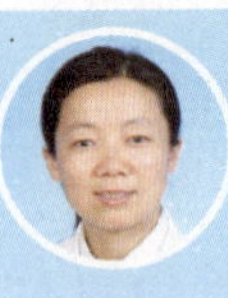

### 专家提醒

如果宝宝比较瘦弱，首先要查明宝宝瘦弱的原因，是先天不足、喂养不当还是患有某种疾病。只有找到原因，才能对症治疗。千万不能因为宝宝弱，就盲目吃营养品，甚至把成人吃的营养品给宝宝吃。

### 盲目吃保健品的危害

在这个阶段，宝宝的饮食状况基本稳定。目前出现了许多父母给宝宝滥补营养的势头：今天让宝宝补铁，明天让宝宝补钙，后天又改成补锌了。这样会对宝宝造成不利影响，后患无穷。

每个宝宝身体内部都有其自觉调理功能，而给宝宝服用营养药和保健品，其中所含的营养物质品种单且量大，会打乱体内营养物质的平衡状态，造成一种或几种营养物质过量，而使其他营养物质缺乏。一些化学合成的补品等对宝宝的肝脏、肾脏是有危害的。

### 吃饭速度不宜过快

由于宝宝的胃肠道发育还不完善，胃蠕动能力较差，胃腺的数量较少，所分泌胃液的质和量均不如成人，如果在进食时充分咀嚼，在口腔中能将食物充分地研磨和初步消化，就可以减轻下一步胃肠道消化食物的负担，提高宝宝对食物的消化吸收能力，保护胃肠道，促进营养物质的充分吸收和利用。一般来说，每次进餐时间在20分钟左右比较科学。

### 饮食要有度

有的父母对宝宝过分迁就，总认为宝宝没吃饱，宝宝要吃什么吃就给什么吃，要吃多少就给多少，像填鸭似地往宝宝嘴里塞，结果引起积食及肥胖。

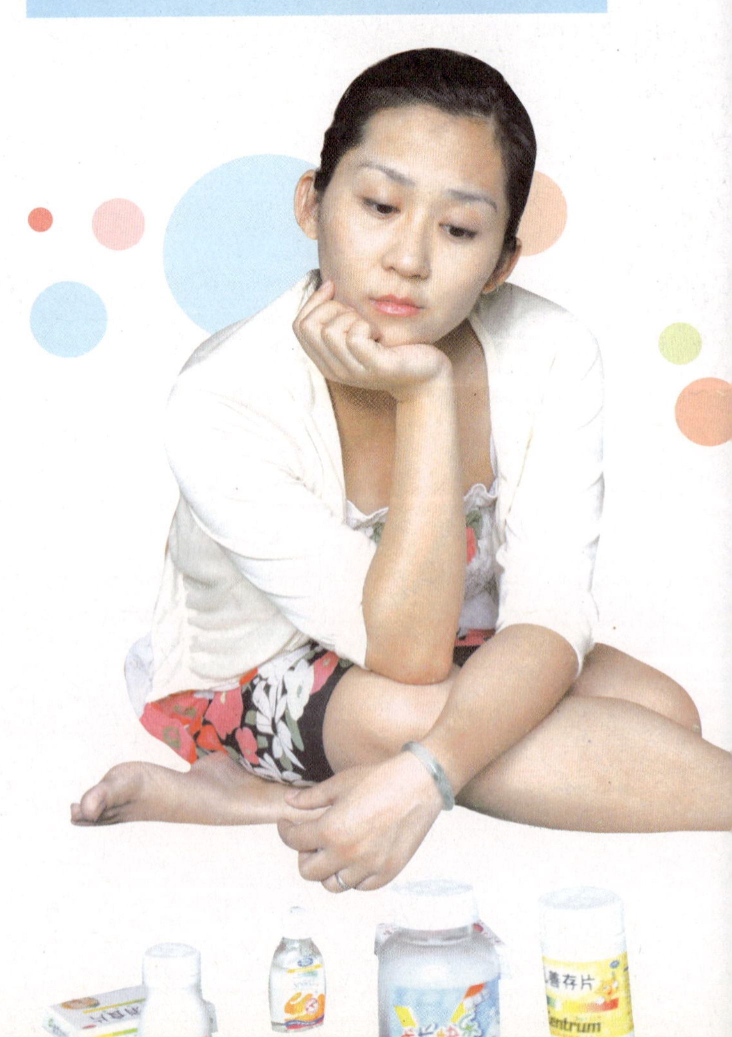

严格来讲，饮食应根据宝宝生长发育的需要来供给，每餐进食量要相对固定，品种要丰富，营养要均衡。

## 不要饮食无时

如果宝宝什么时候要吃就什么时候喂，没有培养按时进食的习惯，每天餐次太多，餐与餐之间间隙不合适，饥饱不均，就容易造成宝宝消化功能紊乱，生长发育需要的营养物质得不到满足。宝宝从小要养成良好的饮食习惯，进食要定时定量，一日三餐为正餐，早餐后2小时和午睡后可适当加餐，但也要适量。

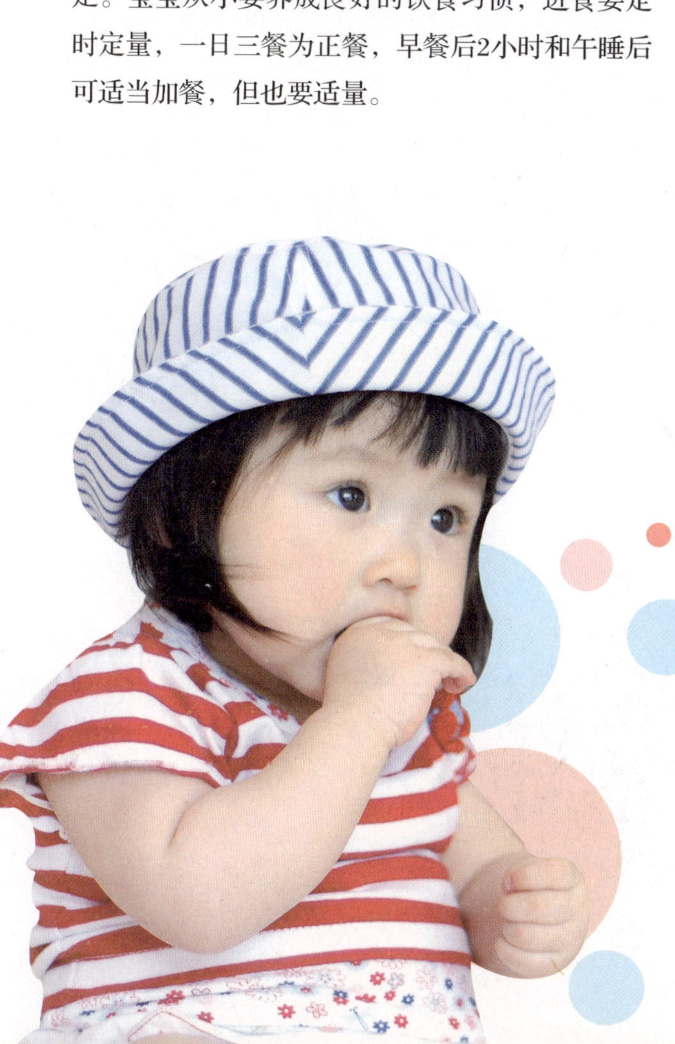

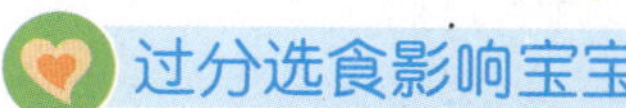

## 过分选食影响宝宝

父母注重宝宝的营养是对的，但不用过分追求。有的父母会挑选出认为最好的营养食品给宝宝吃，在挑挑选选中，无形中给宝宝带来一种意识：食物是要精挑细选的，于是宝宝在吃东西时也会挑拣，最终导致偏食。

## 不要睡前吃得过多

宝宝睡觉前吃东西，吃下去的东西来不及消化，储存在胃里，使胃液增多。消化器官在夜间本来应该休息，结果被迫继续工作，这样不仅影响睡眠质量，而且摄入过多的能量不能消耗，胖墩就是这样产生的。因此，宝宝睡前1小时之内不要吃东西。

## 鼓励宝宝充分咀嚼

在这一阶段中，宝宝的肠胃功能较之前已经有了很大的进步，但仍在不断完善过程中。如今宝宝已经能够吃越来越多种的固体食物了，为了减轻宝宝胃肠道消化食物的负担，父母要在宝宝吃进食物时，鼓励宝宝充分咀嚼食物。这样，在保护了胃肠道的同时，也可以使身体充分吸收和利用营养物质。

同时，如果宝宝没怎么嚼就咽下食物，会导致颌骨不发达，牙齿长出来后排列不整齐。父母也可以做一些食物来锻炼宝宝的咀嚼能力，比如自己烧煮的肉类，让宝宝吃面包时最好把外面的硬皮也吃掉，有些蔬菜可洗净后给宝宝生吃。

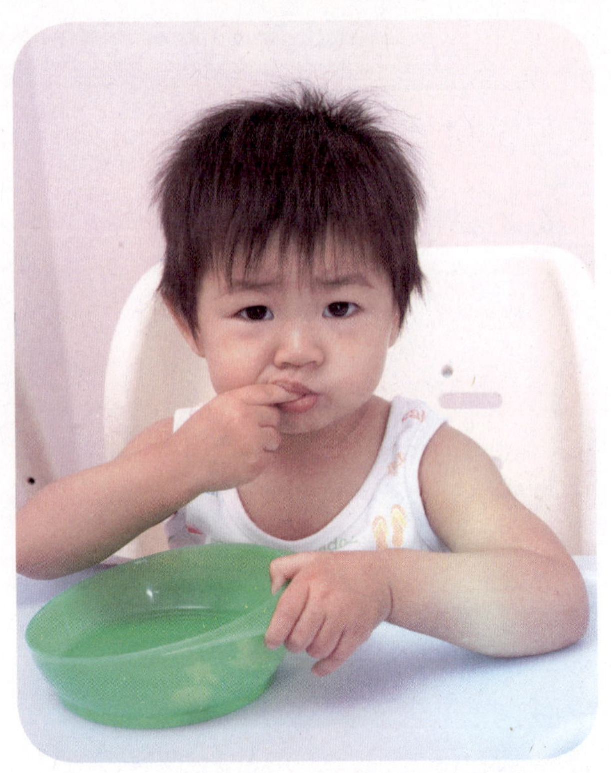

## 防止食物过敏

在这一阶段，不仅要防止宝宝食物过敏，还要在幼儿用品的选择上多加注意。

食物过敏，是指食物中的某些物质（多为蛋白质）进入了体内，被机体的免疫系统误认为是入侵的病原，进而发生了免疫反应。这在婴幼儿中发病率较高。当宝宝发生食物过敏时，你不要太担心，只要保持高度警觉、细心观察，配合医师的治疗与建议，找出可能的过敏原，宝宝就不会发生危险。

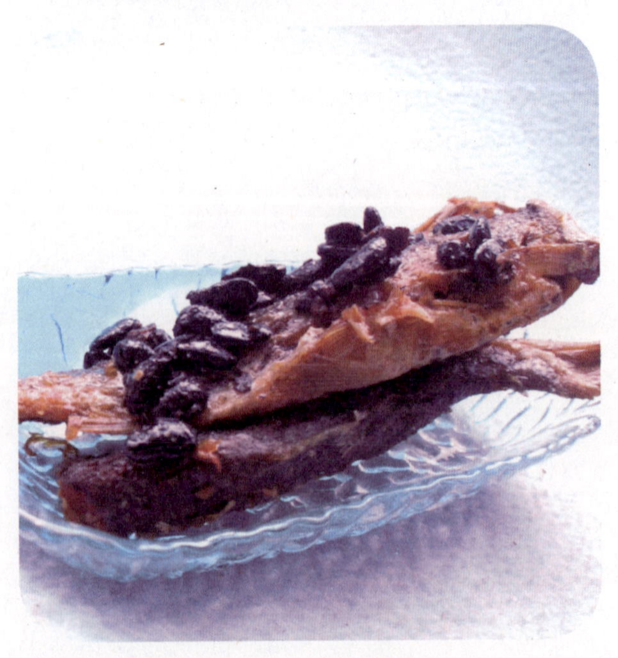

## 容易引起过敏的食物

最常见的是异性蛋白食物，如螃蟹、大虾，尤其是冷冻的袋装加工虾、鳝鱼及各种鱼类、动物内脏。有的宝宝对鸡蛋，尤其是蛋清也会过敏。

有些蔬菜也会引起过敏，如扁豆、毛豆、黄豆等豆类，蘑菇、木耳、竹笋等菌藻类，香菜、韭菜、芹菜等香味菜等，在给宝宝食用这些蔬菜时应该多加注意。特别是患湿疹、荨麻疹和哮喘的宝宝一般都是过敏体质，在给这些宝宝安排饮食时要更为慎重，避免其摄入致敏食物，导致疾病复发和加重。

## 预防食物过敏的措施

父母可以通过对食品进行深加工，去除、破坏或者减少食物中过敏原的含量。比如可以通过加热的方法破坏生食品中的过敏原，也可以通过添加某种成分来改善食品的理化性质、物质成分，从而达到去除过敏原的目的。

避免摄入含致敏物质的食物是预防食物过敏的最有效方法。如果宝宝是单一食物过敏，应将其从饮食中完全排除，用不含过敏原的食物代替；对多种食物过敏的宝宝，则要请营养师进行专门的营养指导。

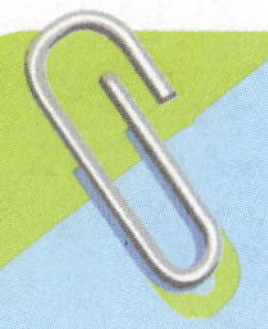

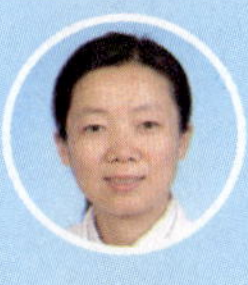

### 专家提醒

不要把食物不适应和食物过敏的概念混淆。食物不适应是指，对于吃下去的食物，身体无法正常予以处理、消化和分解，因而产生某些症状。比如，有些宝宝只要喝到牛奶和牛奶制品，就会引起腹胀、腹痛、腹泻，这主要是因缺乏分解乳糖的酶，并不是过敏。可食用去乳糖奶粉或酸奶。

一旦发现宝宝对某些食物有过敏反应时，应立即停止食用。对于会引起过敏的食物，尤其是过敏反应会随着年龄的增长而消失的食物，一般建议每半年左右试着添加一次，量由少到多，看看病症是否减轻或消失。

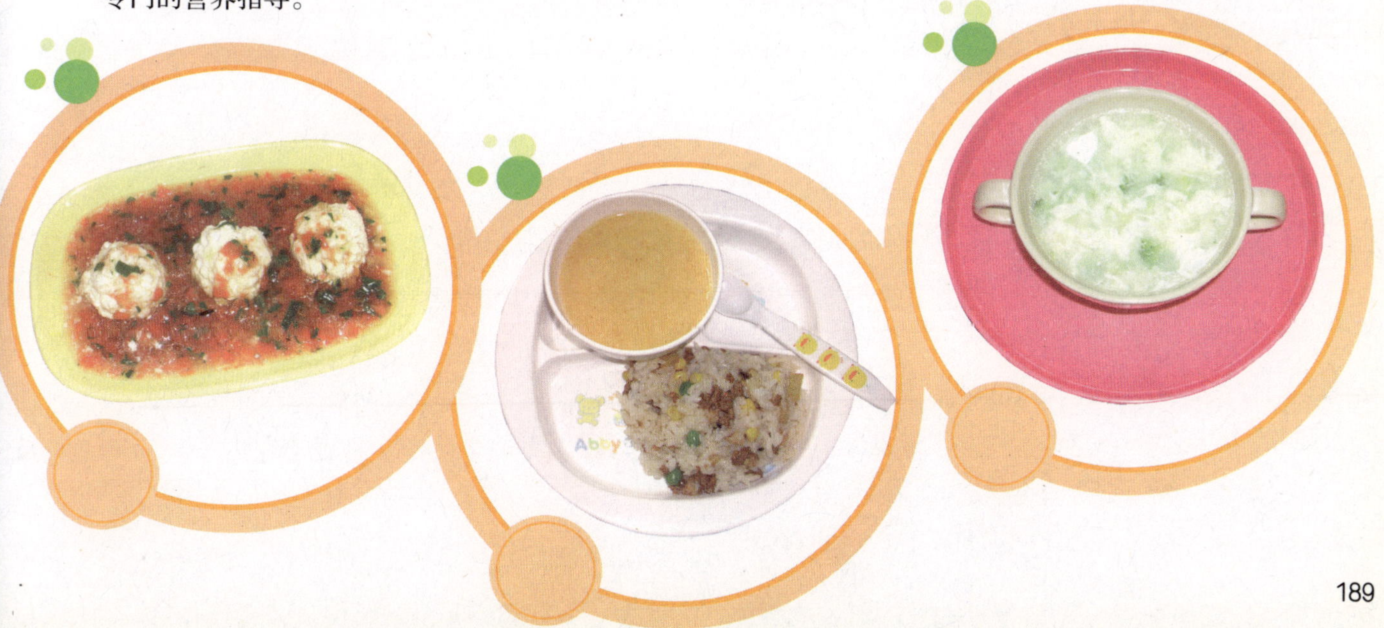

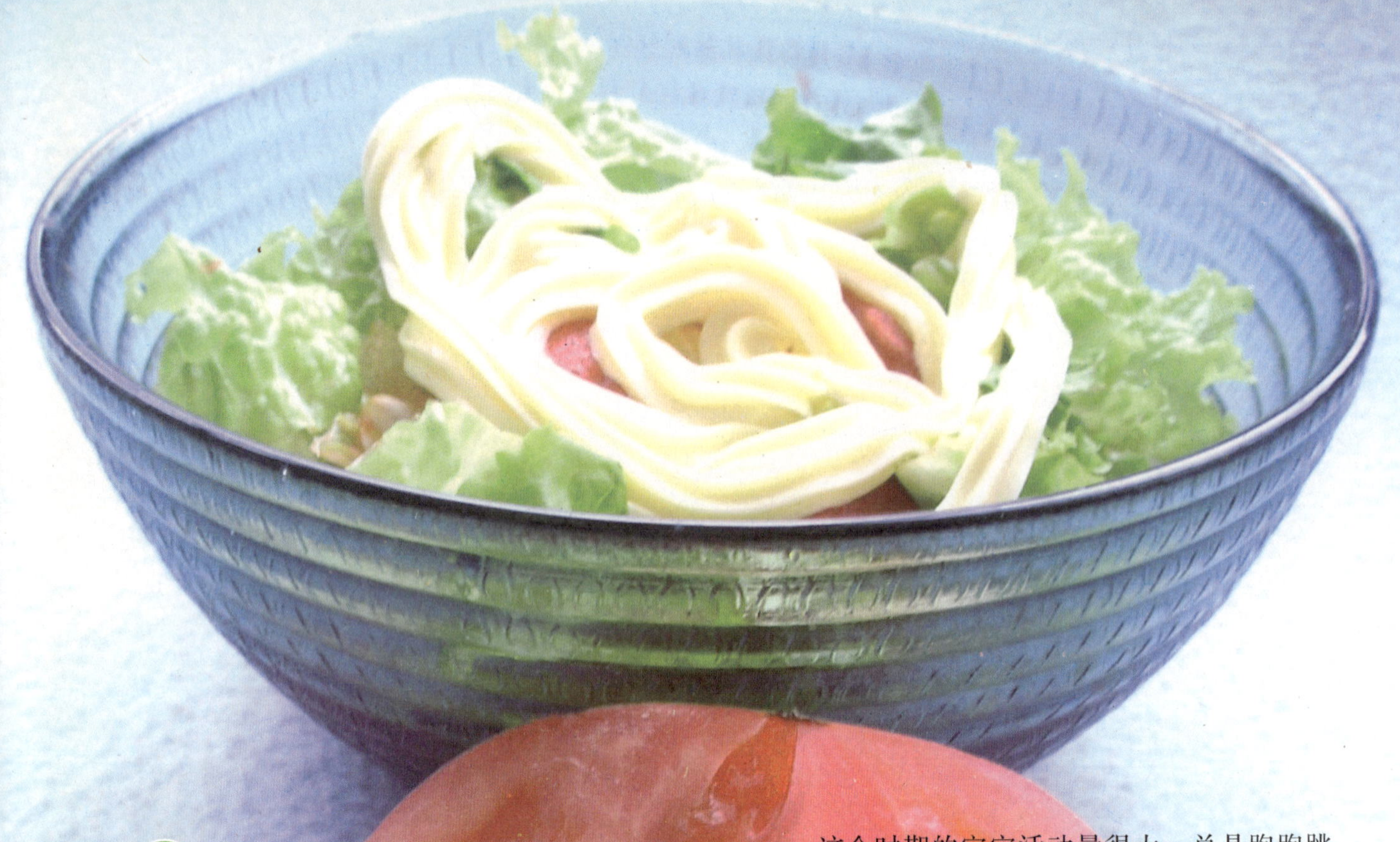

## 远离食品污染

为了确保宝宝的健康，父母在给宝宝选用食物时，要确保食物无农药污染、无霉变、硝酸盐含量低。买回家后，要用蔬菜清洗剂清洗，或者用小苏打水浸泡、冲洗干净，让宝宝远离食品污染。

## 零食的选择

宝宝爱吃零食，父母也不应完全禁止，而应让宝宝适量吃零食。

这个时期的宝宝活动量很大，总是跑跑跳跳不停歇，有些零食，比如甜点、饼干中的糖类正好可以给宝宝补充能量。但是不能让宝宝吃得过多，以免糖类转化为脂肪使宝宝肥胖；父母还可以选择其他一些能够补充宝宝没有在主食中摄取的营养的零食，但每天不宜让宝宝超过两次吃零食。而且，在饭前一个小时之内最好不要让宝宝吃零食，以免影响吃饭的食欲；在睡前也不要吃，以免导致龋齿；同时要注意，别让宝宝吃油炸、熏烤的零食。

# 4、适合宝宝的营养食谱

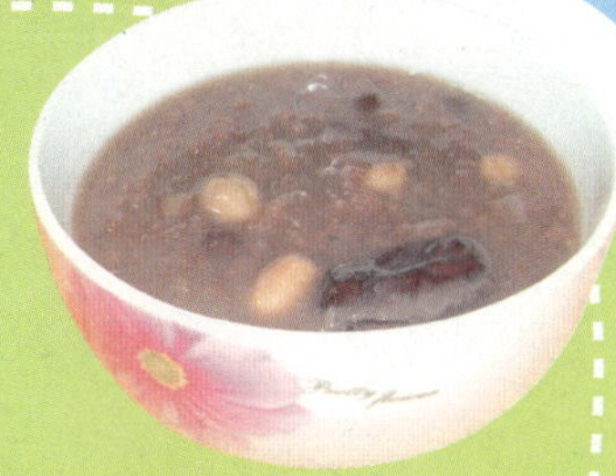

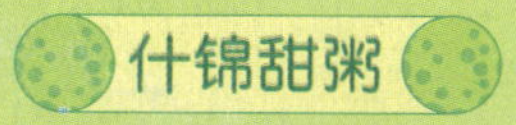

## 什锦甜粥

### 用料

小米、大米、花生米、绿豆、大枣、核桃仁、葡萄干各适量，白糖少许。

### 做法

① 将小米、大米、花生米、绿豆、核桃仁、葡萄干分别淘洗干净；把大枣洗净后去核。

② 将绿豆放入锅内，加少量的水；煮至七分熟时，向锅内加水，下入小米、大米、花生米、核桃仁、葡萄干、大枣，推搅均匀；开锅后，转入微火煮至烂熟；给宝宝吃时，加入少许白糖。

### 说明

熬煮的时候要不时地搅动粥锅，防止糊底。此粥营养丰富、香甜爽口，钙、铁和维生素$B_2$尤为丰富，可搭配豆沙包、枣泥包吃。

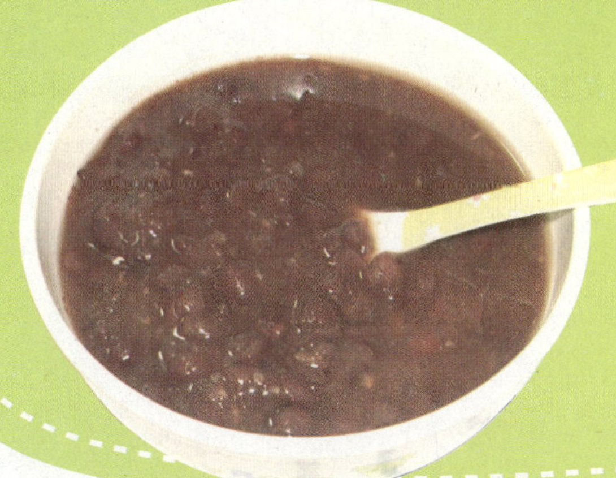

## 咖喱牛肉炒面

### 用料

150克手擀面，100克牛肉，半个洋葱，80克四季豆，半杯清水，油、酱油、淀粉、咖喱粉各适量，盐少许。

### 做法

① 牛肉切片，放入碗中加入酱油、淀粉，抓拌均匀后腌制20分钟，待用；四季豆洗净，切斜段；洋葱去皮，洗净，切丝。

② 锅中烧开水，放入面条煮熟，捞出。

③ 锅中倒油，油温至七成热时，放入牛肉炒，至变色后捞出；锅中余油继续加热，放入咖喱粉炒香，加入洋葱丝、四季豆炒软，再加入面条、牛肉、盐、清水煸炒几下，最后勾芡出锅即可食用。

### 说明

此面味道醇厚，润泽滑爽。炒咖喱粉不要火大了，一出香味即可。盐要少放，因为所有佐料里都带咸味。

## 香菇豆腐

用料

150克豆腐，50克香菇，30克木耳，胡萝卜、油各适量，葱丝、盐、淀粉各少许。

做法

① 香菇洗净，切片；豆腐切片；木耳择洗干净，撕成朵；胡萝卜削皮，洗净，切薄片。

② 起油锅，倒油，把豆腐煎成金黄色。

③ 锅里留少许底油，炝葱花，加清水适量，放入香菇、木耳、胡萝卜、盐，盖上盖焖10分钟，然后再放煎豆腐，稍焖一下，勾芡，即可装盘。

说明

此菜鲜香爽口，嫩滑亮丽，营养丰富，对宝宝的生长发育大有好处。香菇也可用草菇代替。

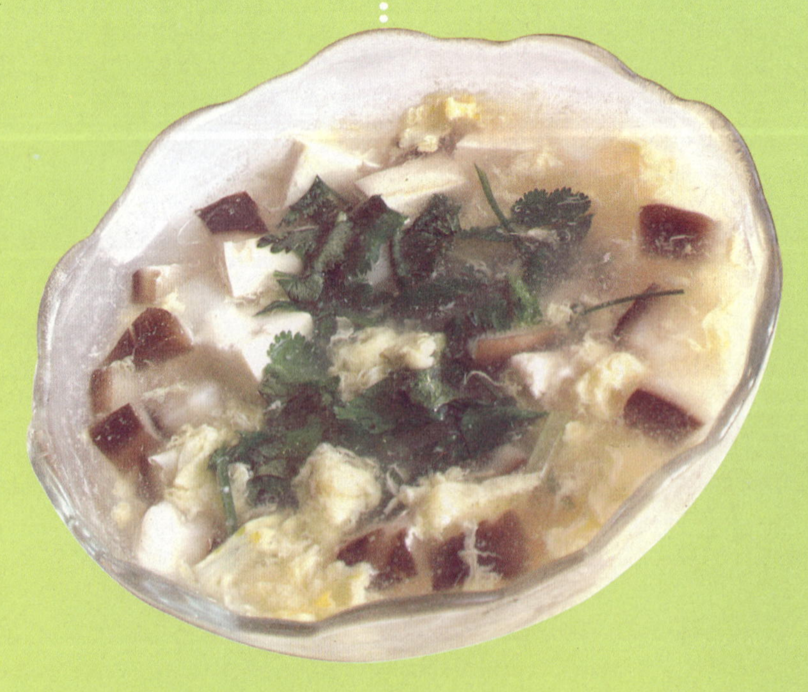

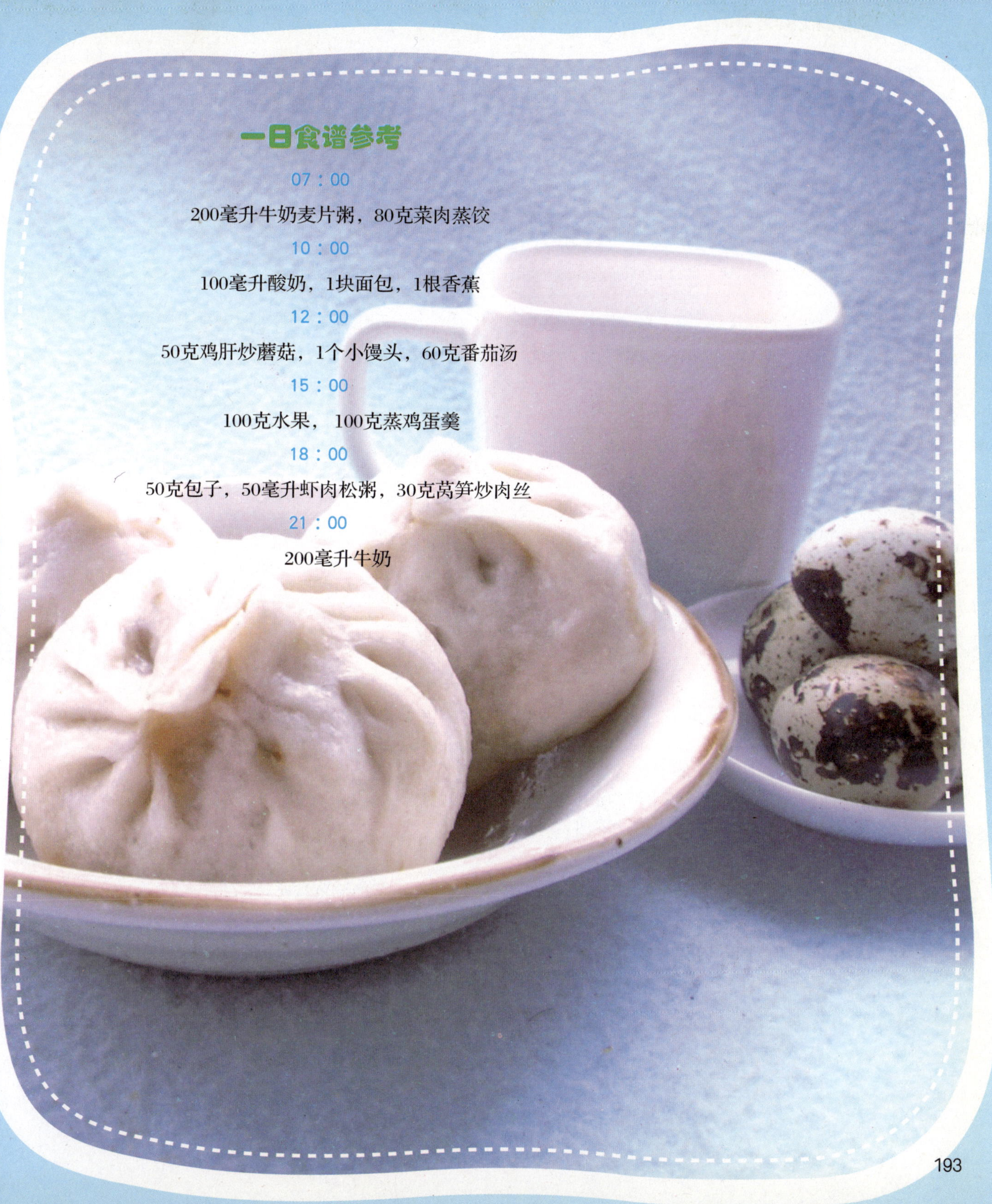

## 一日食谱参考

07：00

200毫升牛奶麦片粥，80克菜肉蒸饺

10：00

100毫升酸奶，1块面包，1根香蕉

12：00

50克鸡肝炒蘑菇，1个小馒头，60克番茄汤

15：00

100克水果， 100克蒸鸡蛋羹

18：00

50克包子，50毫升虾肉松粥，30克莴笋炒肉丝

21：00

200毫升牛奶

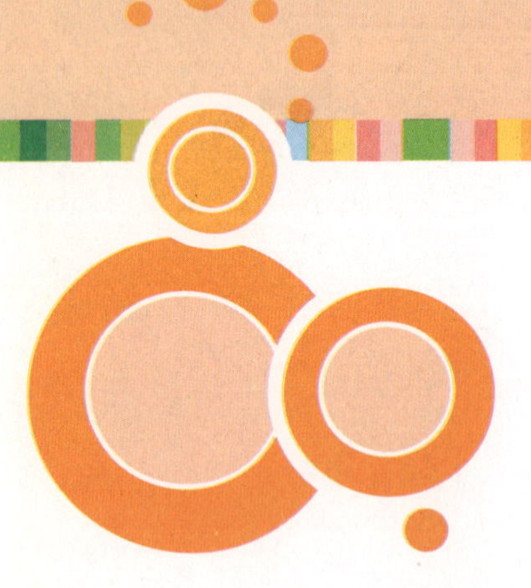

# 第五章　宝宝的食物

宝宝渐渐长大，爸爸妈妈开始给宝宝尝试各种食物，有些食物对宝宝的发育很有好处，父母在为宝宝添加辅食的时候，应注意适当补充；同样，有些食物是不适合宝宝的，这些食物应尽量避免。

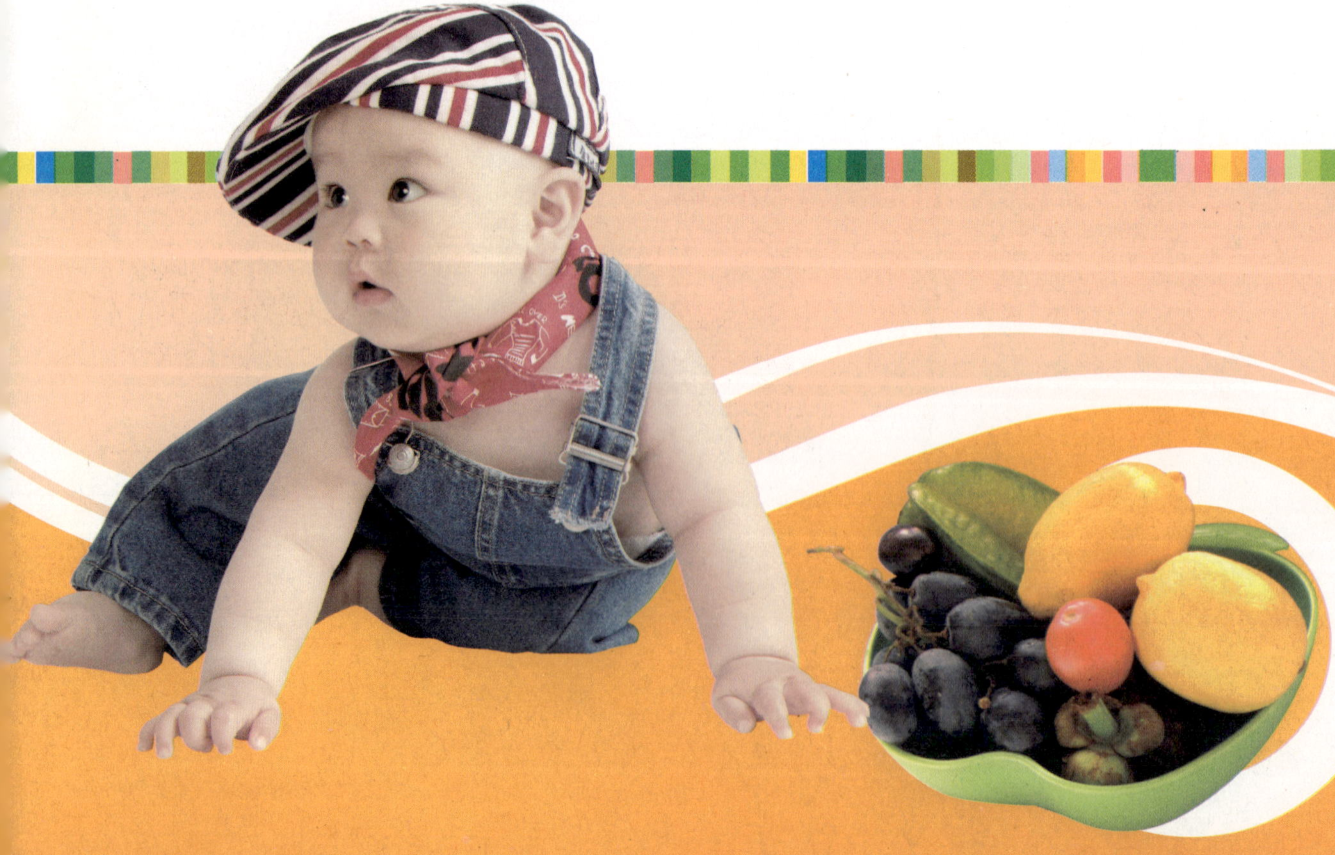

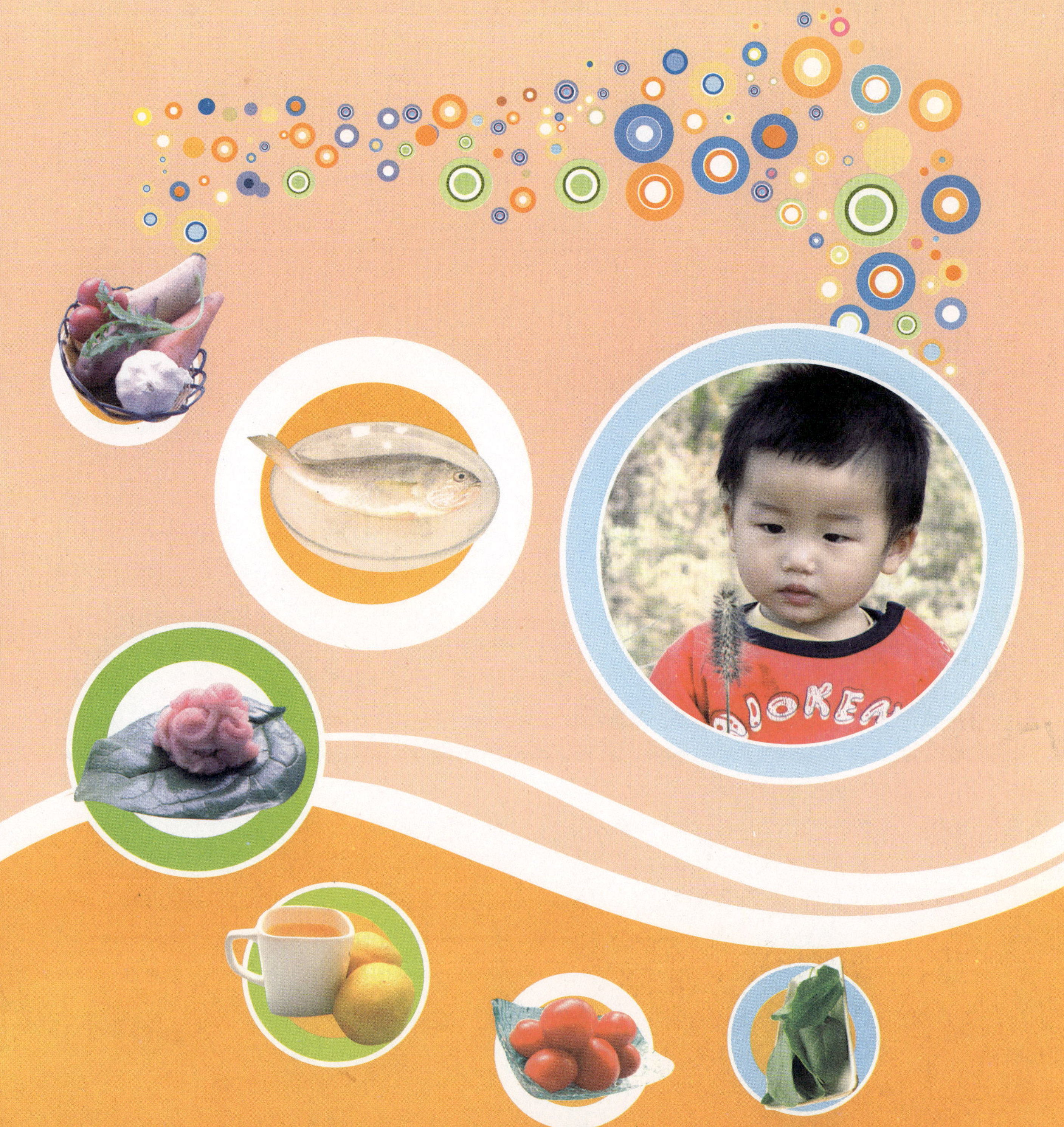

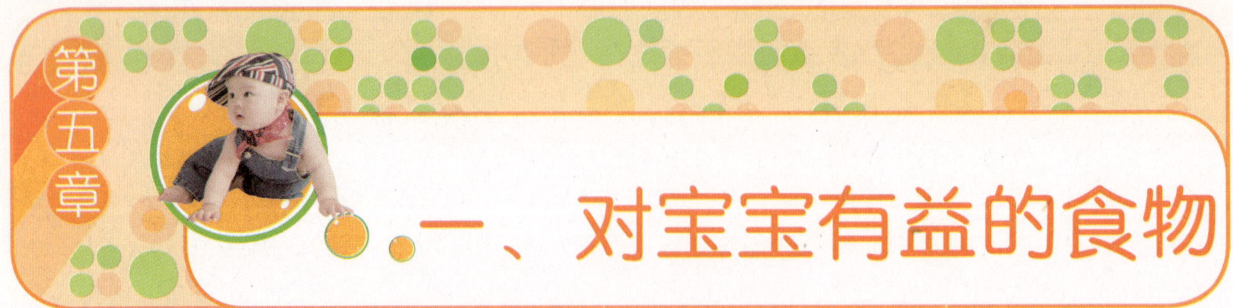

# 第五章 一、对宝宝有益的食物

## 1、让宝宝更聪明的食物

### 促进大脑发育的营养物质

健脑食物一般都能够对大脑起到三个作用：一是能使脑的结构转好；二是能使脑的功能转好；三是能清除妨碍脑发挥功能的不良物质。

大脑的发育，除了要有充足的氧气和葡萄糖维持机能及活力外，还需要各种营养物质，如脂肪、蛋白质、铁、钙、磷质及钾、锰、锌、碘等。

**脂肪**　促进头脑健全的重要材料。人脑的重量除去水分后有50%~60%是由"结构脂肪"组成的，它在构成脑的复杂而精巧的功能方面，起着非常重要的作用。因此，为了培养能从事高度复杂功能活动的头脑，宝宝要适量进食肉和鱼等动物性食物。

**蛋白质**　脑细胞的主要成分之一，占脑干重量的30%~35%，就重量来说，仅次于脂肪物质。主宰人的智能活动的大脑，是由脑细胞的兴奋与抑制来完成它的功能的。而蛋白质在神经细胞的兴奋与抑制方面起着重要作用。因此，宝宝应多吃富含蛋白质的食物。

**各类维生素和磷、钙等微量元素**　这些物质虽不直接构成脑实质，但在改进脑细胞的新陈代谢、促进智力发育方面也起着重要的作用。比如，维生素能够改善脑部的血液循环，有助于促进大脑功能、增强记忆力。

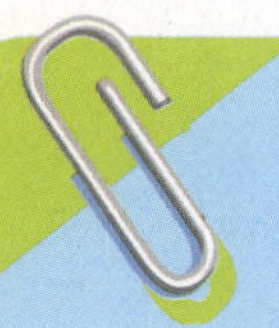
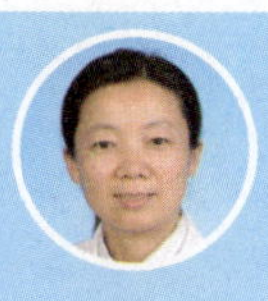

专家提醒

相比其他动物肉，鱼虾类的肉更具有健脑作用，因为鱼虾类属于冷血动物，所生活的环境水温较低，有的接近冰点，只有这样它的组织和细胞构造才能最充分地发挥功能。鱼体内有许多由双键构成的多不饱和脂肪酸的碳链，数量比其他动物脂肪所含的要多。

**糖** 脑活动的能源。脑是大量消耗葡萄糖的器官。虽然脑的重量仅占全身重量的2%，但它消耗的能量约占全身能量消耗总量的20%。

## 鱼肉

鱼肉不但含有丰富的动物性蛋白质，而且有以下优点：肌肉之间的纤维较松，肉质细嫩，容易消化；含脂肪较其他动物少；含较多的钙质和磷质，有助于骨骼及大脑的发育；多含不饱和脂肪，可防止血栓形成及降低血脂、减低冠心病和动脉硬化的机会；含有较高核黄素，这是改善脑机能不可少的物质；含有丰富的铁、锌、铜及碘等元素。

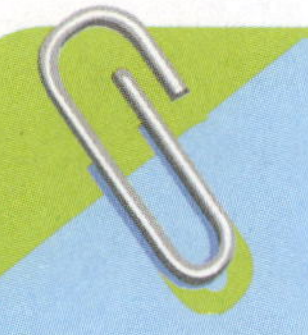
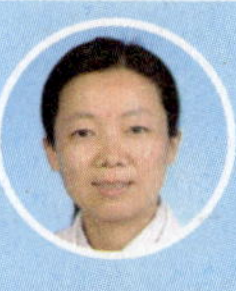

专家提醒

动物肝脏有较多的铁质，铁质是组成血红蛋白的主要成分，常吃动物肝脏，可避免缺铁性贫血，使大脑获得充足的氧气，让大脑思维更敏捷。

蛋白质是宝宝脑部发育不可少的营养物质，而鱼肉又含丰富的蛋白质，因此多吃鱼肉会令宝宝变得更聪明的说法是有一定道理的。

## 猪肉

猪肉中的蛋白质不算丰富，只有9.5%，但其维生素$B_1$的含量很高，是牛羊肉的7倍、白菜的20多倍。猪肉还含有碳水化合物、钙、磷、铁等矿物质。

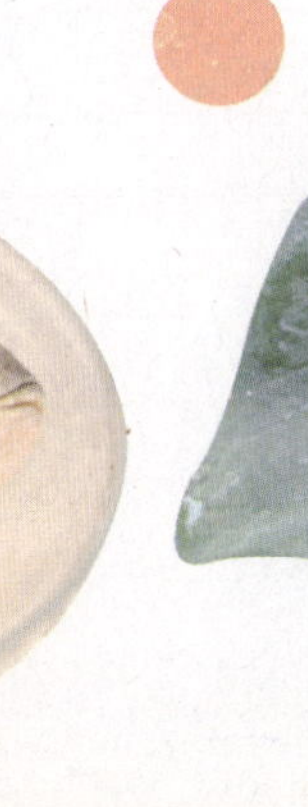

猪肉中最具有健脑作用的是猪脑，猪脑含有铁、磷、钙等多种微量元素。一般来说，动物脑含有丰富的脂肪酸，是制造人脑必需脂肪酸的诱导体的绝好材料。

## 鹌鹑蛋

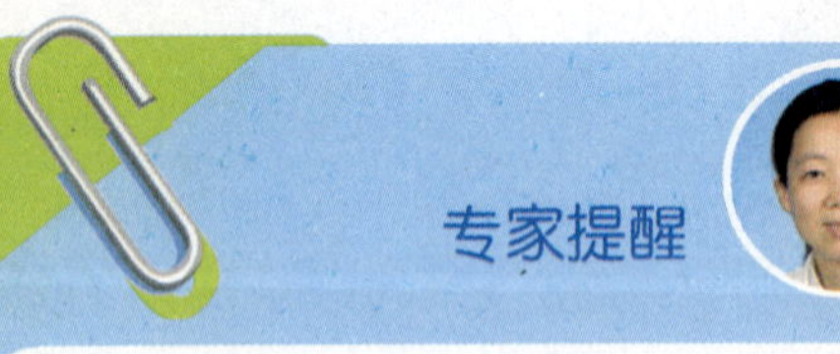

鹌鹑蛋含有丰富的蛋白质、脂肪以及碳水化合物、钙、磷、铁等营养物质，鹌鹑蛋脂肪中的卵磷脂是鸡蛋的3~4倍之多，是健脑益智的好食品。

鹌鹑蛋中丰富的铁元素，可以帮助缺铁或血红蛋白较低的宝宝补铁。

**专家提醒**

各种蛋品中均含有乙酰胆碱，这是一种能促进记忆的神经传输介质，因此多吃蛋黄可以补脑健脑，增强记忆力。

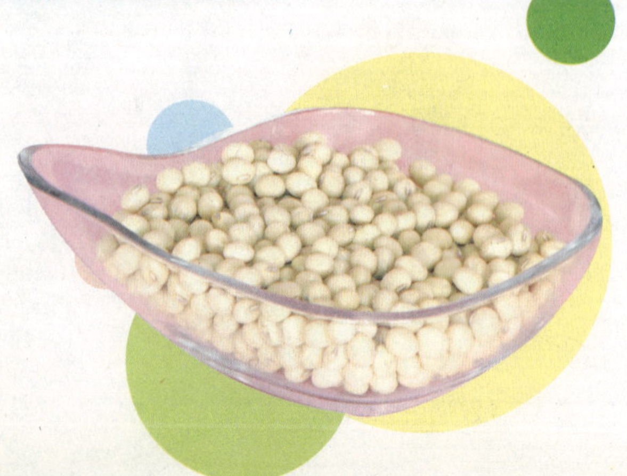

## 黄豆

黄豆营养丰富，含较丰富的蛋白质、脂肪、碳水化合物、胡萝卜素和维生素$B_1$、维生素$B_2$、烟酸等物质，素有“豆中之王”的美称。

黄豆中含大脑所需的高品质蛋白质约40%，在粮食中位居榜首，与肉类蛋白质价值等同，还有氨基酸，均是人类智力活动不可或缺的重要营养物质。

亚油酸是黄豆中的一种脂肪物质，能够促进儿童的神经发育。卵磷脂也是黄豆中的脂肪物质，是大脑细胞组成的重要部分，能够提高记忆力。经常摄取这些物质，对增加和改善大脑机能有重要的效能。

同时，黄豆还能防止缺铁性贫血，并含有丰富的钙、钾，能促进体内钙的吸收，帮助宝宝骨骼发育，防止佝偻病。

黄豆不易消化，父母可以把黄豆做成熟食或制成豆浆给宝宝服用，对宝宝的智力有很大的帮助。

## 小米

小米是家庭中常见的谷物，其营养元素却令人不可小觑。小米中的维生素$B_1$超过大米很多倍，矿物质含量也比大米多。

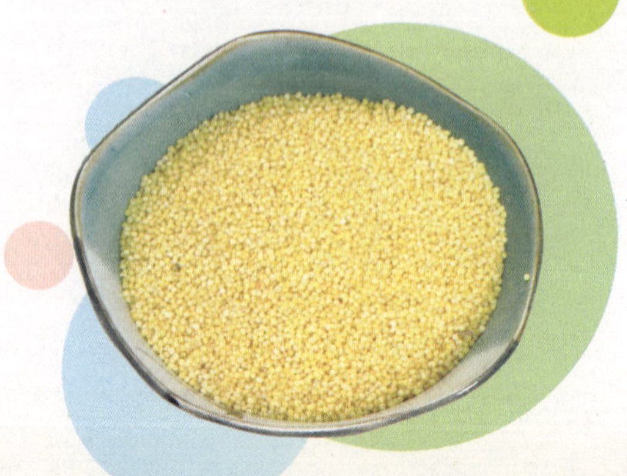

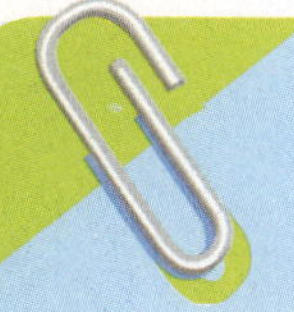

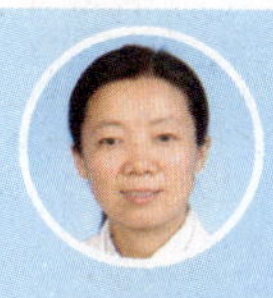

**专家提醒**

在淘米时注意不要用手搓和长时间浸泡，也不要用热水淘米，以免小米外层薄膜上的营养物质流失。

小米中含有丰富的淀粉、脂肪、还原糖、氮、蛋白质和膳食纤维，还有谷氨酸、脯氨酸、丙氨酸和蛋氨酸、固体和液体脂肪酸，在小米的外层薄膜上还有B族维生素、钙、磷、铁，小米中的淀粉比较容易被人体所吸收。小米中的氨基酸能够促进体内分泌五羟色胺，能帮助睡眠、提高睡眠质量，从而让大脑得到缓解和休息。

父母可以用小米煮粥，也可以加入大米，这不仅帮助宝宝智力成长，对体质虚弱的宝宝还有强壮健体的功效。

## 玉米

玉米是除了水稻和小麦之外的世界三大农作物之一，是全世界公认的“黄金作物”。

玉米含有较多的谷氨酸，能够保证大脑的生理功能正常运转、增强记忆力、预防大脑功能的退化。从玉米胚中提炼的玉米油，含丰富的不饱和脂肪酸，也能够提高大脑功能、预防心血管疾病。

玉米还有增强人体的新陈代谢、促进生长发育、延缓衰老的功效。玉米可健脾胃，宝宝腹泻后食适量玉米做成的食物，可得到缓解。此外，玉米中丰富的谷胱甘肽、赖氨酸，在与体内的致癌物质结合后，能够消除致癌物质的致癌性，并把致癌物质有效排出体外，在一定程度上是预防癌症的食品。

玉米粒比较小，容易卡住宝宝喉咙，父母可以把玉米换一种形式给宝宝吃。比如，市售的玉米面可以做成粥糊喂给宝宝，或者把玉米榨成汁给宝宝喝，都会保留玉米的营养成分。

## 南瓜

南瓜中的营养成分有很多，比较全面，如维生素$B_1$、维生素$B_2$、维生素C、胡萝卜素、铁、磷和钴。

南瓜中还含有八种氨基酸为人体所必需，还有幼儿所需的组氨酸。其中丰富的亚麻油酸、卵磷脂和硬脂酸，能够促进婴幼儿大脑的发育和骨骼的发育。

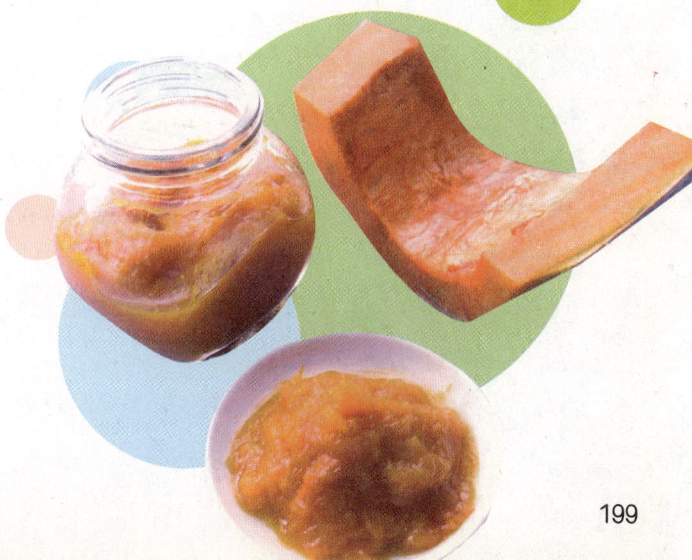

### 专家提醒

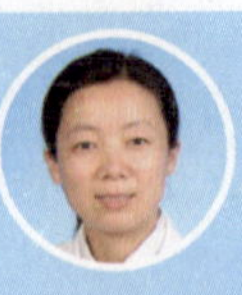

嫩南瓜和老南瓜相比较，嫩南瓜中的维生素和葡萄糖比较多，老南瓜中的胡萝卜素、钙、铁比较多。父母在选择时，可以根据宝宝身体情况来选择。

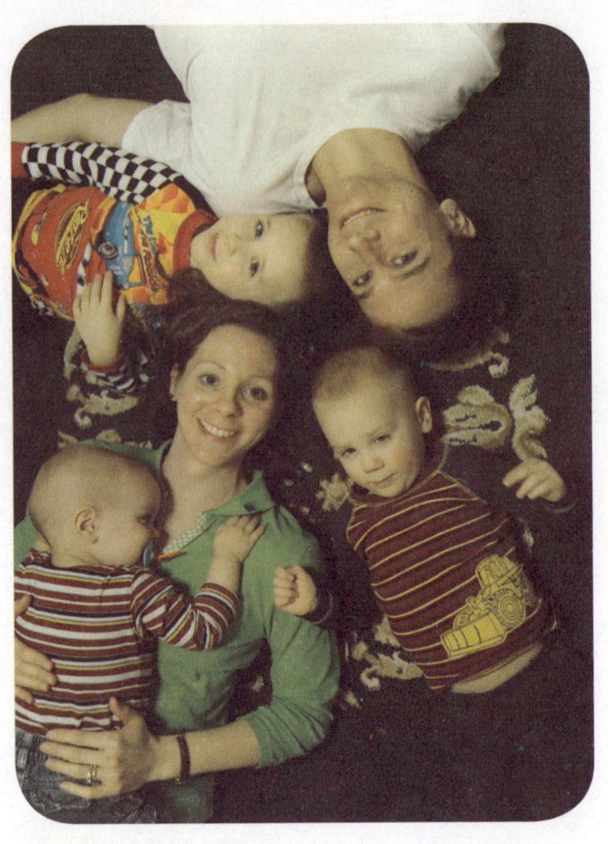

此外，南瓜所含的胡萝卜素可以在体内转化为维生素A，能够调节并保护机体，有利于维护皮肤、上皮组织的正常功能；丰富的糖、淀粉以及磷和铁，还可以给宝宝补血，以免缺铁性贫血的出现。宝宝常吃南瓜还可保障大便通畅。

南瓜蒸煮后比较软，有甜味，做成泥糊状也很适合宝宝食用。同时，将市售的南瓜粉加入粥中或是做成糕饼也很方便，但是要选择质量好、加工科学的南瓜粉。

## 黄花菜

黄花菜可以镇静安神、益智健脑，是一种营养价值高、具有多种保健功能的花卉珍品蔬菜，被称为“健脑菜”。

黄花菜味鲜质嫩又不失营养，每100克干黄花菜中含蛋白质10.1克、脂肪1.6克、碳水化合物62.6克，比西红柿和大白菜高出10倍之多；维生素A的含量比胡萝卜高1.52～2倍；碳水化合物、热量的含量与大米相似。此外，黄花菜还含有丰富的

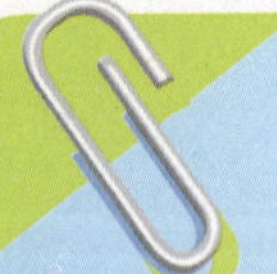

### 专家提醒

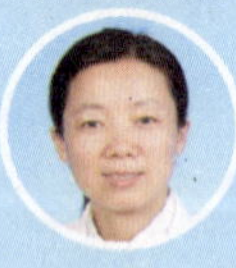

生活中，我们一般是食用干黄花菜。鲜黄花菜中含有“秋水仙碱”，经过胃肠道的吸收会产生较大的毒性，引起咽喉发干、呕吐、恶心等现象，还是不食为宜。食用干品时，最好先用清水或温水进行多次浸泡，这样可以去掉如二氧化硫等残留的有害物。

粗纤维、磷、钙、铁及矿物质。常吃黄花菜可以精力充沛，提高记忆力和学习效率，延长睡眠时间，自然对宝宝的脑力发育也很有帮助。

黄花菜还可以有效地降低动物血清胆固醇，滋润皮肤、增强皮肤的韧性和弹力，同时还有抗菌免疫功能，有轻中度的消炎解毒功效，在防止传染方面有一定的作用。

对于不满三岁的宝宝来说，父母可以选择把干黄花菜经水泡发涨后，与黑木耳搭配烹饪，当然要把它们切得小一点，方便宝宝食用，也可与蛋、鸡、肉等做成汤或烹炒。

## 大蒜

大蒜中含有丰富的蒜胺、大蒜新素以及蛋白质、糖、维生素A、维生素B、维生素C等营养元素。蒜胺成分可以帮助人体分解葡萄糖，利于大脑的吸收，预防流脑。

## 橘子

橘子中含有大量的维生素C、$\beta$-胡萝卜素、维生素$B_2$、维生素A和葡萄糖，是很好的健脑水果。

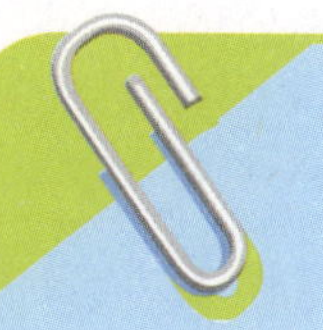

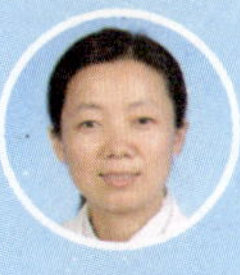

**专家提醒**

在食用橘子时，不能和下列食物之一共食：萝卜、牛奶、黄瓜。与萝卜共食，各自的分解物会相互作用，诱发甲状腺肿；与牛奶共食，橘子中的果酸、维生素C与牛奶中的蛋白质容易发生反应，凝固成块，影响身体消化和吸收，使宝宝出现出现腹胀、腹痛、腹泻症状；与黄瓜同食，橘子中的大量维生素C会被黄瓜中的维生素C分解酶破坏，从而降低橘子的营养价值。

橘子还是钾元素的天然来源，且不含钠和胆固醇。橘子中的叶酸、纤维素、矿物质对健康都非常有益。同时，如果人体食用过多酸性食物，会使体内血液偏酸性，从而抑制体内的生化反应，而橘子正属于碱性植物，能够消除食用过酸食物的危害。而且有研究显示，婴幼儿常吃橘子，还可以使白血病的发病概率降低50%以上。

但这并不代表橘子的食用是多多益善的，因为如果食用过多，橘子中过量的维生素C会增加体内代谢的草酸，从而引起尿结石、肾结石；而且胡萝卜素过量的话，会无法在体内及时转化为维生素A，继而随血液的循环在体内沉积，导致“高胡萝卜素血症”，即呕吐、食欲不振、全身无力，手掌、脚底皮肤甚至全身呈现黄染。

## 葡萄

葡萄也是健脑益智的水果。

葡萄含有钾、钙、磷、铁等多种矿物质及维生素A、维生素$B_1$、维生素$B_2$、维生素C、维生素P等，还有十多种人体必需的氨基酸，能够养血补脑、健脾和胃。

对葡萄中丰富的葡萄糖和果酸，宝宝很容易吸收，并在体内转化为热量。此外，葡萄含有黄酮类物质，有助于抗氧化；白藜芦醇，能够调节人体生理功能，起到镇静和抗疲劳的作用，还可以预防癌症。要注意的是，葡萄不能与海鲜同时吃，因为葡萄中的鞣酸容易与海鲜产品中的钙质相结合，形成不易吸收的物质。

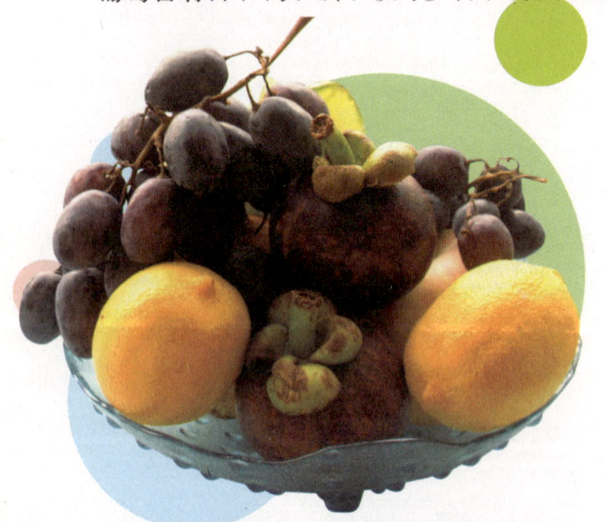

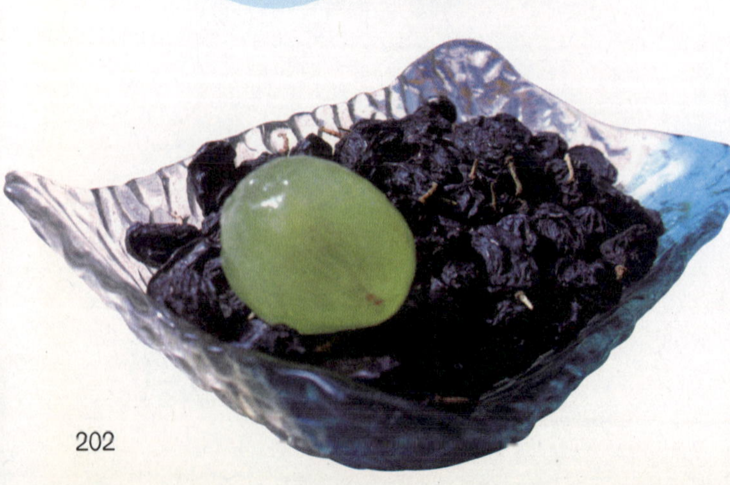

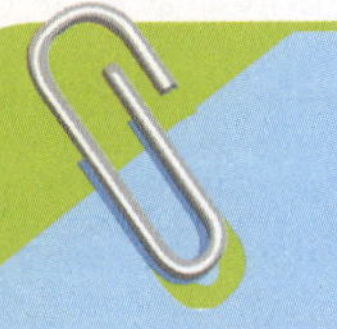

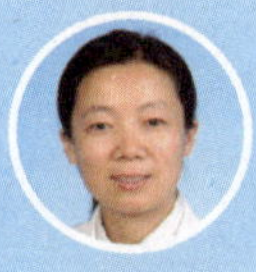

**专家提醒**

葡萄呈球形，宝宝吃时容易卡住喉咙，父母可以将其制作成葡萄汁，或去掉籽，把葡萄制作成利于宝宝吞咽的形式。同时要注意在宝宝吃葡萄后，不能马上给其喝水，以免引起腹泻。

## 苹果

苹果中的锌是增强儿童记忆的关键营养物质。如果体内没有足够的锌，会使生长发育受到影响，损伤记忆力和学习能力。

苹果中含有碳水化合物、苹果酸及17种氨基酸，其中有7种氨基酸是人体内无法合成却又为人体所必需的。

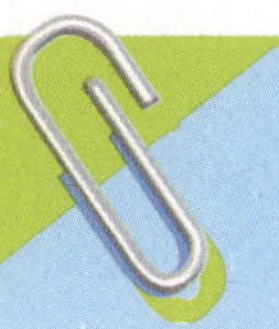

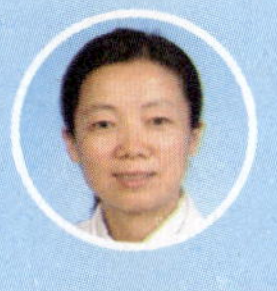

专家提醒

苹果中有很多维生素和酸性物质，但需要细嚼慢咽才能使身体充分吸收，发挥作用。

苹果含有的微量元素氯，是胃酸的主要成分，也是细胞外液中的主要阴离子，能够维持体内的酸碱平衡，激活唾液中的淀粉酶。

苹果皮中有营养价值丰富的果胶，因此，父母在选购时应挑选没有农药残留、没有虫斑和淤伤的苹果，这样可以不削皮就给宝宝吃，从而使宝宝吸收全面的营养。同时，尽量让宝宝吃果肉，不要榨成汁，以免营养成分氧化。

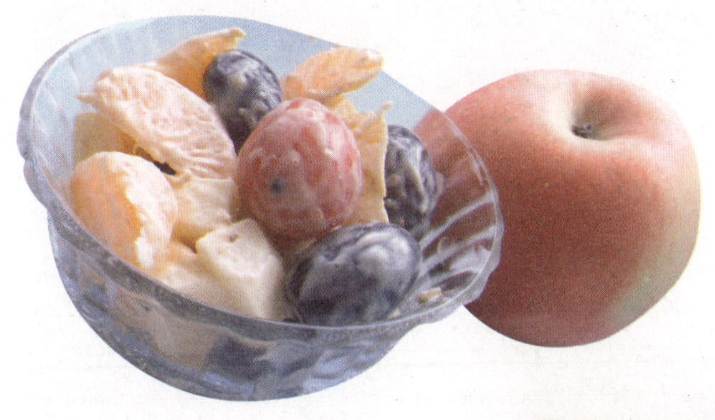

## 核桃

一提到益智的食物，人们总会先想到核桃。的确如此，核桃不仅营养价值高，其营养成分也利于人的大脑发育，尤其是对于脑部正在发育的三岁以下的宝宝。

核桃中含有丰富的脂肪、蛋白质、碳水化合物及膳食纤维，还有钙、磷、铁、$\beta$-胡萝卜素、核黄素、维生素$B_1$、维生素E、烟酸等。

核桃脂肪中的亚油酸、亚麻酸等不饱和脂肪酸，是宝宝大脑结构中脂肪的最佳组成物质，食后有利于健脑。核桃中的大量维生素，对于松弛脑神经的紧张状态、消除大脑疲劳也有着很好的效果。

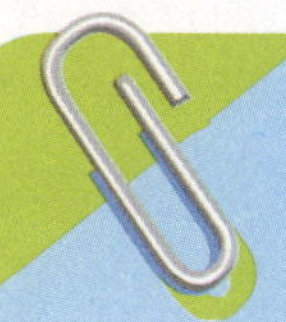

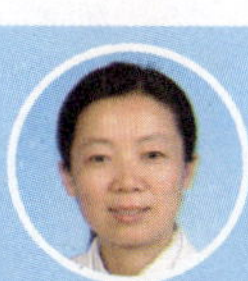

专家提醒

核桃含较多油脂，多吃核桃会引发消化不良，导致腹泻，损伤脾胃功能。

## 黑芝麻

黑芝麻富合脂肪油、叶酸、烟酸、卵磷脂、蛋白质、钙、维生素E等，可补肝肾、润五脏。

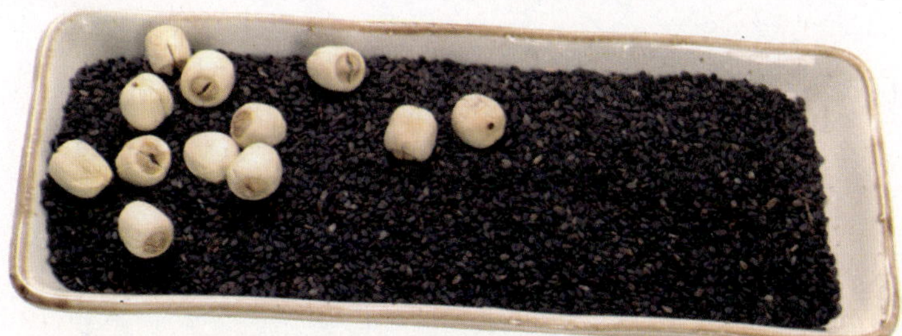

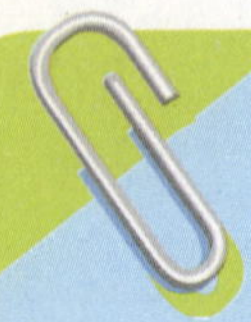

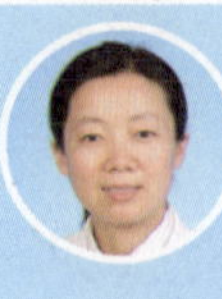

专家提醒

花生仁容易卡住宝宝喉咙，不适宜2岁以下的宝宝吃。在加工制作时，父母可以给2岁以下的宝宝把花生煮透煮烂。2岁以上的宝宝吃花生仁时，也要充分咀嚼，以免发生意外。

肝肾不足，会出现智力减退、大便燥结的情况。可将芝麻炒熟研成面加入食物中。

### 花生

花生含有丰富的脂肪和蛋白质以及多种维生素、矿物质，含有人体所必须的氨基酸。其中脂肪占45%左右，蛋白质约占36%，糖约占20%。

花生脂肪中的卵磷脂能够帮助脑细胞发育、增强记忆力，有强脑功能。花生仁外的红皮可促进血小板生成。

### 花生油

花生油含多种不饱和脂肪酸，如油酸、亚油酸、棕榈酸、硬脂酸及花生酸等。这些不饱和脂肪酸是形成脑细胞的原生物质，可为脑细胞的增加奠定物质基础。

其他有类似营养的还有菜籽油、葵花油等植物油，都富含不饱和脂肪酸，利于宝宝脑部发育。

## 2、增强免疫力的食物

如果宝宝体内的原料不足，就会减少抗病物质——抗体的合成，抵抗感染性疾病的能力自然就变弱，就会经常生病。父母想要宝宝不生病，就要从饮食方面注意给宝宝多吃提升免疫力的食物，帮助宝宝调理体质，远离疾病。

### 谷类

谷类含胚芽和多糖以及丰富的维生素B和维生素E，这些抗氧化剂能够增强身体的免疫力，加强免疫细胞的功能。米粉、麦粉都是宝宝不错的选择。

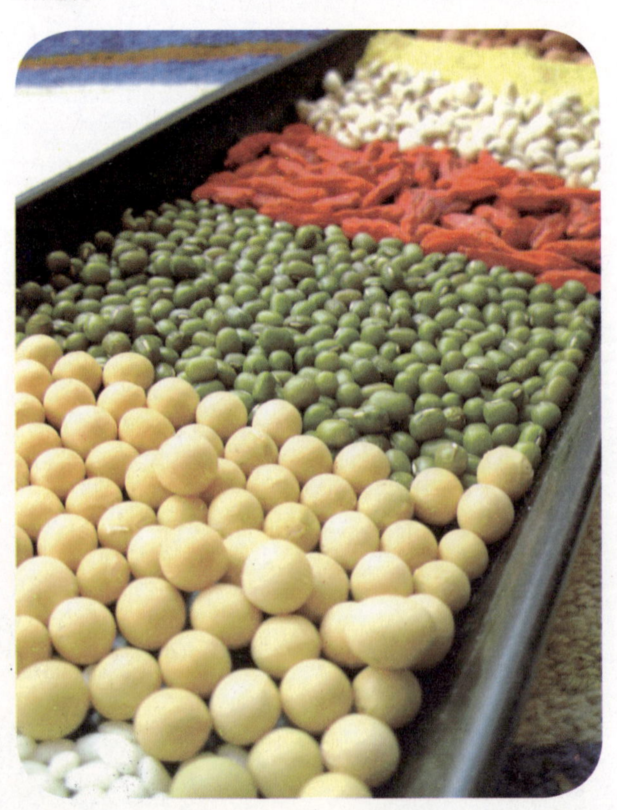

## 食用菌类

食用菌中的蛋白质属于优质蛋白，还含有人体必需的8种氨基酸。食用菌中的干扰素诱导剂可以抑制体内肝炎、带状疱疹、流感等病毒颗粒的繁殖，腺嘌呤能抵抗感冒和结核，利于宝宝预防传染性疾病。食用菌有蘑菇、香菇、草菇、金针菇、木耳等。

## 含蛋白质的食物

蛋白质是合成各种抗病物质的原料，能制造白细胞与抗体，提高宝宝的抵抗力，使宝宝免受病菌侵袭。

鸡蛋、牛奶、鱼类、肉类都含有丰富的蛋白质。

## 含维生素的食物

维生素A能够增强肺组织的抗病能力，保护宝宝的呼吸系统，维护口鼻黏膜健康，在呼吸系统中给宝宝建立“安全门”。维生素C属于抗氧化营养物质，能破坏细胞组织的“自由基”，增强宝宝的免疫力。

西红柿含有多种抗氧化强效因子以及番茄红素、胡萝卜素、维生素C与维生素E，可保护细胞不受伤害，并能够使已经受损的细胞得到修复。此外橘子、葡萄、猕猴桃、木瓜、南瓜等也是富含维生素的食品。

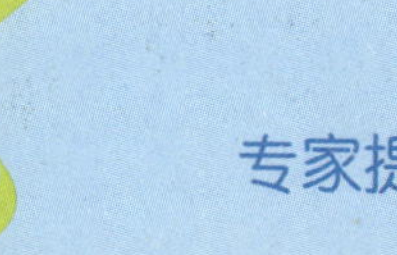

专家提醒

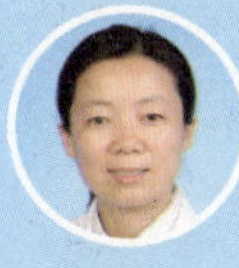

维生素多在蔬菜、水果中含有。此外，蔬菜中的纤维素可帮助肠胃吸收，预防便秘；水果中的的果糖帮助肠道益生菌生长，这些都能给身体增强免疫力。所以，多食蔬菜、水果，益处多。

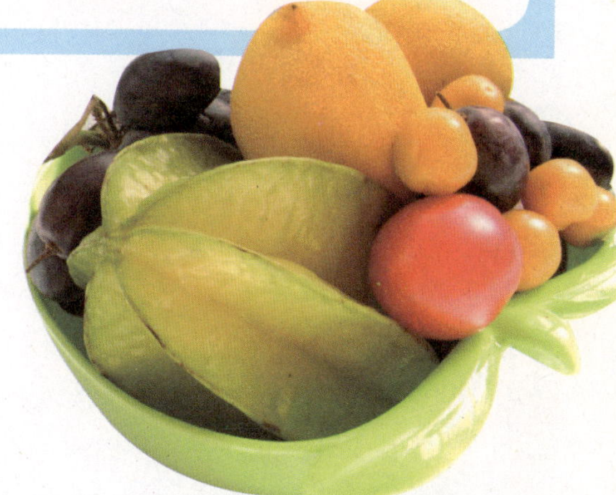

## 含锌的食物

锌能杀灭病毒，抑制病毒增殖，增强人体细胞免疫功能。鱼虾等海产品、蛋类、豆类是含锌的食物。

# 3、强壮骨骼的食物

## 强壮骨骼的营养物质

钙为增强宝宝骨骼必须的营养物质。在骨骼方面，如果钙质缺乏可能会造成身高不足、佝

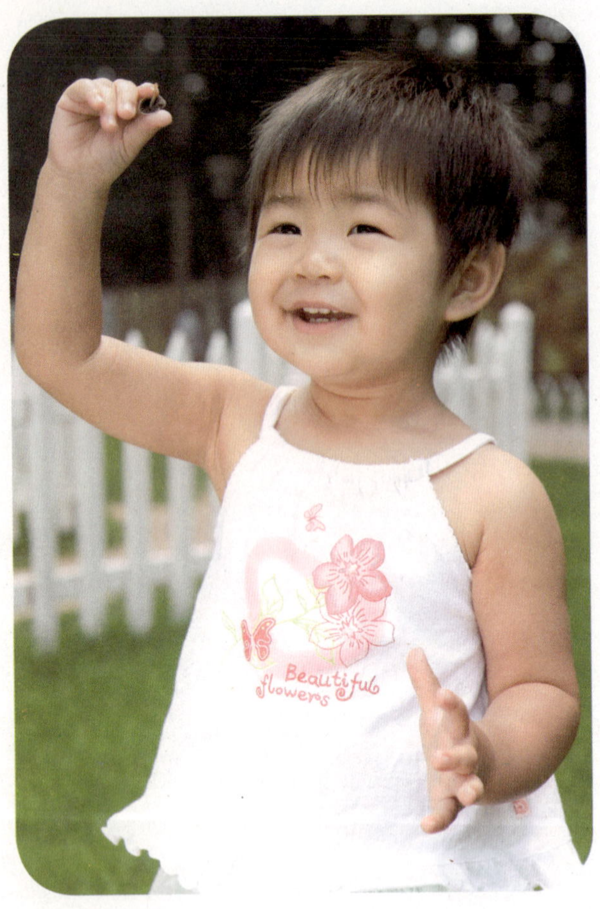


偻病、骨质疏松症等疾病。奶制品是钙的主要来源，其他还有如豆制品、绿叶蔬菜等。

充足的维生素C有利于合成胶原质，是骨骼的主要基质成分，多在蔬菜、水果中含有。

维生素D能够提高肌体对钙的吸收、促进骨骼的正常钙化，并维持骨骼正常生长。维生素D含量高的食物有奶油、蛋、鱼肉、肝等。

### 牛奶

牛奶含钙丰富，500毫升牛奶就含钙600毫克，而且易于人体的吸收。此外，牛奶中还有多种矿物质、维生素、氨基酸、乳酸等，可以促进钙的消化和吸收。其他奶类制品如酸奶、奶酪、奶片，也都是不错的钙来源。断奶后的宝宝每天也应该保证至少250毫升的牛奶，以确保钙的摄入。

### 海带和虾皮

海带和虾皮是富含钙的海产品，它们还能够降低血脂、预防动脉硬化。父母可以用海带炖肉，把虾皮做成汤或馅给宝宝吃。

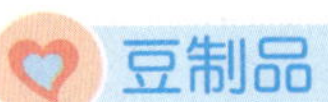

### 豆制品

高蛋白食物——大豆含钙量也很丰富。父母应给宝宝适量添加豆制品补钙。

### 骨头汤

动物骨头80%的成分都是钙，可以把动物骨头做成骨头汤。由于动物骨头中的钙不易吸收，因此，父母在加工时最好先把骨头敲碎，然后用

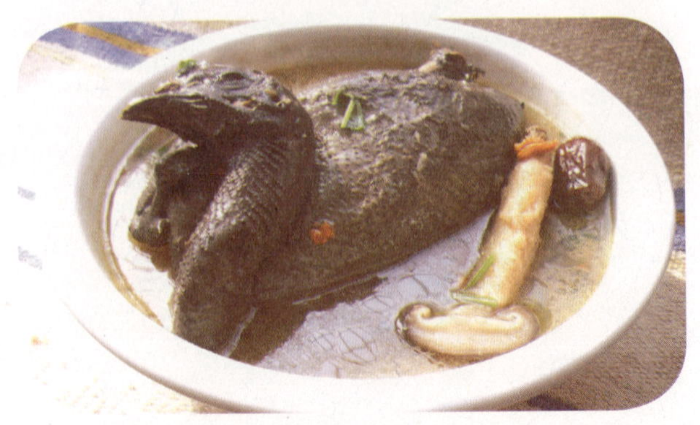

文火慢煮，让宝宝喝汤、吃骨髓。还可以用骨头汤煮面条等。

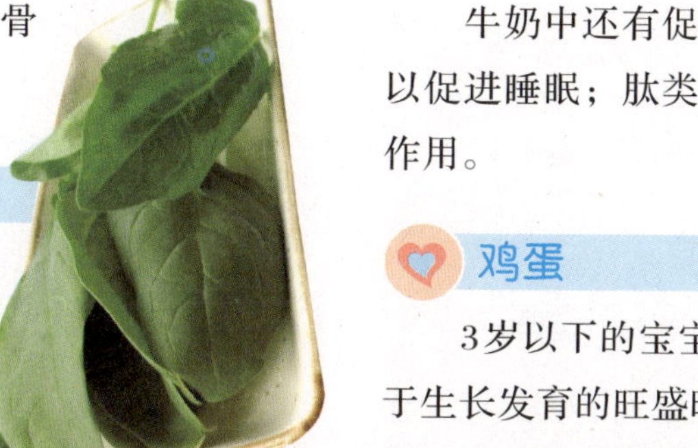

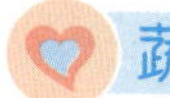

## 蔬菜

蔬菜中含有维生素，一些蔬菜中也含有丰富的钙质，如小白菜、油菜、茴香、芫荽、芹菜等。

# 4、对生长发育有益的食物

## 牛奶

牛奶中的营养成分非常丰富，并且容易消化吸收，非常适合宝宝。

牛奶中有丰富的蛋白质、脂肪、碳水化合物及钙、磷、钾等微量元素。其中牛奶的蛋白质由酪蛋白、乳蛋白、乳球蛋白、乳清蛋白、免疫球蛋白和酶组成，是宝宝生长发育的保证。

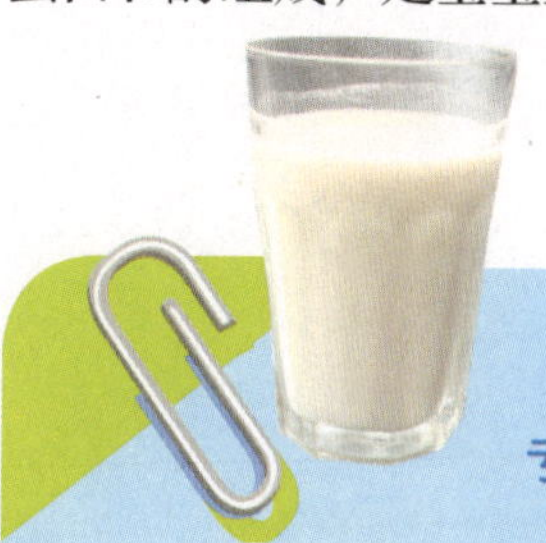

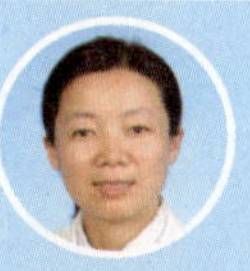

### 专家提醒

相比母乳，牛奶还是不太好消化的。婴儿吸收消化能力弱，还是要尽量选择母乳喂养。如果宝宝不足满月而又必须喂养牛奶的话，要加水，形成1：2的比例。

牛奶中还有促进睡眠的成分“色氨酸”可以促进睡眠；肽类，对机体的生理功能有调节作用。

## 鸡蛋

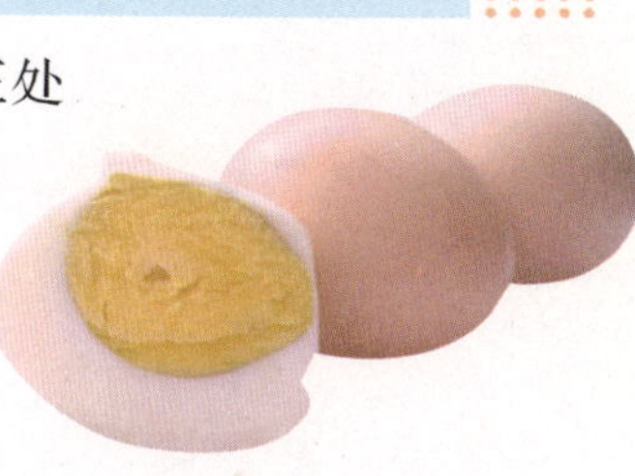

3岁以下的宝宝正处于生长发育的旺盛时期，需要充足优质的蛋白质，而鸡蛋含有丰富的蛋白质。

鸡蛋中的蛋白以卵清蛋白为主，蛋黄含有卵黄蛋白，还含有丰富的不饱和脂肪酸，容易被宝宝吸收。还有磷、钾、镁、钠等矿物质以及维生素A、维生素$B_2$、维生素$B_6$、维生素D、维生素E等营养成分。

但宝宝吃鸡蛋一天不要超过两个，以免影响吃其他食物。父母在制作时要了解，一岁以下的宝宝适宜吃蒸鸡蛋羹，可以加入一些虾米增加营养；等一两岁后可以吃煮鸡蛋（但也不宜煮老）。

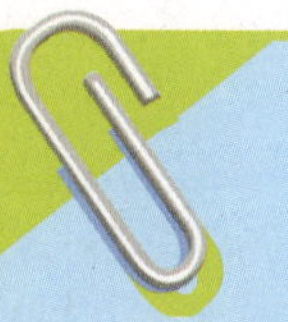

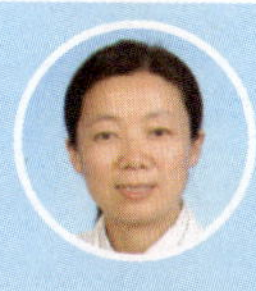

### 专家提醒

为了避免有些宝宝对蛋清中的卵清蛋白过敏，最好不要让一岁前的宝宝食用蛋白。4个月后的宝宝先从逐渐添加蛋黄开始，从1/4个逐渐增加到1~1.5个蛋黄。

同时要注意，如果宝宝发烧了，就不要吃鸡蛋，以免使体温升得更高；如果宝宝出疹子，或有过敏现象，也不要吃鸡蛋，以免加重病情。

## 鱼

鱼肉中含有宝宝发育不可少的氨基酸及不饱和脂肪酸、钙、磷、铁、B族维生素，对宝宝的大脑发育很有帮助。

鱼子中有丰富的球蛋白、白蛋白、核蛋白等营养物质，鱼头、鱼眼都含有不饱和脂肪酸DHA，对健脑益智有很明显的作用。

一些鱼体内没有小细刺，比较适合宝宝食用，如雪鱼、青鱼、鲶鱼、黄花鱼、银鱼等。

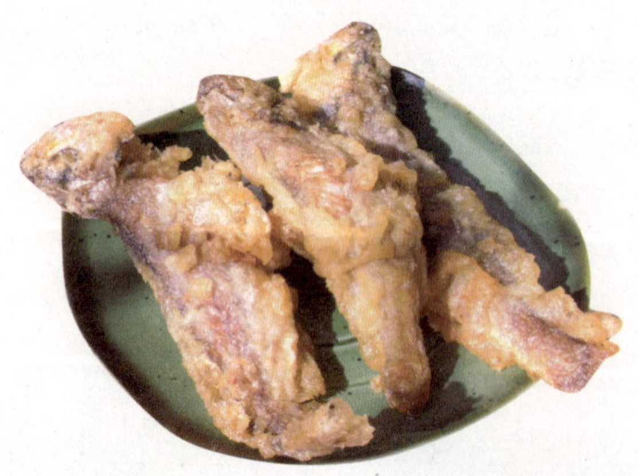

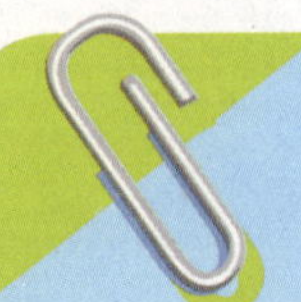

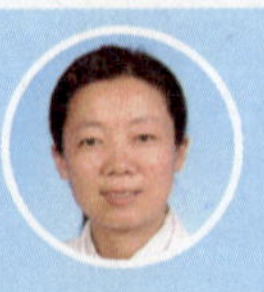

### 专家提醒

有些鱼的体表和体内存在寄生虫，父母在选购时要买新鲜、干净的鱼，烹饪之前要处理干净。

## 虾

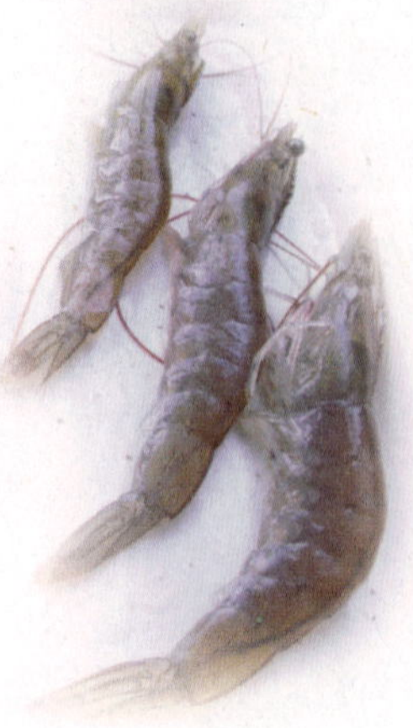

虾能够给宝宝提供优质蛋白，钙、磷、铁的含量也很高，对宝宝的骨骼发育等大有好处，且易于消化。

虾肉中，含蛋白质最丰富的是对虾，其次是河虾。宝宝在咀嚼能力不强的时候，无法直接食用虾肉，父母可以把虾作为原料添加到食物中给宝宝吃。

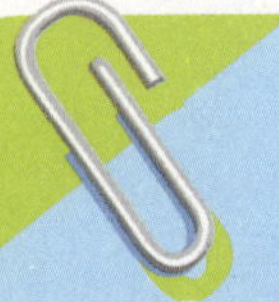

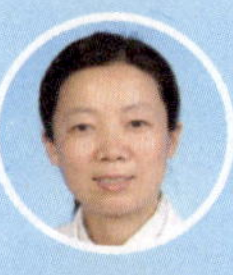

### 专家提醒

在给宝宝食物中添加虾时，要确保宝宝没有同时摄取维生素C。因为同时摄入维生素C和虾，会使虾中的五价砷转变成有毒的三价砷，即砒霜。

## 海带

海带含有人体所需的丰富的碘、铁、钙、蛋白质、脂肪、淀粉、维生素$B_1$、维生素$B_2$、胡萝卜素、尼克酸、甘露醇及其他矿物质。

海带中的碘含量高，对宝宝的大脑和性器官发育有重要的作用。丰富的尼克酸是大白菜、芹菜含量的5倍之多，是人体新陈代谢的好帮手。

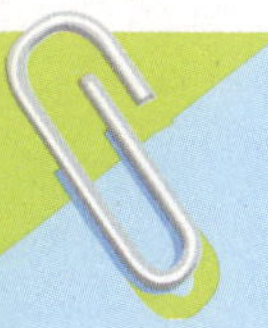

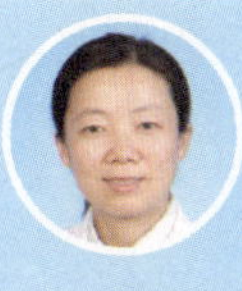

专家提醒

干海带在食用前需要浸泡，但时间不宜过长，以免海带中的碘和甘露醇等营养物质流失。

由于海带含有褐藻胶，加工时不易煮烂，父母可以放一些食用碱，能使海带达到软烂。

## 胡萝卜

胡萝卜是膳食中维生素A的重要来源之一，胡萝卜还含有蛋白质、脂肪、碳水化合物、钙、磷、铁、维生素、β-胡萝卜素、核黄素、尼克酸等营养物质。

胡萝卜中的β-胡萝卜素在体内可以转变为维生素A，是宝宝生长发育不可或缺的营养物质，对保护眼睛、抵抗传染病、促进生长发育有很大的帮助。

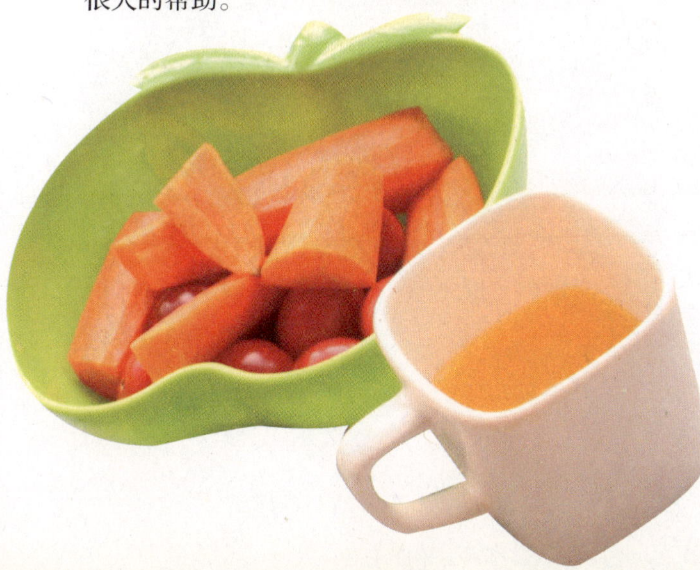

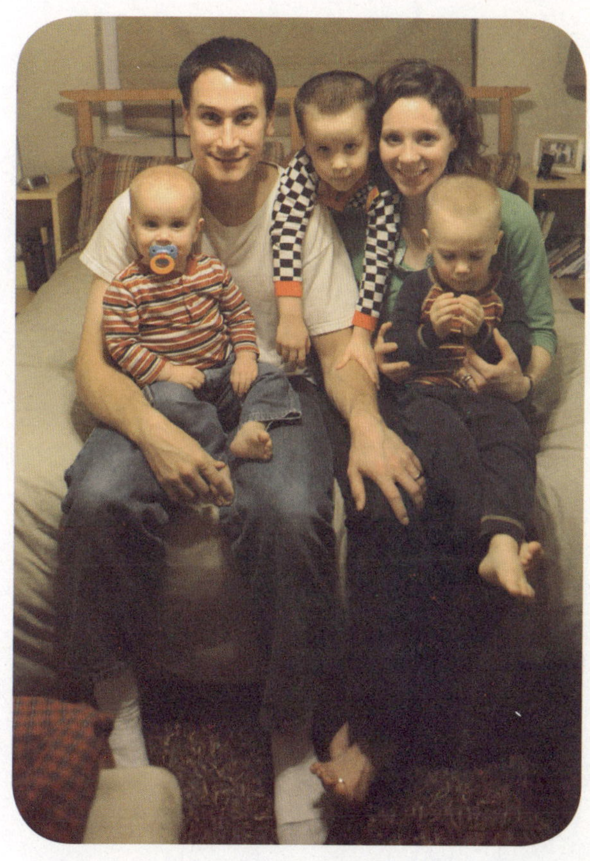

由于β-胡萝卜素只有溶解在油脂中才能转变为维生素A，如果生吃的话，无法使这种脂溶性物质完成转变，所以，父母在制作时，需要煮熟或炒透后再给宝宝吃，从而使营养被充分吸收。

## 白萝卜

白萝卜中的维生素C很丰富，此外还含有碳水化合物、钙、磷、萝卜素、芥子油等营养物质。

白萝卜中的萝卜素可以促进血红素的增加，芥子油及粗纤维能够促进胃肠蠕动，有利于宝宝的身体成长。宝宝添加辅食后就可以吃白萝卜，烹饪后的萝卜软嫩可口，是强健身体的有益食物。

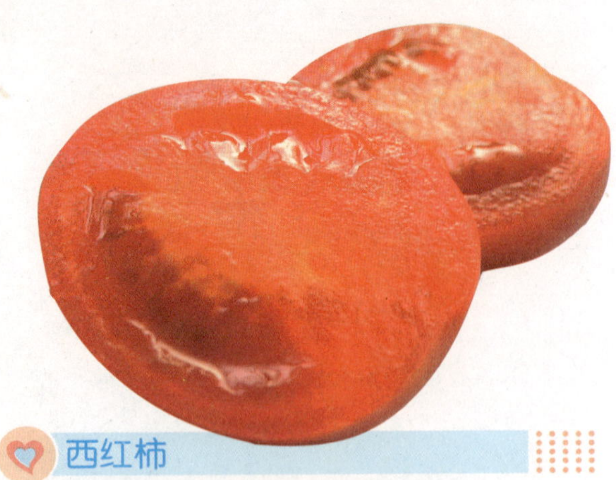

### 西红柿

西红柿是为人熟知的营养丰富的蔬菜。

西红柿中含有丰富的碳水化合物、胡萝卜素、维生素$B_1$、维生素$B_2$、维生素C、维生素P及钙、磷、铁等矿物质。其中富含的的维生素A原在体内可以转化为维生素A，能促进宝宝的生长发育。西红柿中的有机酸，如苹果酸、柠檬酸，能够增加胃液酸度，调整宝宝肠胃功能。

专家提醒

在宝宝腹泻时，最好不要吃西红柿了，以免加重腹泻。

## 5、对皮肤好的食物

### 含维生素A的食物保护皮肤

维生素A能够生成肌肤真皮层内的胶原蛋白和弹力纤维，促进调节并保护机体，维护皮肤、上皮组织的正常功能，让肌肤紧致、有弹性。宝宝常用的鱼肝油以及胡萝卜、猪肝、菠菜中都有丰富的维生素A。

### 含维生素C的食物使皮肤白皙

宝宝的皮肤细嫩柔润，若是兼有白皙透红则更惹人喜爱。虽然皮肤的颜色与种族、地区、环境等有关，但某些食物也能让皮肤显得白皙诱人。

肤色的深浅与黑色素的代谢关系密切。在人的表皮基底层有一种黑色素细胞，黑色素生成得越少，皮肤越白皙。黑色素生成是靠酪氨酸酶

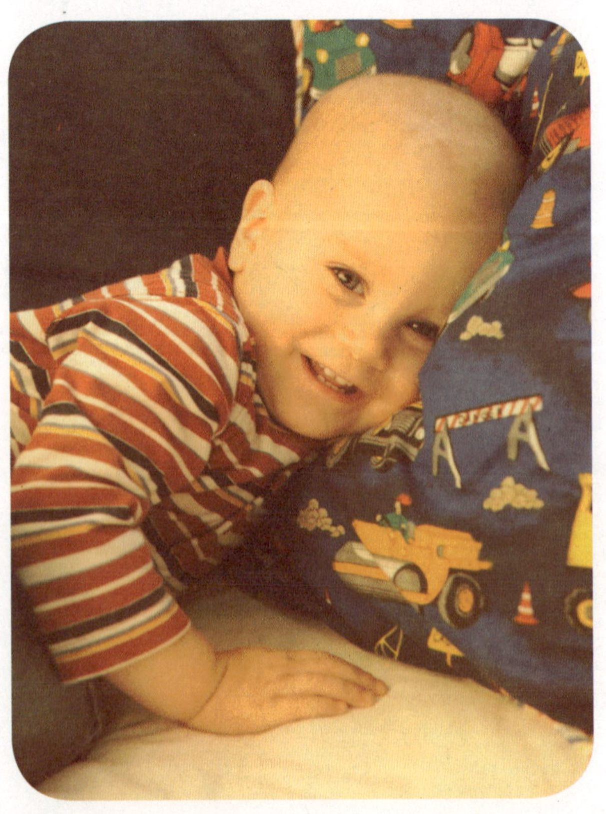

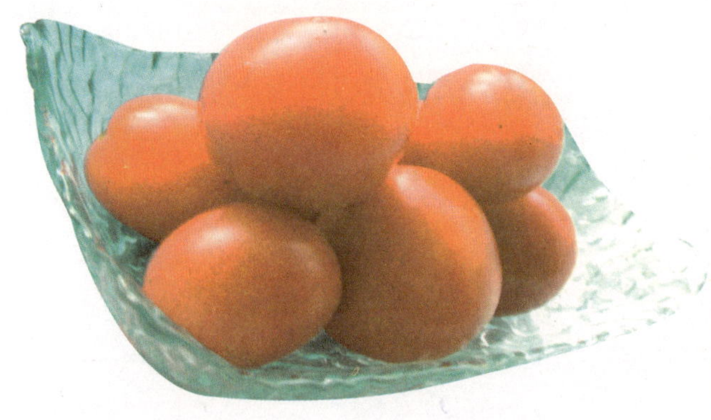

及多巴和多巴醌的作用，抗氧化物维生素C能中断黑色素生成的过程。因此多进食一些富含维生素C的食物，如西红柿、橙子、柠檬、酸枣、山楂、柑橘等，可以使皮肤变得较白皙。

## 含维生素E的食物强健皮肤

维生素E从皮肤的内部做起，照顾肌肤的根本，增加肌肤抵抗力，帮助肌肤强健。

日晒、脏空气污染、精神压力会使皮肤产生自由基，维生素E则能够中和自由基，保护肌肤组织，促进皮肤微血管循环，让宝宝皮肤中的血液健康透亮，宝宝看起来自然红润可爱。小麦胚芽、豆类、菠菜、蛋、甘蓝菜都含有丰富的维生素E。

## 含胶原、弹性蛋白的食物丰盈皮肤

胶原蛋白能使细胞变得丰满，弹性蛋白能使皮肤弹性增强。富含胶原蛋白和弹性蛋白多的食物有猪蹄、动物筋腱和猪皮等。可以做成汤给宝宝适量食用。

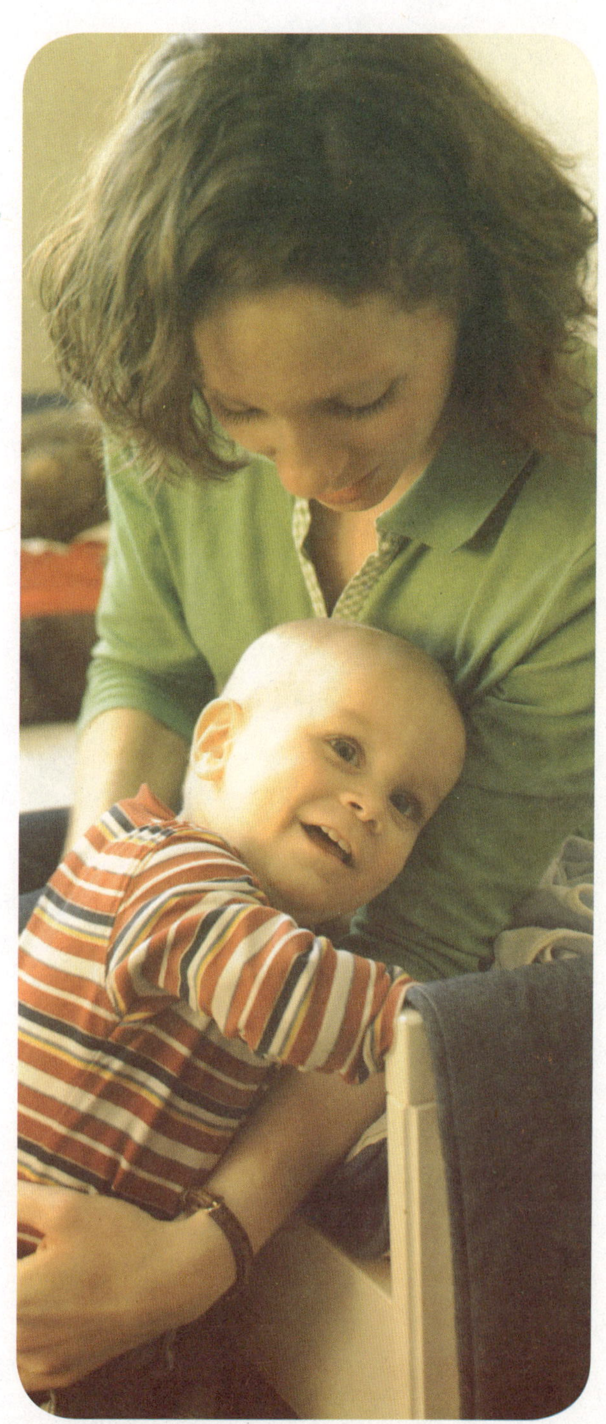

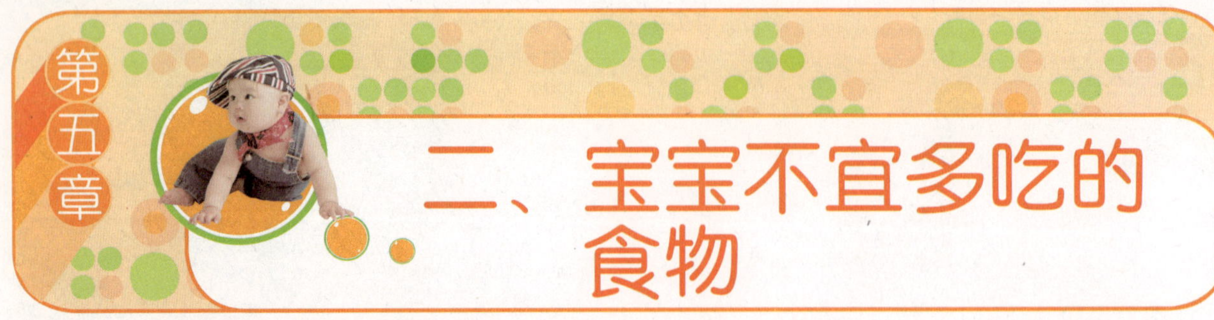

# 第五章 二、宝宝不宜多吃的食物

## 1、含糖饮料

喝大量含糖汽水、果汁等饮料会危害宝宝的健康，导致肥胖、营养不良，影响肝脏正常功能。

大多数饮料都只含有糖和香精、香料，没什么营养价值。宝宝喝太多饮料会影响正常食用正餐；如果正餐照吃，又会因为摄入糖类过度，而造成体内能量过剩，引起肥胖。而且据最新研究，儿童期体重过快增长与成人期代谢综合征有关，所以爸爸妈妈一定从小帮助孩子养成喝白开水的习惯，远离含糖饮料。

## 2、茶和咖啡

茶和咖啡等刺激性比较强的饮料，会影响神经系统的正常发育。

在前文中曾经提到幼儿不宜饮用浓茶，因为浓茶中的鞣酸、咖啡碱会影响宝宝肠胃、心、肾和神经系统。但是少量饮用清淡的茶还是有一定益处的。茶叶中有维生素C，可以促进生长发育；茶叶中有叶酸，是B族维生素的来源，可以预防贫血；茶叶中有氟，可以坚固齿质、预防龋齿。但鉴于上述的弊端，还是应少量饮用，且须是淡茶为宜。

咖啡中的咖啡因会兴奋大脑皮质。婴幼儿对咖啡因更为敏感，饮后易出现兴奋、烦躁、吵闹、失眠等症状；另外，咖啡碱还可破坏钙的吸收。所以，爸爸妈妈最好不让宝宝喝咖啡。

## 3、松花蛋

松花蛋是很多人都喜欢吃的食品，但在胶制松花蛋的原料中，含有铅，腌制好的松花蛋含铅量比新鲜鸭蛋和咸鸭蛋都高许多。铅是对身体有害的金属之一，人体摄入微量铅会对神经系统、造血系统和消化系统造成一定的危害。而宝宝对铅毒更加敏感。成年人对所吃进铅质的吸收率为5%～10%，宝宝的吸收率高达50%，而且宝宝的脑部神经系统发育还未成熟，更容易受铅毒危害而影响智力的发育。所以，爸爸妈妈不宜给宝宝多吃松花蛋。

## 4、竹笋

竹笋中的膳食纤维可以促进肠道蠕动、降低体内胆固醇浓度。但是竹笋中有较多草酸，对于成长发育期间的宝宝来说很不利，因为草酸极易与食物中的钙、铁、锌、铜等元素结合成盐类，且不溶于水，妨碍人体吸收、利用这些营养。

## 5、冷饮

夏日里，冷饮无论是味道、色彩还是形状都牢牢吸引着宝宝。但父母一定要注意控制宝宝对冷饮的食用量，以免因宝宝形成“偏爱”、食用过量而引起消化道疾病。

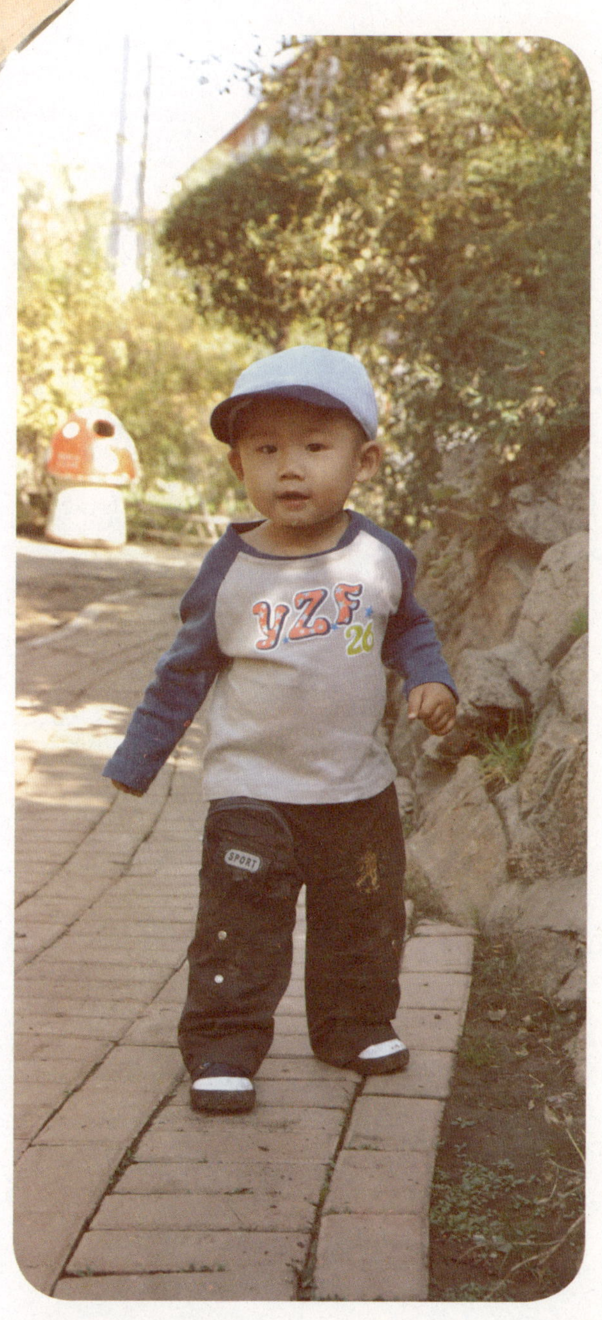

宝宝胃肠道黏膜比较娇嫩，对冷刺激反应敏感，吃了过量的冷饮后，胃内温度骤然降低，引起胃黏膜血管收缩，胃液分泌减少，肠蠕动加快，从而影响食物的消化吸收；冷刺激还会使胃肠道神经兴奋性增高，引起胃肠痉挛，出现绞痛；胃液分泌减少后，体内杀菌能力大大降低，细菌钻了空子，宝宝就会出现呕吐、腹泻、消化不良、食欲不振等疾病。而且，冷饮含糖高并含食用色素，不仅易降低食欲、引起消化系统紊乱，还会对宝宝牙齿、身体造成损害。

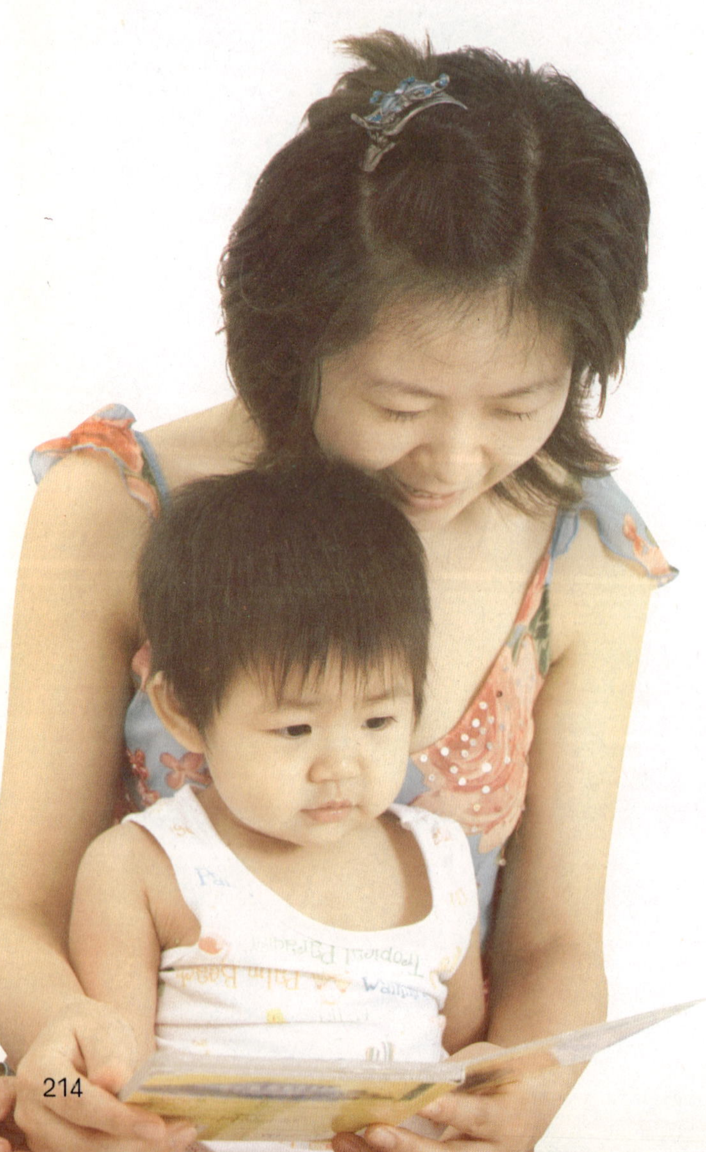

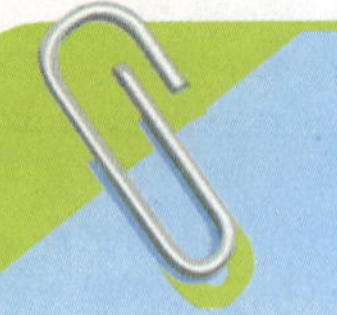

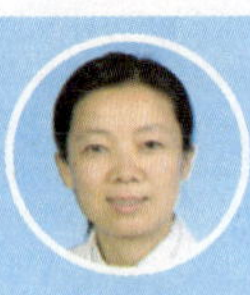

**专家提醒**

妈妈可以把山楂切成块，然后放上白糖，泡在水里让宝宝当饮料喝，可以起到解暑的作用。

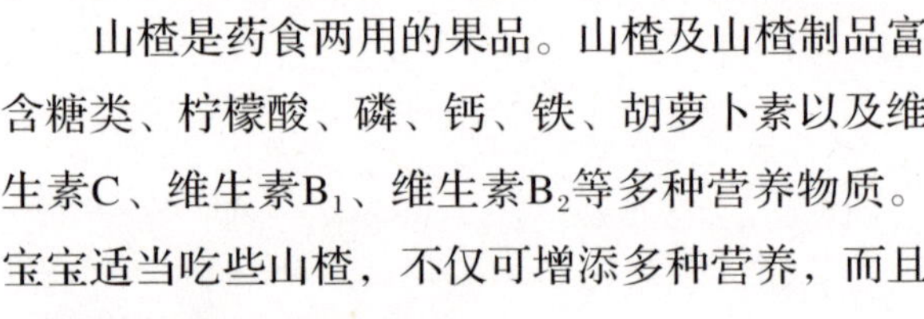

## 6、山楂

山楂是药食两用的果品。山楂及山楂制品富含糖类、柠檬酸、磷、钙、铁、胡萝卜素以及维生素C、维生素$B_1$、维生素$B_2$等多种营养物质。宝宝适当吃些山楂，不仅可增添多种营养，而且还能帮助消化、增加食欲。

但因山楂有破气散淤的作用，多吃容易引起胀气，因此脾胃虚弱的宝宝要少吃。另外，山楂制品中含糖量较高，吃多了既会影响食欲，也有害牙齿的健康。

## 7、巧克力

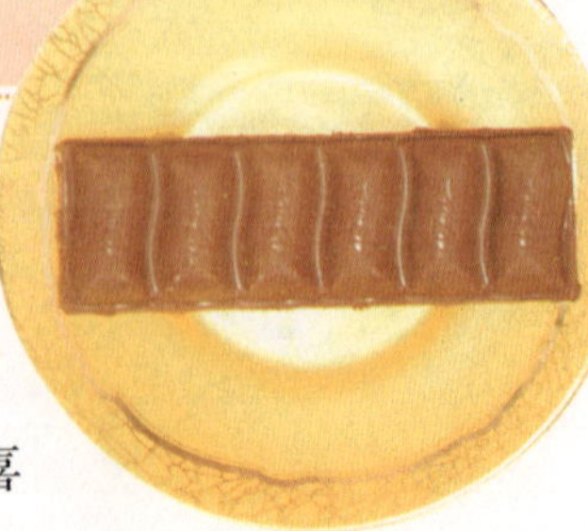

许多宝宝喜欢吃巧克力，有时吃起来就没有够，一块接着一块。有的爸爸妈妈认为宝宝喜

欢吃就管够。其实，巧克力是一种热量很高的精制食品，吃得过多对宝宝并非有益。

巧克力的主要成分是糖和脂肪，因此所提供的热量比较高，具有独特的营养作用。在体力活动较强、消耗热量较多的情况下，吃些巧克力能及时补充消耗、维持体力。但是巧克力也有它的不足之处，它所含蛋白质、维生素非常少，而这些营养物质是宝宝在生长发育中所必需的。因此对于宝宝来说，巧克力并不是理想的高级营养品。

另外，因为巧克力是甜食，吃多了会伤脾胃，这种含油（脂肪）多的食物在胃里停留时间比较长，会让人感觉比吃一般食品饱得多（饱腹感强）。因此，宝宝如果吃了过多的巧克力会影响食欲。时间长了，就会直接影响宝宝的身体健康。

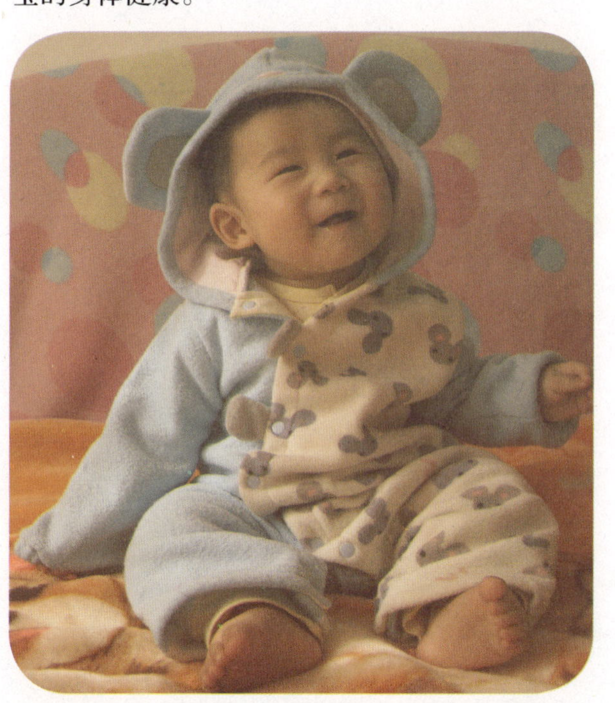

## 8、味精

味精（谷氨酸钠）是一种调味食品。一些爸爸妈妈为了增进小孩的食欲，在烧菜时会加入较多的味精。从科学的角度来说，这种做法并不可取。

据科学家研究发现，大量摄入味精会加重婴幼儿缺锌，因味精能使血液中的锌转变成谷氨酸锌而从尿中排出体外。所以，长期食用味精会加重宝宝厌食。

如果宝宝经常厌食，而且生长缓慢，应考虑宝宝体内是否缺锌。若发现缺锌，要及时治疗，可以在医生指导下服用一些补锌的药品，一般短期内就能纠正缺锌。平时应给宝宝常吃富含锌的食物，如牡蛎、猪心、牛心、瘦猪肉、牛肉和大豆等。

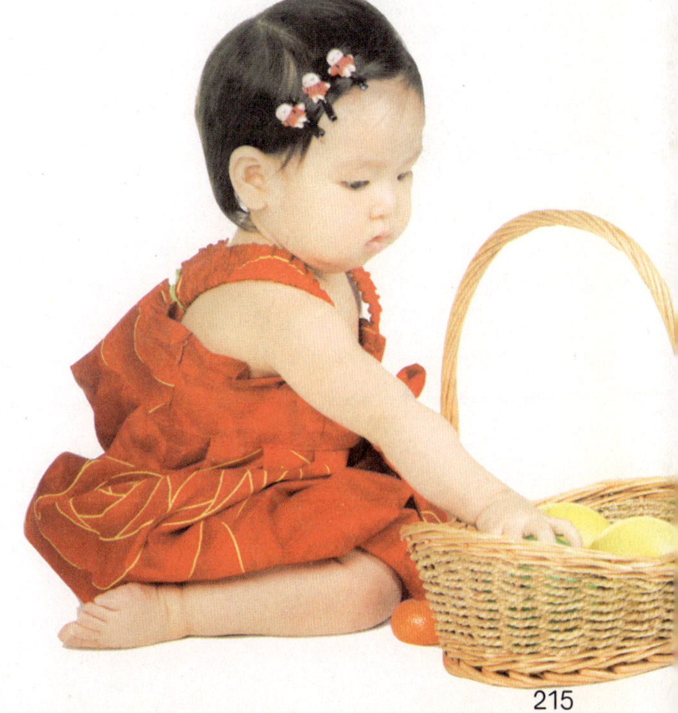

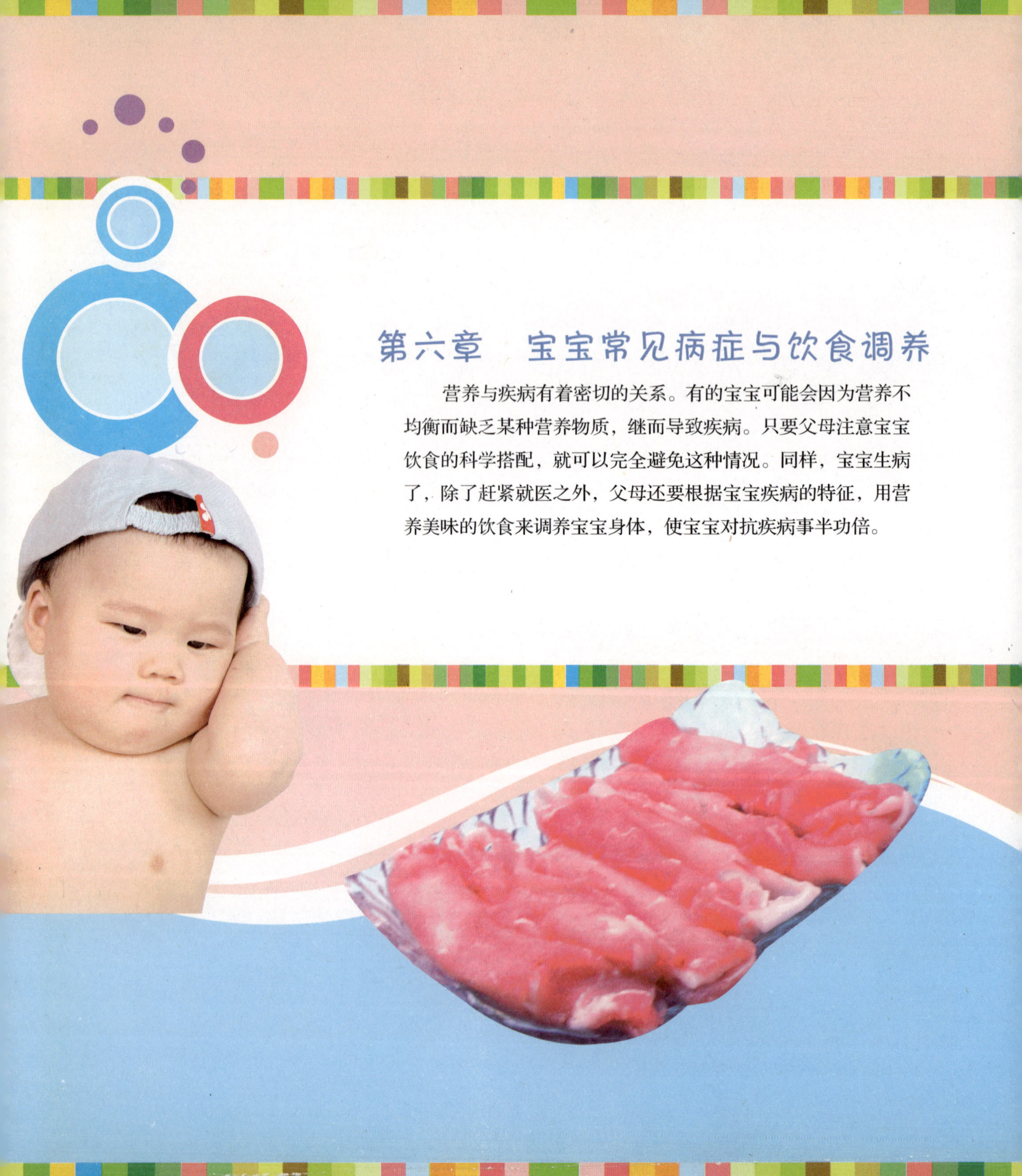

# 第六章　宝宝常见病症与饮食调养

营养与疾病有着密切的关系。有的宝宝可能会因为营养不均衡而缺乏某种营养物质，继而导致疾病。只要父母注意宝宝饮食的科学搭配，就可以完全避免这种情况。同样，宝宝生病了，除了赶紧就医之外，父母还要根据宝宝疾病的特征，用营养美味的饮食来调养宝宝身体，使宝宝对抗疾病事半功倍。

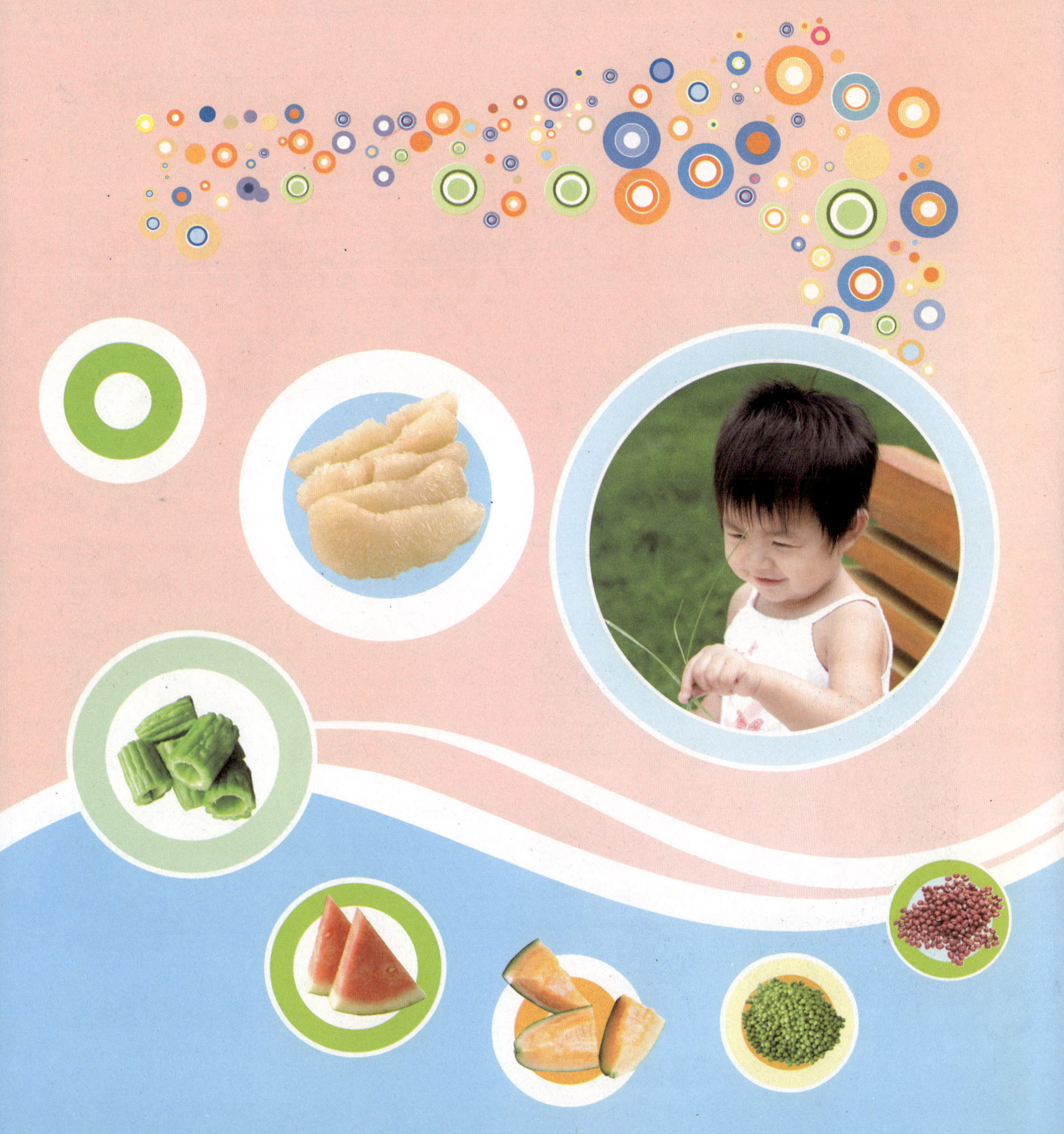

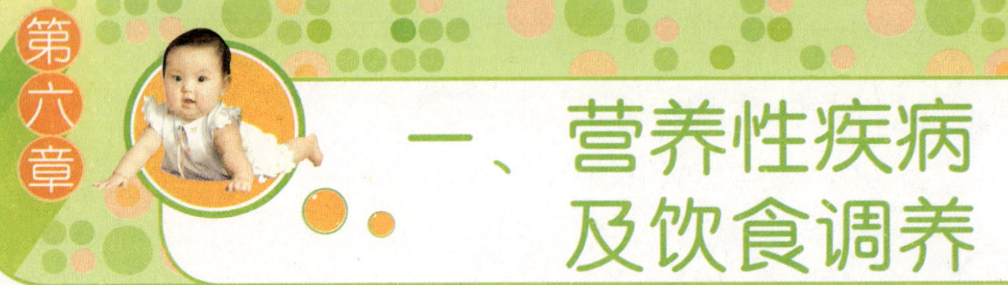

# 第六章 一、营养性疾病及饮食调养

## 1、营养不良

### 营养不良的表现

营养不良是指缺乏蛋白质和热能的一种营养性疾病，多在3岁以下的宝宝身上出现。

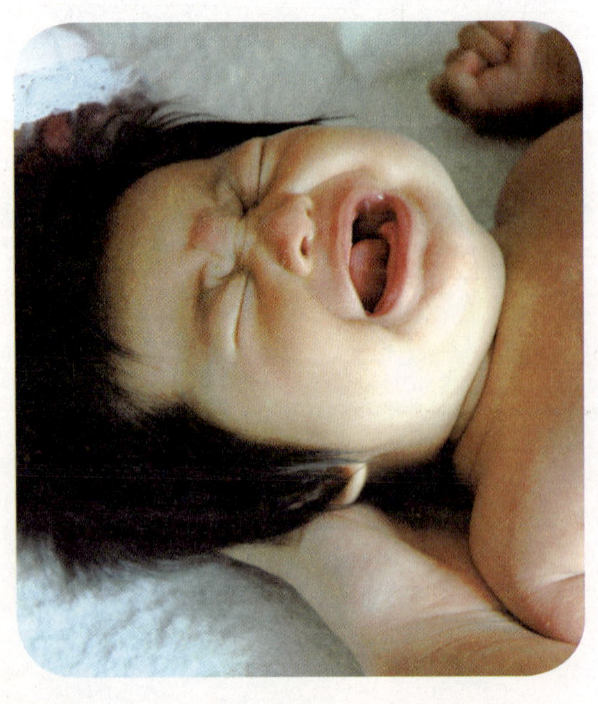

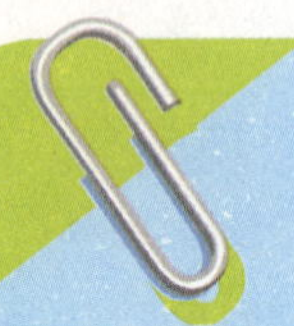

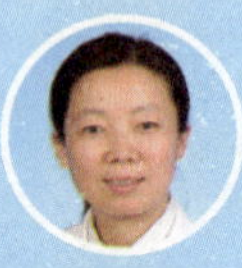

**专家提醒**

营养不良的患儿因全身各系统功能紊乱，免疫力明显下降，很容易合并感染及其他营养缺乏性疾病，如上感、鹅口疮、腹泻、肺炎、缺铁性贫血、低蛋白水肿、维生素或微量元素缺乏症等，从而进一步加重病情。

宝宝患营养不良，最初会表现为体重不增或略有下降、皮下脂肪变薄，继而出现消瘦、皮肤干燥、弹性下降、肌肉松弛等表现以及精神萎靡或烦躁、运动发育落后、生长停滞。最后，表现为皮下脂肪完全消失，几乎呈皮包骨状，体重下降明显，体温偏低，心跳缓慢，反应迟钝，对周围事物不感兴趣，食欲差、不思饮食等。

如果妈妈母乳不足又没有及时给宝宝添加辅食，或宝宝有挑食、偏食的不良饮食习惯，就会使得宝宝营养和热量长期摄入不足，造成营养不良。不能很好地消化食物、吸收营养，也可能导致营养不良。一些慢性消耗性疾病，比如反复发作的肺炎等疾病，因长期发热使宝宝食欲不振、食物量减少而消耗增加，导致营养不良。

### 帮助宝宝远离

对于与饮食喂养有关的营养不良，父母应改善喂养方法，合理按步骤地添加辅食，纠正不良饮食习惯；对于因疾病导致的营养不良，应积极治疗原发病。

3岁以下的宝宝消化能力较弱，父母在给宝宝补充营养时，切忌过多、过快，以免加重消化功能紊乱，应遵照“循序渐进、逐步充实”的原则，蛋白质、脂肪、碳水化合物、维生素、微量元素及总热量的补充需要科学计算后给予，具体实施时，还应根据患儿食欲和一般状况进行酌情调整。

可逐步给宝宝喂半脱脂奶、豆浆、鱼、蛋、肉末、肝末、植物油、米汤、粥、糕点等。或按医生的意见口服促消化药等。

## 2、维生素A缺乏症

### 维生素A缺乏症的表现

维生素A缺乏症是因体内缺乏维生素A而引起的全身性疾病，一般多在婴幼儿或患营养不良的宝宝身上出现。家长可通过眼部、皮肤等变化判断孩子是否患有维生素A缺乏症。

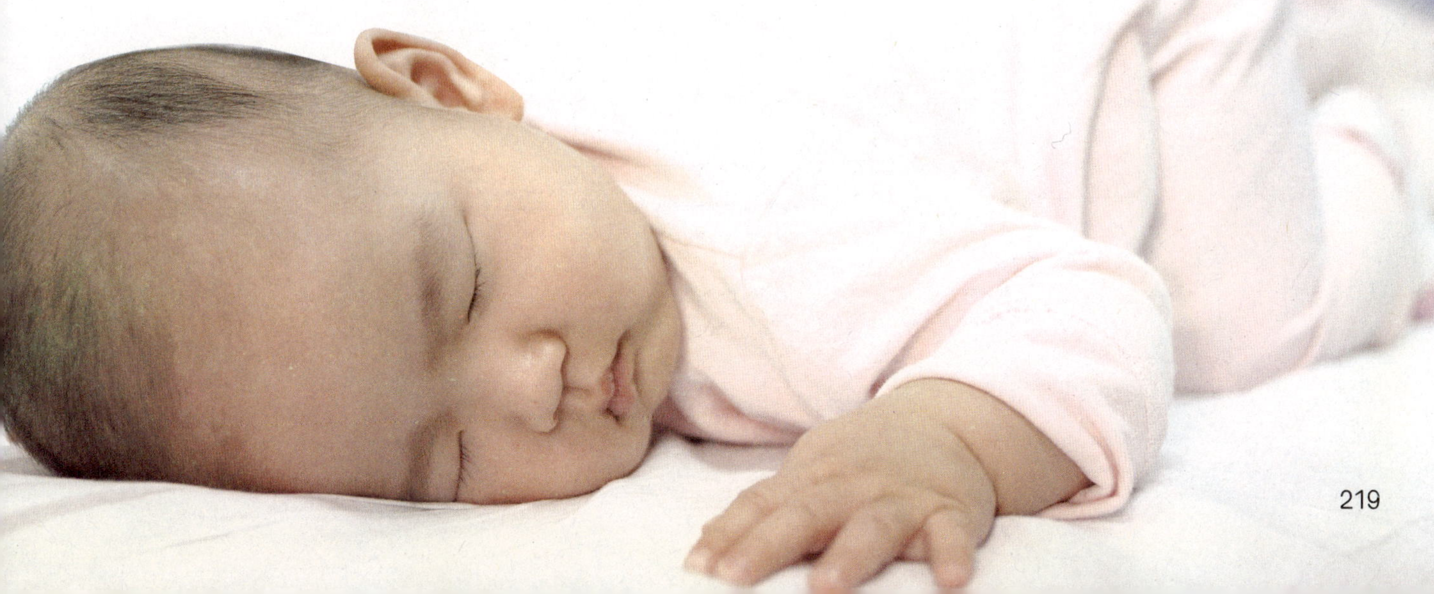

如果宝宝的眼睛贴近角膜的结膜边缘处有形似泡沫的白斑——结膜干燥斑，宝宝可能是患有维生素A缺乏症了。

缺乏维生素A时，皮肤也会发生改变，由于增生的角化物充塞于毛囊腔内，并突出于表皮，使宝宝表现为皮肤粗糙、干燥、脱屑，但此症状多出现于4岁以上的儿童，在0~3岁的宝宝中不常见。维生素A具有促进骨骼发育的作用。缺乏维生素A时，宝宝可出现体格发育迟缓和牙釉质发育不良。此外，还可有反复感冒、食欲下降、贫血等表现。

### 帮助宝宝远离

尽量母乳喂养，宝宝吃牛奶要选择全脂奶。可在宝宝出生后2周加鱼肝油。婴儿每天约需维生素A1500～2000国际单位，幼儿每天约需2000～4500国际单位。在三四个月时添加蛋黄、菜泥等辅食。多吃富含维生素A的食物，如猪肝、蛋黄、牛奶、胡萝卜等。

## 3、B族维生素的缺乏

### 维生素$B_1$缺乏的表现

维生素$B_1$是促进能量代谢的一种酶，如果缺乏就会影响人体碳水化合物的代谢、氨基酸和脂肪酸的代谢，使能量减少，继而影响神经系统和心血管系统的正常功能，因为这些功能需要足够的能量。维生素$B_1$缺乏导致的脚气病一般发生在宝宝2~5个月时，致病往往很严重。

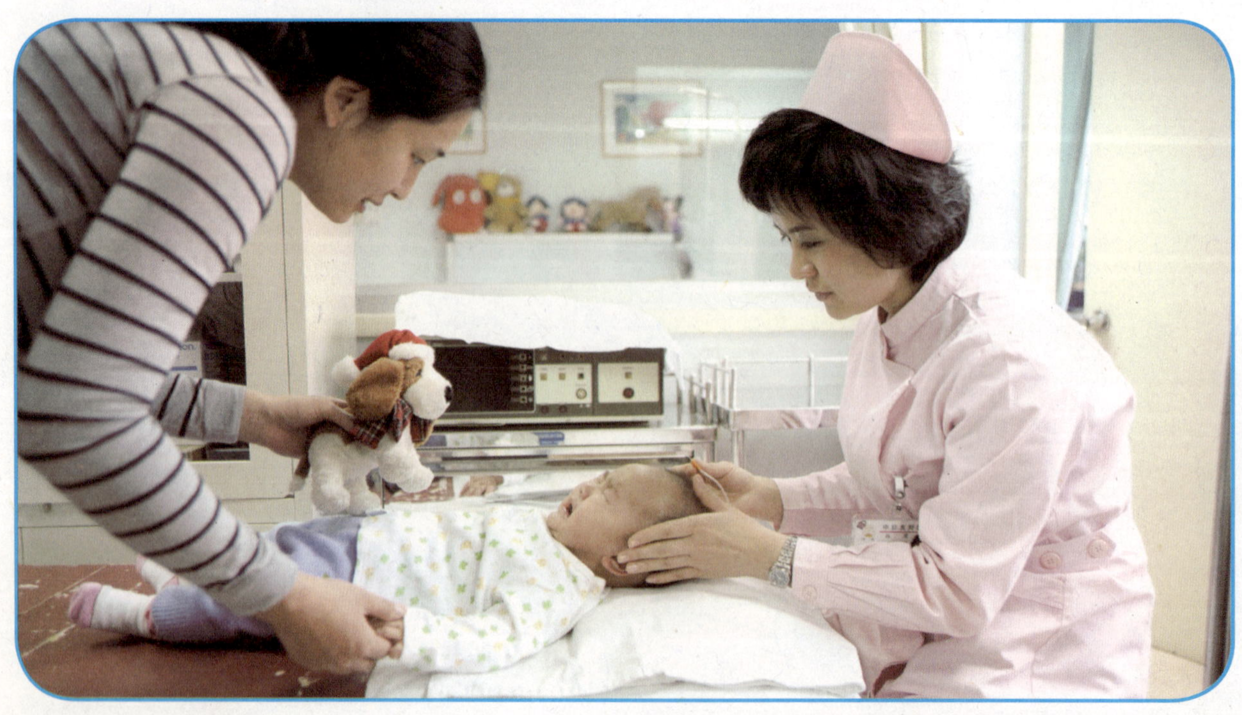

缺乏B族维生素，一般直接的危害就是皮肤受损，最常见的是维生素$B_2$和烟酸缺乏导致的皮肤病。

### 维生素$B_2$缺乏的表现

当宝宝缺乏维生素$B_2$时，一些如脸颊、眉间、鼻翼两侧、耳后、腋下、乳房下、腹股沟处等皮脂腺分泌旺盛部位、皮肤皱褶处会出现皮炎。出现皮炎后，这些皮肤的皮脂会增多，有脂状黄色鳞屑和轻度的红斑，女宝宝出现会阴瘙痒，阴唇皮炎等，男宝宝出现阴囊处糜烂、渗液、脱屑等。

### 烟酸缺乏的表现

当宝宝缺乏烟酸时，所导致的皮炎一般来说呈对称性出现，如在脸、颈、手背、脚背、背部、膝盖、肘等容易受摩擦的地方出现，先是红肿、有溃疡和水泡，继而转为红棕色，皮肤粗糙脱屑。

### 帮助宝宝远离

父母要注意给宝宝补充维生素$B_1$、维生素$B_2$、烟酸等B族维生素。

维生素$B_1$一般存在在谷类胚芽和米皮中，维生素$B_2$一般在动物内脏、深色蔬菜、粮食中。它们都很容易在加工、贮存、烹饪时受到破坏，而且加工越精细越容易受到破坏，所以，还是要适当给宝宝吃些粗粮，同时改正不良的饮食习惯。只吃菜不吃主食是不正确的，也不要过多食用生鱼片，因为生鱼片中有抗维生素$B_1$的成分。面汤中含有维生素$B_1$比较多，可以给宝宝喝。

## 4、维生素C的缺乏

### 维生素C缺乏的表现

维生素C可以抵抗坏血病，因为它可以促进合成胶原蛋白，维护血管、肌肉、牙齿、齿龈的正常功能。如果缺乏，导致胶原蛋白合成有障碍，会增加毛细血管壁的通透性和脆性，导致其容易出血，称为坏血病，皮肤下可以看见出血

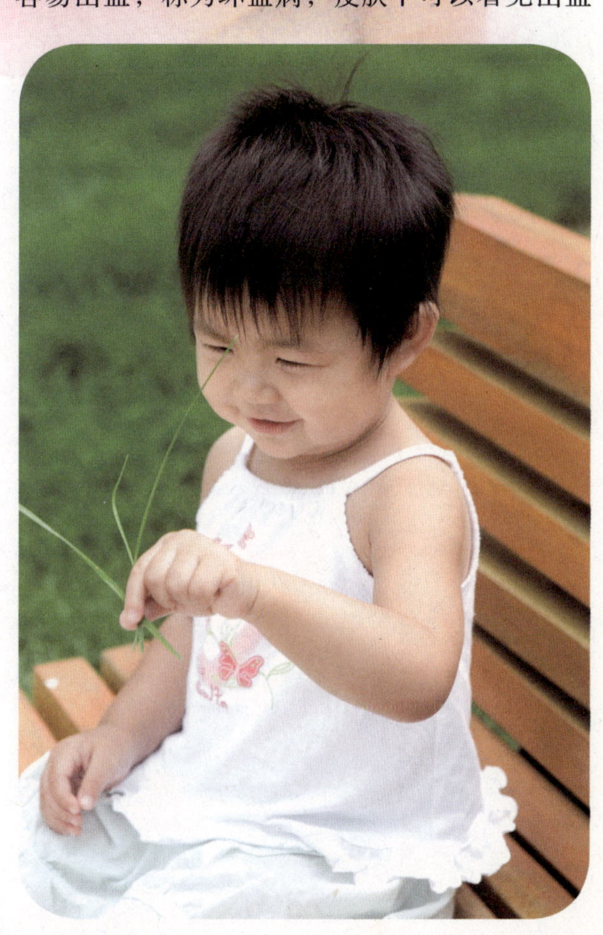

点。如果严重的话，这些出血在皮肤下呈现淤斑。宝宝发生这种情况的，淤斑多在下肢出现。这种缺乏导致的出血，也表现在牙龈出血上。

### 帮助宝宝远离

母乳喂养时，妈妈要饮食合理，若偏食、挑食、少食蔬菜，都会导致母乳中维生素C不足，继而影响宝宝。添加辅食的宝宝要多摄取维生素C，多吃新鲜蔬菜和水果，也可以口服维生素C，一般婴幼儿每日需要维生素C30~50克。

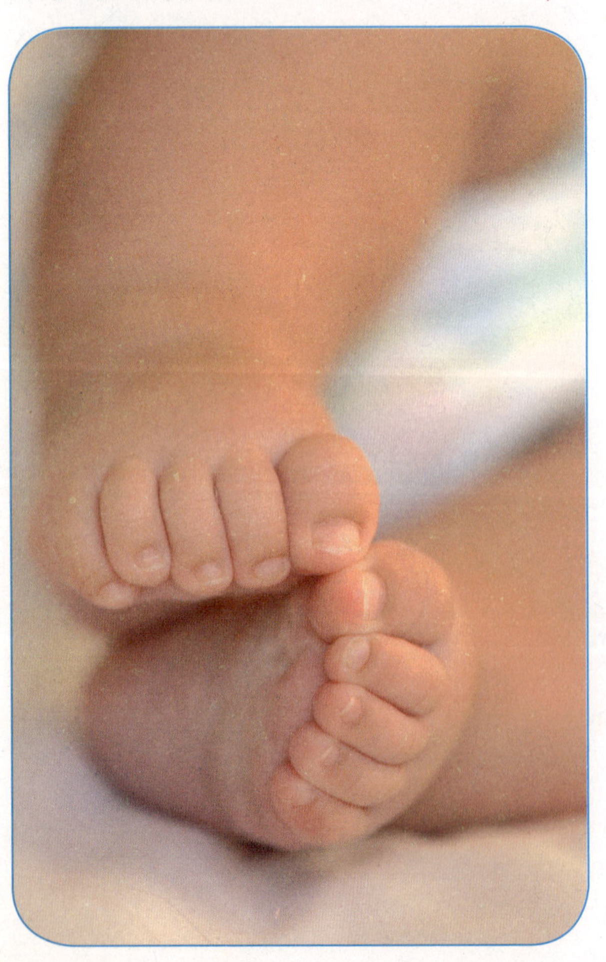

## 5、维生素D的缺乏

### 维生素D缺乏的表现

婴幼儿生长发育比较快，对维生素D的需求也相对大，如果父母没有能够给宝宝添加足够的维生素D，便会出现佝偻病。例如，宝宝在6个月左右时出现乒乓头、肋骨外翻、鸡胸等情况，1岁学走路时出现O型腿X型腿。

维生素D缺乏还可引发手足搐搦症又称低钙惊厥，多在冬春季节出现。主要表现为惊厥、手足搐搦和喉痉挛。

有的父母可能会由于怕感冒等一些原因而不愿意常带宝宝到户外晒太阳，或者现在城市中的楼房过高遮挡住了阳光，使宝宝日照不够而出现缺乏维生素D的现象。

有些疾病会影响宝宝体内对维生素D的消化和吸收，比如长期慢性的腹泻、婴儿肝炎综合征、先天性胆道狭窄和闭锁。

### 帮助宝宝远离

提倡母乳喂养。如果母乳喂养的奶汁充足，营养丰富，宝宝又经常晒太阳，可不服鱼肝油。如宝宝吃牛奶，一般应在出生后两周开始喂鱼肝油。

宝宝应适当进行户外活动，经常晒太阳，但要注意保护眼睛。居室内要保持安静，经常通风换气。

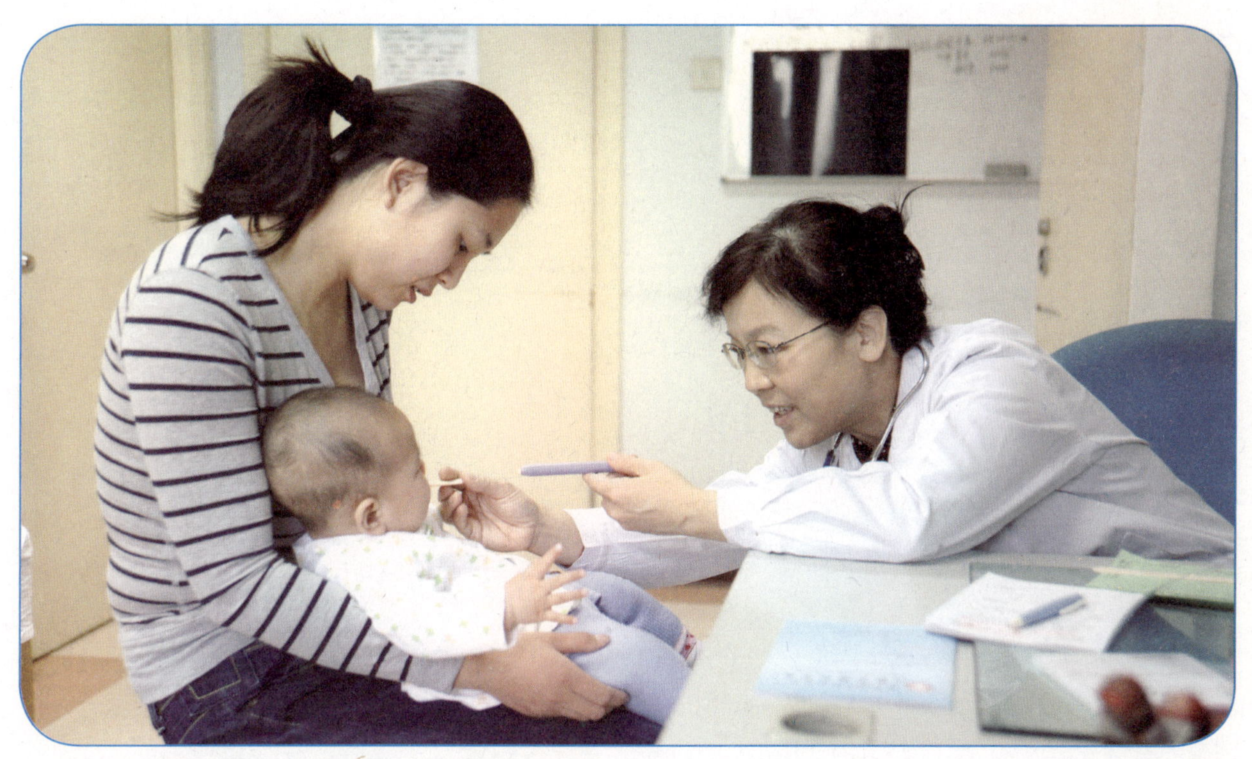

## 6、铁缺乏

### 铁缺乏的危害

铁是造血原料之一，母乳、牛奶中含铁量较少，如果在宝宝4个月后，没有及时添加含铁的食物，宝宝就无法吸收到足够的铁，而且宝宝通过排泄也会流失铁，这样便会出现营养性缺铁性贫血情况。这也是铁元素缺乏所造成的最直接危害，会让宝宝疲乏无力、脸色苍白、皮肤干燥、头发易脱且没有光泽、指甲出现条纹等情况。严重的宝宝还会出现一些喜食泥土等“异食癖”，或精神分裂、智力障碍。

铁不仅是造血原料之一，还是体内许多酶的辅酶，如果缺乏铁，除了会产生贫血，还会导致体内代谢过程受到影响，使组织和细胞的正常功能受到阻碍，危害全身。比如使消化系统受影响，宝宝会出现口腔炎、舌炎、厌食、胃肠消化吸收功能减弱。

宝宝出生后，来自于妈妈身体的铁可以供给宝宝3～4个月之久。4个月后，就要给宝宝添加含铁的食物。加上宝宝在幼儿期生长发育的速度很快，对铁的需求也要多于成人所需，更需要及时补充铁。早产的宝宝、低体重的宝宝比足月的宝宝生长发育还要快，更需要及时补充。

### 帮助宝宝远离

缺铁性贫血多发生在宝宝6个月之后、3岁之前。父母应该从宝宝4个月起就给宝宝补充铁。鱼、动物肝脏、肉、蛋黄都有丰富的铁质，可以逐渐给宝宝补充。

## 7、锌缺乏

### 锌缺乏的表现

锌是人体必需的微量元素之一，它参与体内多种酶的合成以及基因表达、稳定细胞膜、改善食欲、维持免疫功能、调节激素代谢等。因此，如果缺锌，人体就会出现许多问题，如食欲下降或厌食，这是由于缺锌导致的味蕾功能减退、味觉下降所致。锌缺乏会导致核酸和蛋白质合成减少，加之食欲下降，从而影响小儿生长发育。智力也会受到一定影响，如理解能力、记忆力下降等。补锌后症状可明显改善。同时，缺锌会使机体免疫力下降，使发生感染的概率增加。据多数发展中国家病例资料统计，缺锌儿童补充锌可降低腹泻和肺炎的发病率。此外，缺锌还可造成皮疹、口腔溃疡、白内障、性发育迟缓等问题。

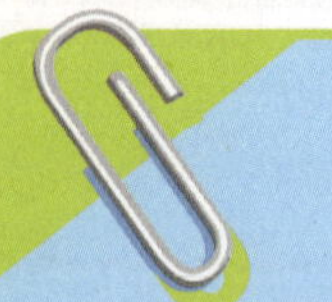

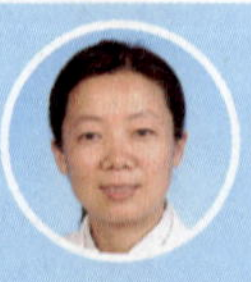

专家提醒

补锌不能过量，也不能过快，若长期大剂量口服锌制剂而不去医院检查，有可能造成锌中毒，如呕吐、腹泻等胃肠道症状。

肉、蛋、奶等动物蛋白食物含锌量较植物性食物高，长期素食者易缺锌。营养不良症的恢复期对锌的需求量增多，此时要注意补锌。长期呕吐、腹泻会影响锌的吸收。

发生外伤、烧伤、溶血时，组织细胞被破坏，储存在肌肉细胞、红细胞内的大量锌可随体液丢失。

### 帮助宝宝远离

提倡母乳喂养，因初乳中含锌量较高，锌利用率也较高，因此，母乳喂养对预防缺锌有利。对人工喂养儿，可给予强化了适量锌的配方奶。

膳食营养搭配应合理，按阶段添加蛋黄、菜泥、瘦肉、鱼泥、猪肝等辅食。坚果类食品含锌量也比较高，可作为补充。

必要时，可在医生的指导下补充服用硫酸锌或葡萄糖酸锌等制剂。

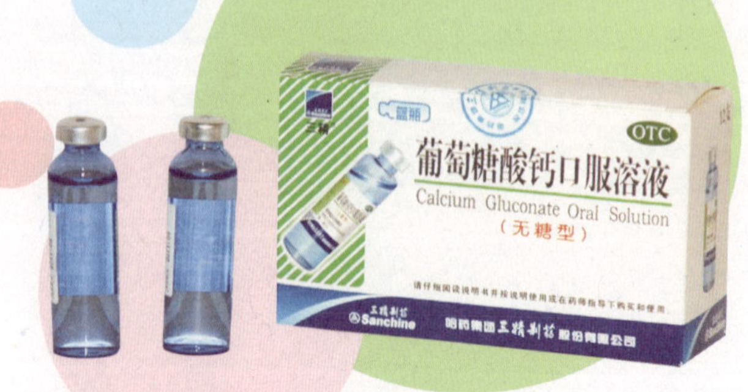

## 8、碘缺乏

### 碘缺乏的表现

缺碘容易引起的疾病，发生在婴幼儿时期的宝宝身上一般有克汀病、亚临床性克汀病。甲状腺肿大在幼儿期并不常见。

### 帮助宝宝远离

海带、紫菜、海盐、海鱼中都有丰富的碘，宝宝可以通过膳食补充碘，或者父母在做菜时用加碘的盐。

但碘不宜摄取过多，过多的碘也会在体内导致疾病。如果宝宝吃了适量含碘的食物，或者吃了适量加入碘盐的食物，就无需再服用碘制剂。因为重复的摄取，会引起高碘甲状腺肿和碘性甲状腺机能亢进症，宝宝出现心跳过快、呼吸急促、烦躁等症。

## 9、小儿肥胖症

### 小儿肥胖症的表现

体内脂肪积聚过多会形成肥胖症，这是常见的营养性疾病之一。过量食用牛奶、肉类、蛋类等物质，还会加重宝宝的消化系统和肝脏的负担，加速胰腺、胃液等消化液的分泌，逐渐引起消化系统、内分泌系统功能失调，还会对心脏造成过大压力，加速冠状动脉硬化。此外，营养过剩还容易导致宝宝出现弓形腿、扁平足等畸形情况。宝宝过于肥胖，也会增加宝宝的自卑、孤僻等不良心理。而宝宝一旦形成肥胖，便不愿意运动、贪吃，形成恶性循环。

宝宝摄入营养过多，使摄入热量超过消耗量，多余的热量以脂肪形式储存于体内可致肥胖。还有，错误的饮食习惯，如有的父母过早给宝宝吃高热量的固体食物就会造成宝宝肥胖。

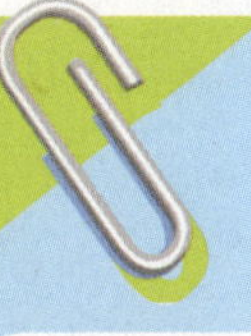

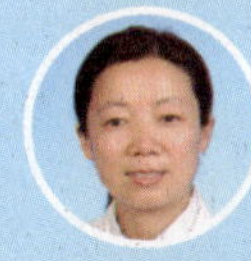

**专家提醒**

在面对宝宝的肥胖症时，父母要慎用减肥药。正在长身体的宝宝会因服用减肥药而大便次数增多，从而影响营养物质的正常吸收。

### 帮助宝宝远离

对于患肥胖症的宝宝，父母可多给宝宝吃热量少、体积大的蔬菜、瓜果等食物，不要喂给过多甜食、淀粉类及高脂肪食物，同时加强宝宝的体格锻炼。对于正常的宝宝，父母也要做到及早着手，给宝宝均衡的、科学的营养摄入，不要过分关注和焦虑宝宝的营养补充，要根据宝宝的实际需求给予，不用担心是否给予过少，因为宝宝饿的时候是会表达情绪的，这样还能锻炼宝宝的情绪表达能力。

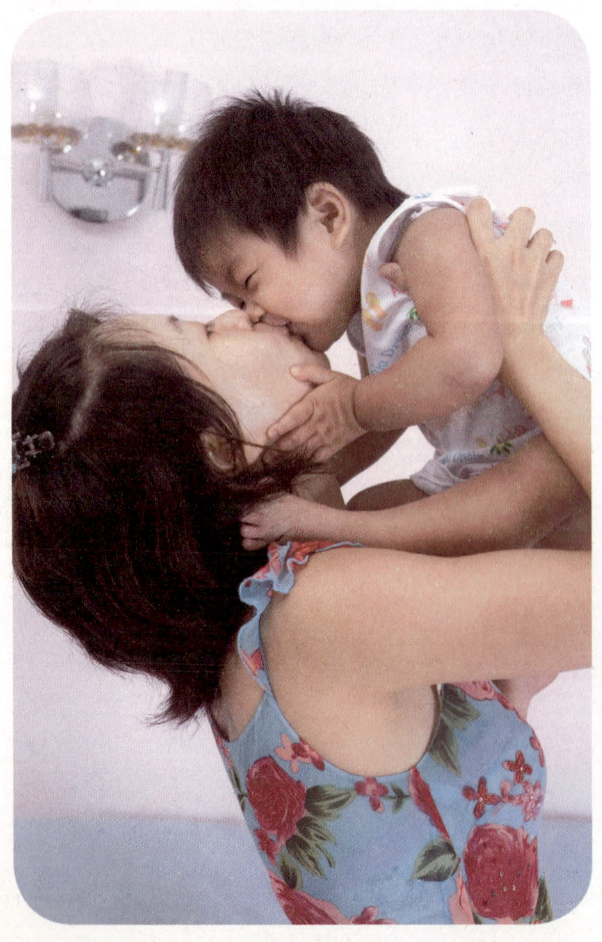

## 10、神经性厌食症

### 神经性厌食症的表现

厌食症是小儿常见症状，发病率高，以较长时间的食欲减退或消失为主要特征。长期营养物质摄入不足，可造成营养不良和免疫功能下降，不仅影响孩子的生长发育，还会给病邪以可乘之机。

厌食症多见于1～6岁的儿童，轻者仅表现为精神弱、疲乏无力；重者表现为营养不良和免疫力下降，如面色欠佳、体重下降、皮下脂肪减少、毛发干枯、贫血和容易感染等。不良的饮食习惯、一些消化道疾病及锌缺乏都可能引发神经性厌食症。

### 帮助宝宝远离

首先应明确宝宝厌食的原因，积极治疗原发病，有针对性地治疗。

应建立良好的饮食习惯，如平时少吃零食，不要偏食、挑食，少吃高糖、高蛋白食品以及养

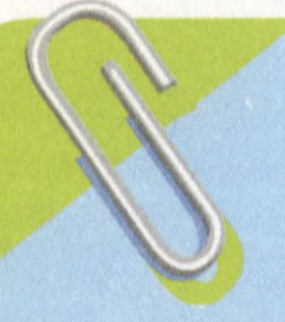

专家提醒

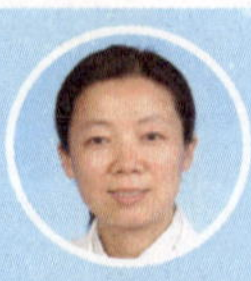

小儿厌食有两种病理因素：一种是因消化道或全身性疾病影响消化功能，另一种是中枢神经系统对消化功能的调节失去平衡。

成吃饭定时的习惯等。

中药调理、捏积、推拿和针灸治疗等疗效也很好，但宝宝可能会对针灸疗法有抵触心理。必要时还可采用口服药物进行治疗。

## 11、钙缺乏

### 钙缺乏的表现

多汗、夜惊。有些宝宝总出汗，比如晚上睡觉时，就算气温不高，宝宝也总是出汗，头部总是磨擦枕头，逐渐在脑后形成了枕秃圈。有的宝宝还会在晚上啼哭、惊叫，出现“夜惊”，这就是宝宝缺钙的警报。

厌食偏食。有些宝宝进入幼儿期后不爱吃饭，给父母增添了许多烦恼。其实，许多厌食、偏食多是缺钙所致。因为钙能够控制各种营养物质穿透细胞膜，也能控制宝宝吸收营养物质的能力。在人体消化液中有许多钙，如果钙元素摄入不足，就容易导致宝宝出现食欲不振、智力低下、免疫功能下降等症状。

出牙晚、出牙不齐。缺钙，在1岁的宝宝身上还表现为出牙晚，而且即使长牙后，缺钙也不利于牙齿的健康。钙是使牙齿坚硬的物质，坚硬的牙齿能够咬硬食物，能够抵抗咀嚼的磨损。如果缺钙，牙床内质的坚硬程度降低，使宝宝咀嚼较硬食物产生困难，还容易在宝宝牙齿发育过程中出现牙齿排列不齐、上下牙不对缝、咬合不正、牙齿松动、容易崩折、过早脱落的现象。

骨质软化。在宝宝学步期间，如果宝宝缺钙，容易导致骨质软化，宝宝站立时难以承受身体重量而使下肢弯曲，会出现“X”形腿，“O”形腿等。

### 帮助宝宝远离

缺钙的表现有很多，缺钙也对宝宝的身体有着较大的影响，因此父母在宝宝缺钙时应及时给孩子添加含钙丰富的食物，如牛奶、鱼、大骨汤、虾皮、海带等，一般来说，只要注意补充，缺钙不严重的宝宝都会很快就改善缺钙症状。如果症状较重，父母可听从医生意见，适量补充钙剂和维生素D。

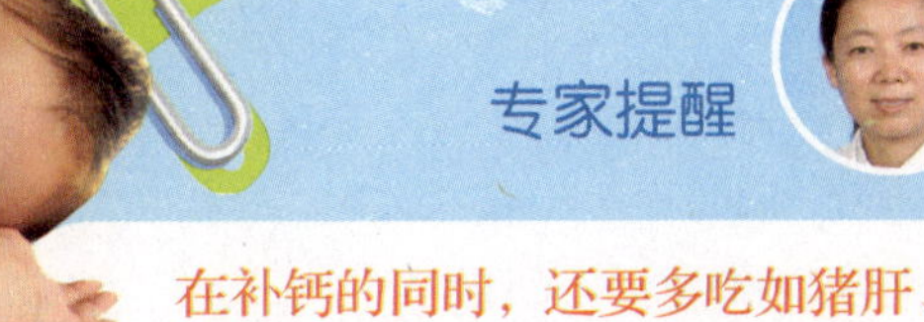

**专家提醒**

在补钙的同时，还要多吃如猪肝、羊肝、牛肝等含维生素D丰富的食物，来促进钙的吸收。

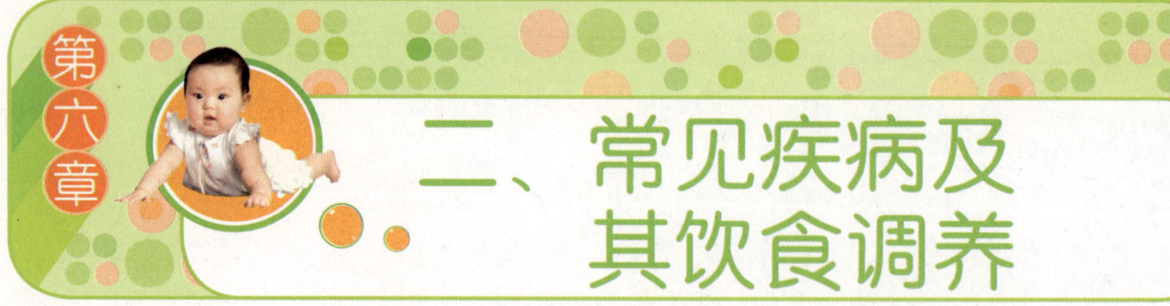

# 第六章 二、常见疾病及其饮食调养

## 1、感冒

### 感冒的症状

感冒是最常见的一种呼吸道传染病。初起症状为鼻塞、喷嚏、咽干或有灼热感，之后开始流清鼻涕、流泪。因咽鼓管口堵塞而有耳塞感，有时吞咽时感到咽部疼痛或声音嘶哑；说话鼻音重，咽部轻度充血，淋巴滤泡增大，扁桃体红肿，继发细菌感染时则有灰白色点状渗出物，眼结膜充血，重者体温可升高至38℃~39℃之间，而且畏寒、发热、乏力倦怠；2~3日后出现咳嗽，吐少量白色黏痰，此时鼻涕由稀变稠。如无并发症，一般5~7日自愈。

### 饮食调理

在宝宝感冒的最初几天，宝宝的食量会减少，不愿意吃辅食。大约需要一周时间，宝宝才能恢复原来的状态。宝宝不小心感冒而食欲不振时，父母也不要强喂食给宝宝，可以把牛奶调稀一点，宝宝就会愿意吃，如果宝宝爱吃米粥和用牛奶煮的面包粥，而且没有严重的腹泻，就可以让宝宝继续吃。在宝宝感冒发烧期间，可以多喝些水和果汁。应多吃一些比较清淡、易消化的食物，如米粥、面条等，避免吃煎炸、油腻、生冷等食物。

### 调养食谱

#### 豆腐葱花汤

豆腐味甘性凉，进入人的脾胃和大肠后，能够益气和中、生津解毒、散寒清热、缓解肿痛，对于辅助治疗外感风寒有一定的帮助。而且豆腐比较软，口味清淡，也很适合宝宝食用。

**用料**

豆腐2块，葱2~4根。

**制法和服法**

将豆腐放在清水中浸泡半小时左右，用油锅稍煎，加适量清水，煮沸20分钟；将葱切碎，拌入豆腐中即可。葱也可以当作佐餐食用。

## 2、百日咳

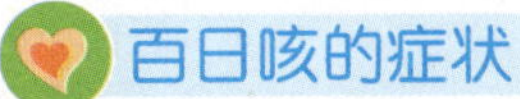

### 百日咳的症状

百日咳是指由百日咳嗜血杆菌引起的急性呼吸道传染病，病程长达2～3个月，故称百日咳。四季均可发病，以冬、春季节比较多见。

### 饮食调理

当患病的宝宝阵咳发作时，常导致没有胃口，食欲不佳。父母应选择营养高、易消化的流质饮食，而且让宝宝少食多餐。在咳后进食比较好。

## 调养食谱

### 萝卜蜂蜜饮

萝卜味甘辛，性凉，可以化积滞、散淤血，食后有散寒宣肺、祛风止咳的作用，对治疗伤风咳嗽有不错的效果。尤其对因风寒感冒引起的咳嗽，治疗效果最佳。蜂蜜有抗氧化和抗菌的作用，能润燥止咳，使喉部感觉舒畅，尤其对减轻夜间咳嗽有很大帮助。与萝卜一起饮用效果好，而且带有香甜味，宝宝容易接受。

**用料**

白萝卜5片，生姜3片，大枣3枚，蜂蜜30克。

**制法和服法**

将萝卜、生姜、大枣加水适量，煎沸约30分钟，去渣，加蜂蜜，再煮沸即可。

温热服下。每日1～2次。

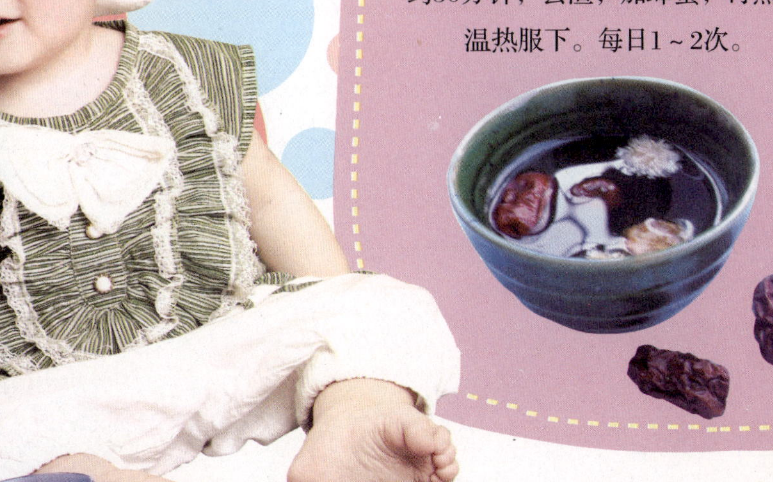

## 3、呕吐

### 呕吐的症状

呕吐是宝宝常见的症状之一，一般是消化道症状，有时其他系统的疾病也会导致呕吐，如喂养不当、情绪紧张、各种中毒和药物反应也能引起呕吐。

### 饮食调理

如果宝宝呕吐症状较轻，食欲也还可以，可以给宝宝喂些稀牛奶、米汤、藕粉、面条等流食、半流食；如果呕吐比较严重，最好就在4~6个小时里不要喂宝宝食物了，等病情好转后逐渐过渡到正常饮食。

妈妈还要掌握正确的喂养方法，哺乳时不宜过急，以防婴儿吞进空气；注意饮食卫生，养成良好的饮食习惯，如饭前注意洗手；吃饭宜定时定量，不要暴饮暴食等；不要吃太多冷、硬、辛辣等刺激胃肠的食物，也不要在喝冷饮的同时吃油炸食物。

### 调养食谱

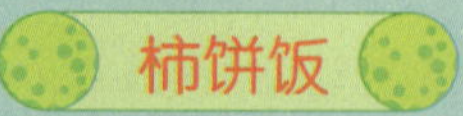

#### 柿饼饭

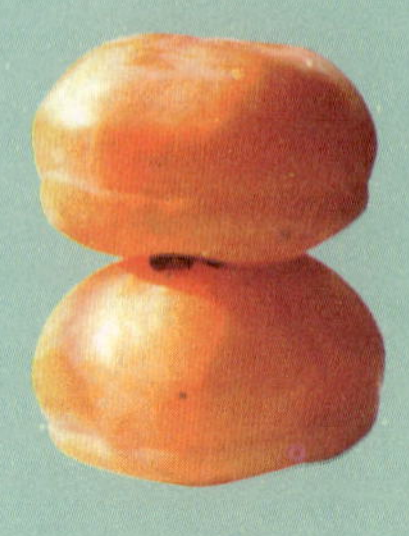

柿饼润肺生津、健脾化痰，对于胃气虚弱或胃虚有热的宝宝，能够清热和胃、止呃吐。还能够治疗肺热咳嗽和腹泻。

**用料**

柿饼50克，大米250克。

**制法和服法**

将柿饼用水冲洗后，切成约0.5厘米见方的颗粒；用清水将大米淘洗干净后，与柿饼粒和匀置饭盆内，掺入清水约500毫升；放入蒸笼内蒸约40分钟，取出即成。

## 4、便秘

### 便秘的症状

如果宝宝平时排便很有规律，突然两天以上不解大便并伴有排便费力感，就应视为便秘。如果同时伴有腹胀、腹痛、呕吐等情况，就不能认为是一般便秘，要及时送医院就诊。

### 饮食调理

应纠正宝宝偏食、挑食的不良习惯，并调整饮食结构，多给宝宝吃粗纤维蔬菜，如芹菜、蒜苗、韭菜、油菜、黄瓜、竹笋等。

因进食少而引发便秘的，要鼓励宝宝多吃新鲜蔬菜、水果和多饮水；因人工喂养引发便秘的，并加喂果汁和番茄汁、橘汁、菠萝汁等，以刺激肠蠕动。较大的宝宝可喂菜泥、菜末、水果或玉米面粥等辅食。

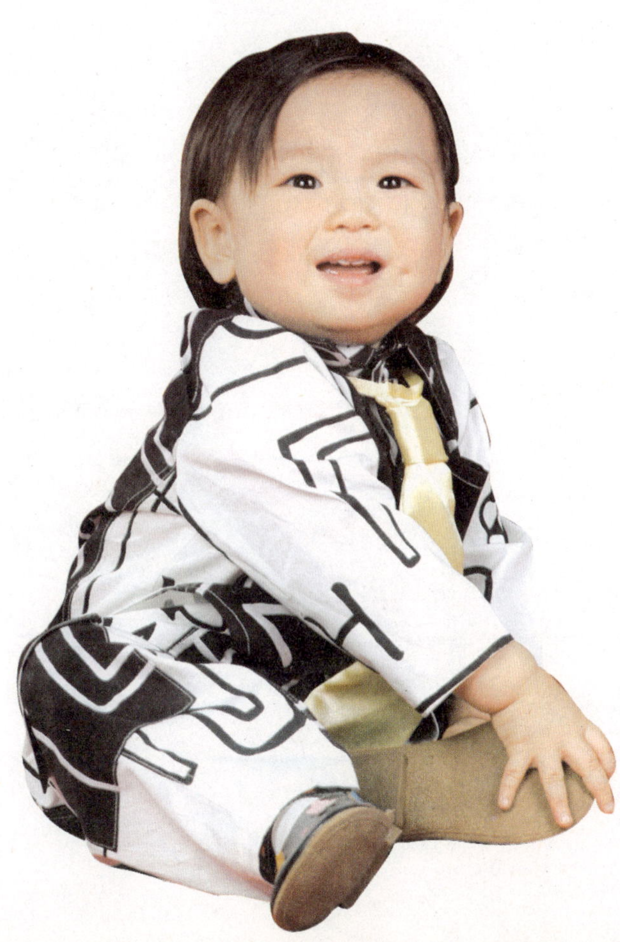

### 调养食谱

#### 蜜奶芝麻羹

蜂蜜可以使胃酸分泌正常，调节胃肠功能，增强肠蠕动，缩短排便时间。芝麻不易被胃肠道吸收，但停留在结肠时，能够在体温下缓慢释放出芝麻油，芝麻油能够润滑肠道。蜂蜜和芝麻配合牛奶制成羹，对久病体弱、肠燥便结的宝宝有一定功效。

**用料**

蜂蜜15～30克，牛奶100～200毫升，芝麻10～20克。

**制法和服法**

将芝麻炒熟，研细末；牛奶煮沸后，冲入蜂蜜，再将芝麻末放入，调匀即成。

每日早晨空腹食用。

## 5、急性扁桃体炎

### 急性扁桃体炎的症状

急性扁桃体炎的发病比较急，患病的宝宝会突然畏寒、高热、全身不适、头痛、四肢酸痛、食欲不振等。尤其是咽痛，起先疼痛在一侧，继而波及对侧，吞咽、咳嗽时加重。可有同侧耳痛或耳鸣、听力减退以及下颌淋巴结肿大。

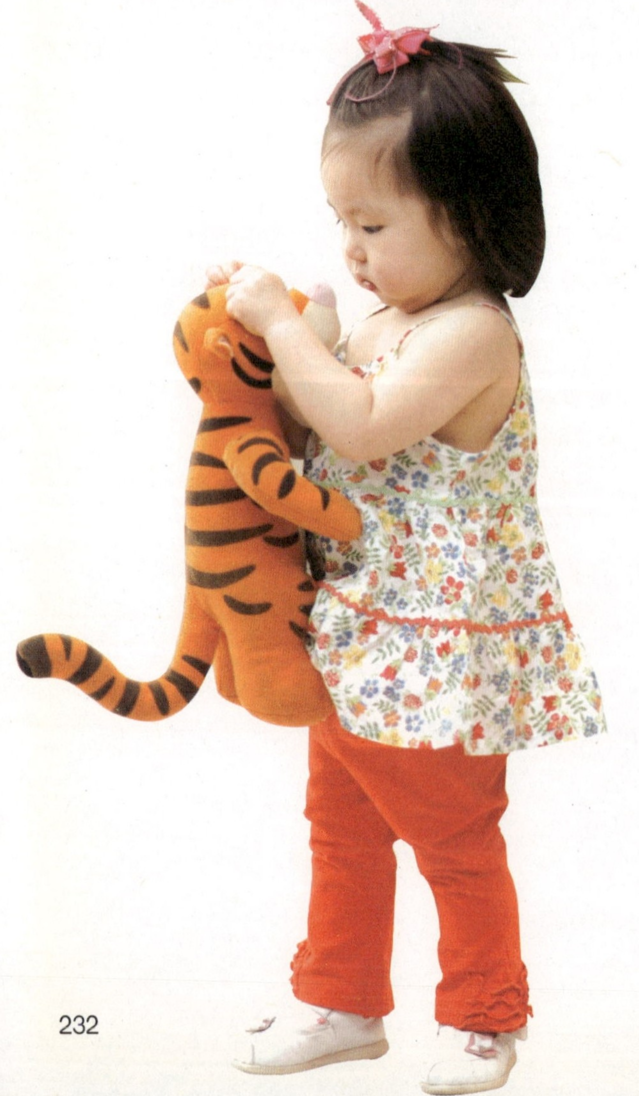

### 饮食调理

患病期间饮食宜清淡，忌吃辛辣刺激性食物。

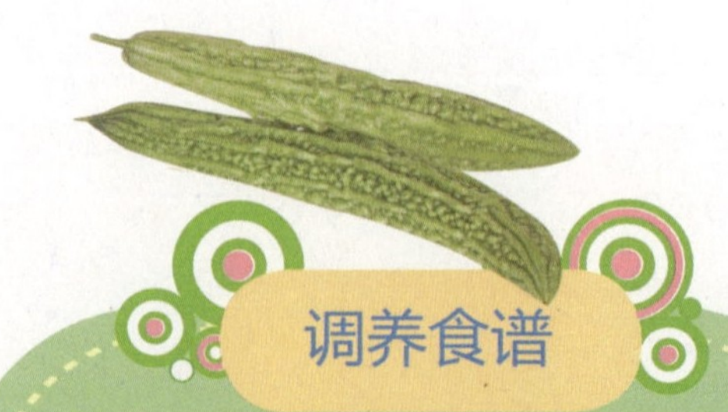

### 调养食谱

#### 苦瓜清汤

苦瓜是“菜中君子”，营养丰富，还有一定的辅助治疗疾病的作用。苦瓜性味苦、寒，能够清热祛火，除邪热、解疲劳、清心明目。尤其对于清肺利咽、清热解毒有一定作用，可帮助患有急性扁桃体炎的宝宝祛火、缓解疼痛。

**用料**

苦瓜500克，瘦火腿30克，清汤1200克，盐2克，胡椒粉少量。

**制法和服法**

将苦瓜洗净，切段去籽，火腿切成丝；在锅内加入约250 克清汤，依次放入苦瓜和火腿，煮沸后，加入盐和少许胡椒粉；把苦瓜捞出，倒入清汤即可。

## 6、中暑

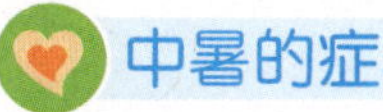

### 中暑的症状

刚中暑时，宝宝可出现恶心、心慌、胸闷、无力、头晕、眼花、汗多等症状。轻度中暑，可有发烧、面红或苍白、发冷、呕吐、血压下降等症状。重度中暑的症状不完全一样，可分以下三种：第一，皮肤发白，出冷汗，呼吸浅、快，神志不清，腹部绞痛；第二，头痛，呕吐，抽风，昏迷；第三，高烧，头痛，皮肤发红。

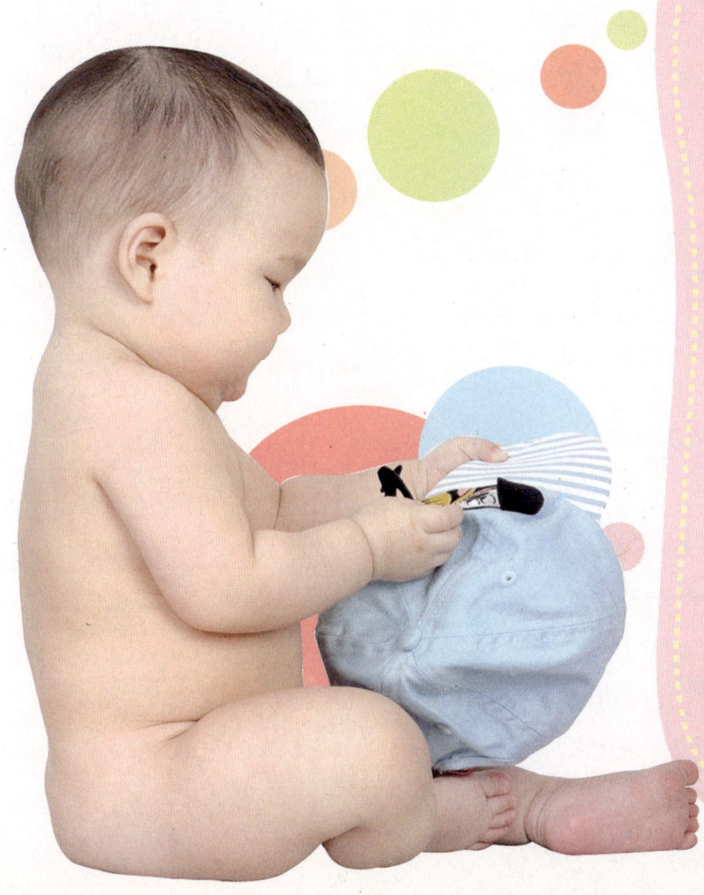

### 饮食调理

夏季可多吃一些苦味的食物，选择性地补充一些富含维生素的食物；平时要特别注意水分补充，不要让身体因水分丧失过多而导致脱水，进而引发中暑；少食用油炸或刺激性食物以免增加烦渴和多饮，使发热、口干、多尿等症状加重。

#### 冬瓜粥

冬瓜清火利尿，夏天天气炎热，给宝宝多吃一些冬瓜，利于避暑，有预防中暑的功效，配合薏米、粳米、荷叶熬成粥，可解暑清热、和中除烦，对暑夏汗多、小便短赤、烦渴难解、发热后口干及不思饮食等现象，都有很好的缓解和帮助。

**用料**

冬瓜（带皮、瓤仁）1000克，薏米90克，粳米适量，鲜荷叶1张，盐少许。

**制法和服法**

将冬瓜洗净切块，加入薏米、粳米、荷叶，同煮成粥，放少许盐调味。

分次服食。

## 7、惊厥

### 惊厥的症状

高热是引起小儿惊厥的最常见的原因。惊厥多见于6个月至5岁的宝宝，6岁后比较少见。一般在夏、秋季节比较常见。惊厥发病突然，会引起神志昏迷，抽搐或烦躁不安，舌质红、苔黄腻。

### 饮食调理

鼓励宝宝多饮水或果汁。发热时应及时进行退热处理，在服退热药的同时，多喝水和物理降温也很重要。

### 调养食谱

#### 山药粥

山药有镇静、抗惊厥的功效。山药中的黏蛋白、淀粉酶、游离氨基酸、多酚氧化酶等物质有滋补作用，在惊厥后的恢复期，对宝宝的身体很有帮助。

**用料**

山药30克，对虾1～2个，粳米50克，盐适量。

**制法和服法**

将山药、粳米先煮粥，待粥将熟时，放入洗净的对虾，加适量的食盐即成。

每日2餐，间隔服食。

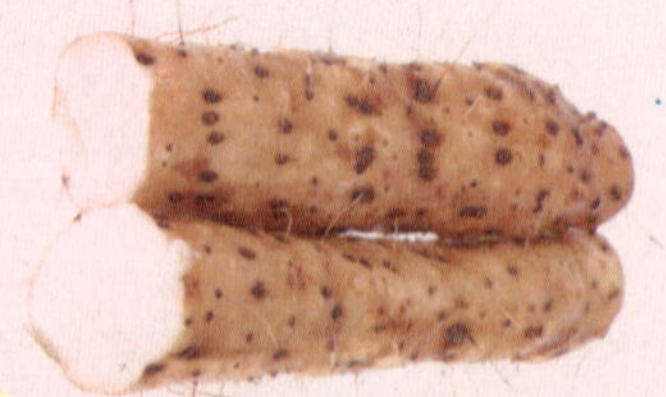

## 8、水痘

### 水痘的症状

水痘的发病比较急，常伴有发热、咳嗽等症状。发热当日出皮疹，皮疹起初为红色斑丘疹，24小时内变成水疱，开始呈透明状，以后渐混浊，周围有红晕。皮疹呈向心性分布，以躯干为多，头部、四肢较少。全身症状较轻，发病初起时尚有咳嗽、流涕等症状。1～3日后疱疹结痂、脱落，一般不遗留瘢痕。

### 饮食调理

宜给予清淡、易消化的半流食，如小米粥、豆浆、挂面汤等；多吃水果和蔬菜以补充维生素，多饮温开水；忌油腻及辛、辣食物。

### 调养食谱

#### 金银花甘蔗茶

金银花可以疏风清热、解毒，甘蔗可以润肺止咳，生津润燥。而且金银花中的黄芪溶液能够抑制带状疱疹病毒，对患水痘的宝宝有辅助治疗作用。

**用料**

金银花10克，甘蔗汁100毫升。

**制法和服法**

金银花水煎至100毫升，兑入甘蔗汁代茶饮。

1日1剂，7～10天为1个疗程。

**专家提醒**

甘蔗在贮存过程中应防止霉变，存放时间不要过长。

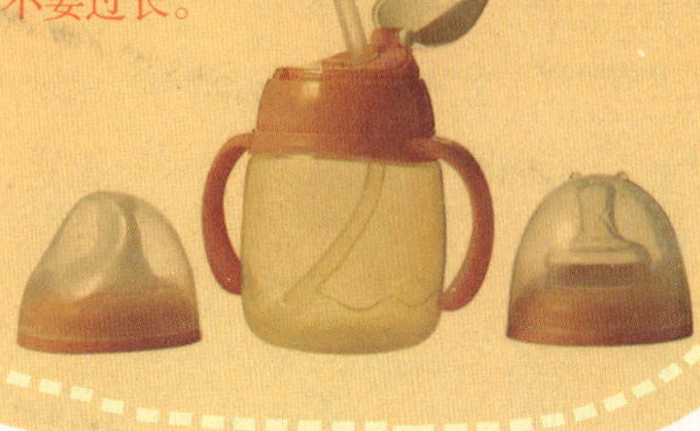

## 9、痱子

### 痱子的症状

痱子是夏季常见病，主要是由于外界气温增高而湿度大，使身体出汗不畅导致。根据皮疹形态可分为三种类型：

红痱，是最常见的一种。皮损处为针尖大密集的丘疹或丘疱疹，周围绕以红晕，自觉烧灼及刺痒。好发于腋窝、胸、背、颈、婴儿头面及臀部等处，天气凉爽时皮疹可自行消退。

白痱，又名晶状粟粒疹。为非炎性针头大透明的薄壁水疱，易破，无自觉症状，1～2日内吸收，有轻度脱屑。好发于颈部及躯干等处，常见于体弱、高热、大量出汗者。

脓痱，又名脓疱性粟粒疹。在丘疹的顶端有针尖大小的浅表性小脓疱，疱内容常为无菌或为非致病性球菌。好发于宝宝头颈部和皱褶部。

### 饮食调理

少吃油腻和辛辣刺激性食物，并且夏季要多喝水或绿豆汤，多吃青菜和瓜果。

#### 绿豆海带糖水

绿豆、海带、冰糖都是凉性食物。炎热的夏天，容易烦躁、咽干、口渴，绿豆汤可以带来清凉解暑的效果。海带低脂，又富含碘、钙、铜、硒等多种微量元素，是营养丰富的食物。冰糖有生津润肺、清热解毒、止咳化痰的作用。一起熬煮成水喂给宝宝，会凉血清肺、养阴生津，自然能帮助宝宝预防痱子的出现。

**用料**

绿豆50克，海带15克，冰糖适量。

**制法和服法**

海带浸泡变软，切成段，与绿豆放入锅中，加入沸水，熬煮半个小时左右。当绿豆煮烂后，加入冰糖再熬15分钟即可。

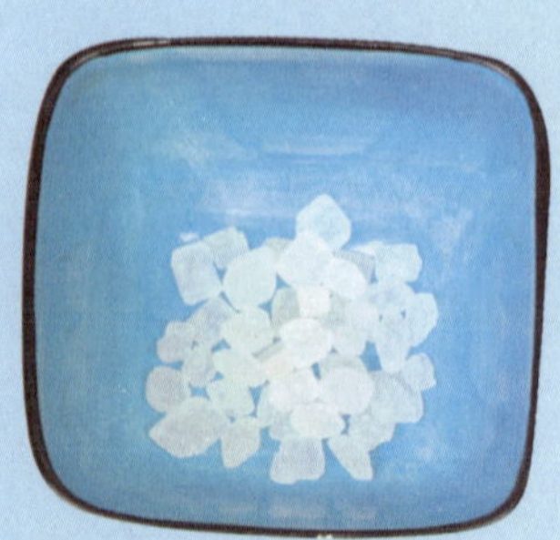

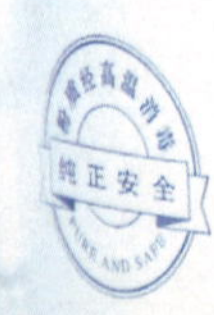

## 10、湿疹

### 湿疹的症状

湿疹也称为“奶癣”，属于过敏性皮肤病，常见于2岁前的宝宝，多发生在宝宝头顶、脸、耳后，严重的全身都会有。皮肤上先是有红斑丘疹，然后变成水疱，继而糜烂，然后结痂。

### 饮食调理

母乳喂养的宝宝患了湿疹后，妈妈要分析一下有可能导致宝宝过敏的食物，然后妈妈不要再吃这种食物了。给宝宝添加的食物中最好要有丰富的维生素、无机盐和水，少吃盐，以免体内有太多的积液，同时要控制糖和脂肪的摄入。对于吃脱脂牛奶和豆奶的宝宝来说，最好改吃母乳，或者食用全脂奶制品，都可以逐渐治愈湿疹。

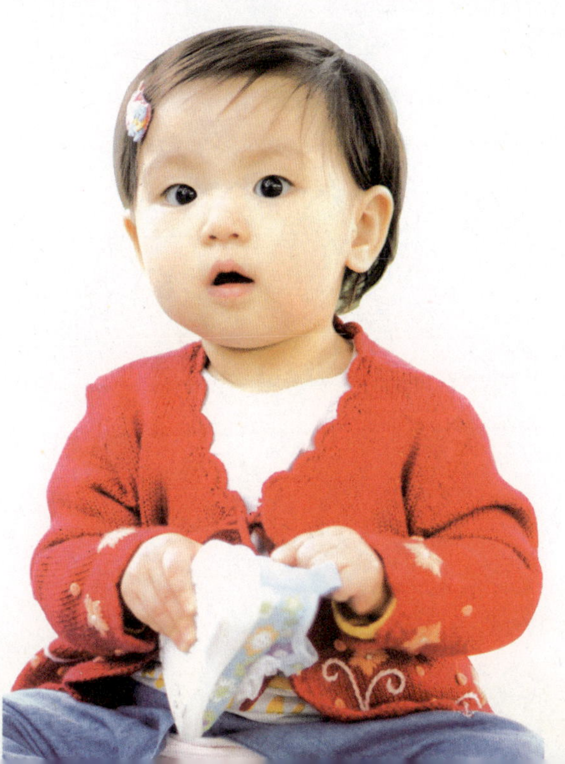

### 调养食谱

#### 绿豆海带汤

绿豆、海带除了有祛湿利水、清热解毒、预防痱子的功效，还对抗过敏非常有效，能够抵抗病毒感染。

**用料**

绿豆30克，海带10克，鱼腥草10克，白糖适量。

**制法和服法**

海带、鱼腥草洗净。先把鱼腥草放入锅中，加适量水煎20分钟。

用煎好的鱼腥草汁，加入绿豆、海带煮熟，加入适量白糖，即可饮用。每天1次。

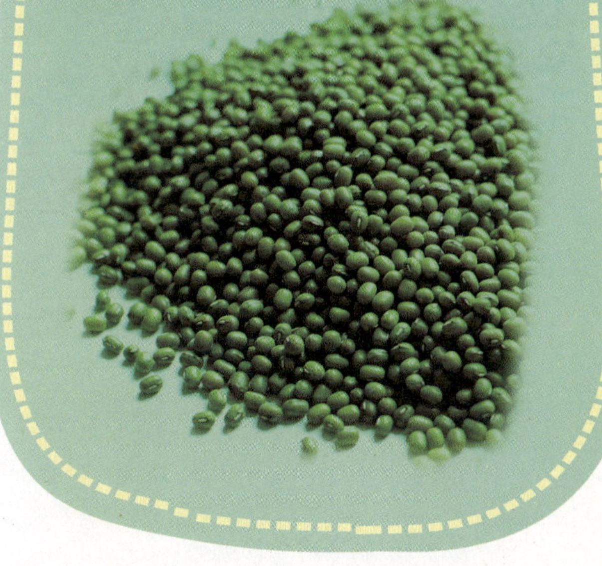

## 11、鹅口疮

### 鹅口疮的症状

鹅口疮是由白色念珠菌感染口腔黏膜所致。患了鹅口疮的宝宝，其舌头、牙龈、脸颊内口腔布满白色膜状物质，形状如“鹅口”，红肿、疼痛，伴随口干、口渴、大便干结、小便短黄。

乳头、食具不卫生，长期服用抗生素，都会使细菌侵入口腔黏膜导致鹅口疮。同时，患上鹅口疮的宝宝在吃母乳时也会传染给妈妈的乳头。

### 饮食调理

平时要注意口腔卫生，多补充水分。

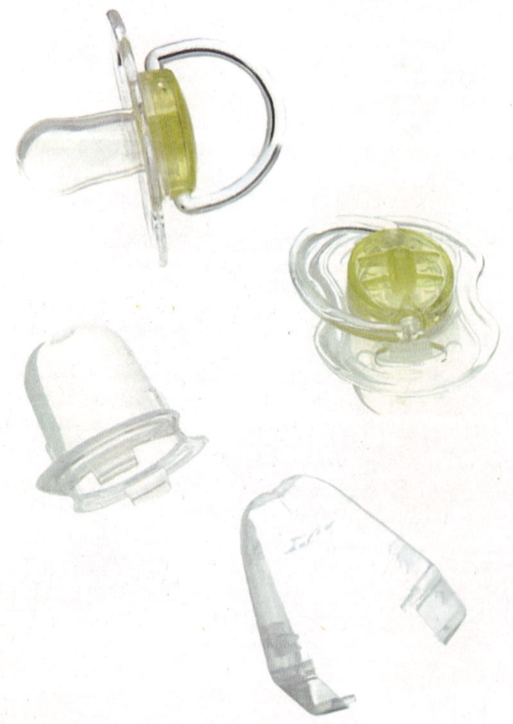

### 调养食谱

#### 西洋参莲子炖冰糖

宝宝在患病期间，会因为疼痛和口渴，不想吃东西而身体虚弱。用西洋参帮助缓解口干，用莲子滋补，对宝宝的身体有益。

**用料**

西洋参3克，去芯莲子12枚，冰糖25克。

**制法和服法**

西洋参切片，与莲子一起放入碗中用水泡发。

泡发后，碗中加入适量水、冰糖，放在锅里蒸1个小时即可。

食用时留下西洋参，吃莲子、喝汤；第二天时，可以用剩下的西洋参再加入莲子、冰糖蒸；西洋参用过两次后，可以吃下，下一次用新的。

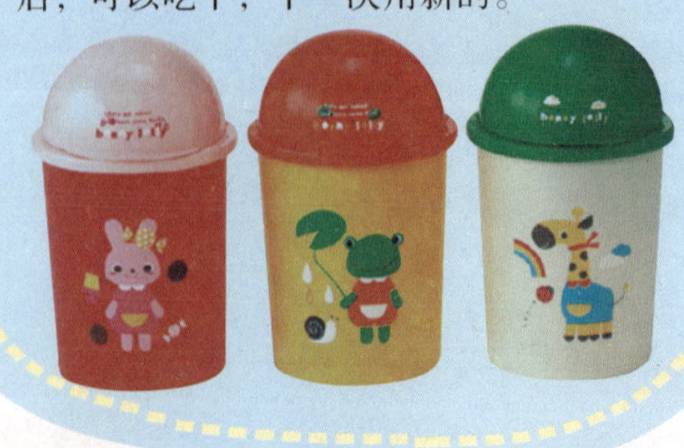

## 12、痢疾

### 痢疾的症状

痢疾多是由痢疾杆菌引起，表现有腹痛、腹泻、便后有下坠感，大便有黏液、脓血。多发生在夏、秋两季。一般通过病人、携带细菌者的粪便以及由带菌苍蝇污染的日常用具、餐具、玩具、饮料等传染。

严重时，还会伴随高烧，昏迷、痉挛、呼吸不畅等中毒性脑病症状，宝宝会脸色苍白、手脚冰冷、脉搏细弱。

### 饮食调理

患病的宝宝要吃一些米粥、软面、面包、蛋糕、新鲜果汁、菜汁等低脂肪、半流质、易消化的食物。

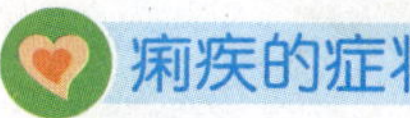

### 调养食谱

#### 大蒜粥

大蒜中的辣素有很高的杀菌能力，可以很好地杀灭病原菌和寄生虫，对造成肠炎、痢疾的痢疾杆菌和其他细菌均有很强的杀灭力，杀灭力能达到青霉素的十分之一。

**用料**

选择紫皮大蒜30克，粳米100克。

**制法服法**

大蒜去皮、洗净、切成段，粳米淘洗净；烧开沸水，放入大蒜，煮1分钟后捞出；把粳米放入，煮沸后转成小火熬烂成粥，重新把蒜放进锅里，煮熟即可食用。

每天早晚各一次。

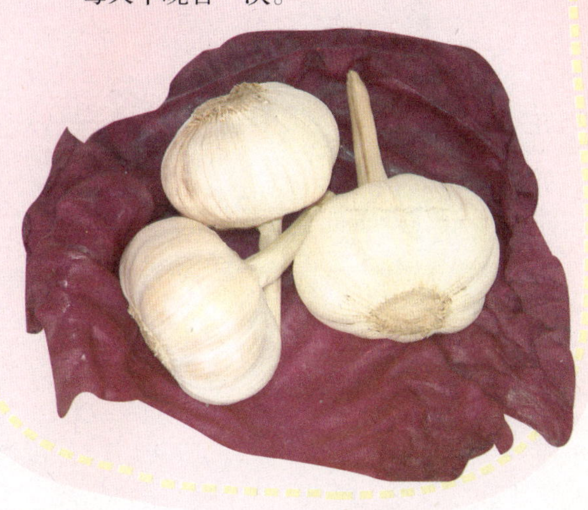

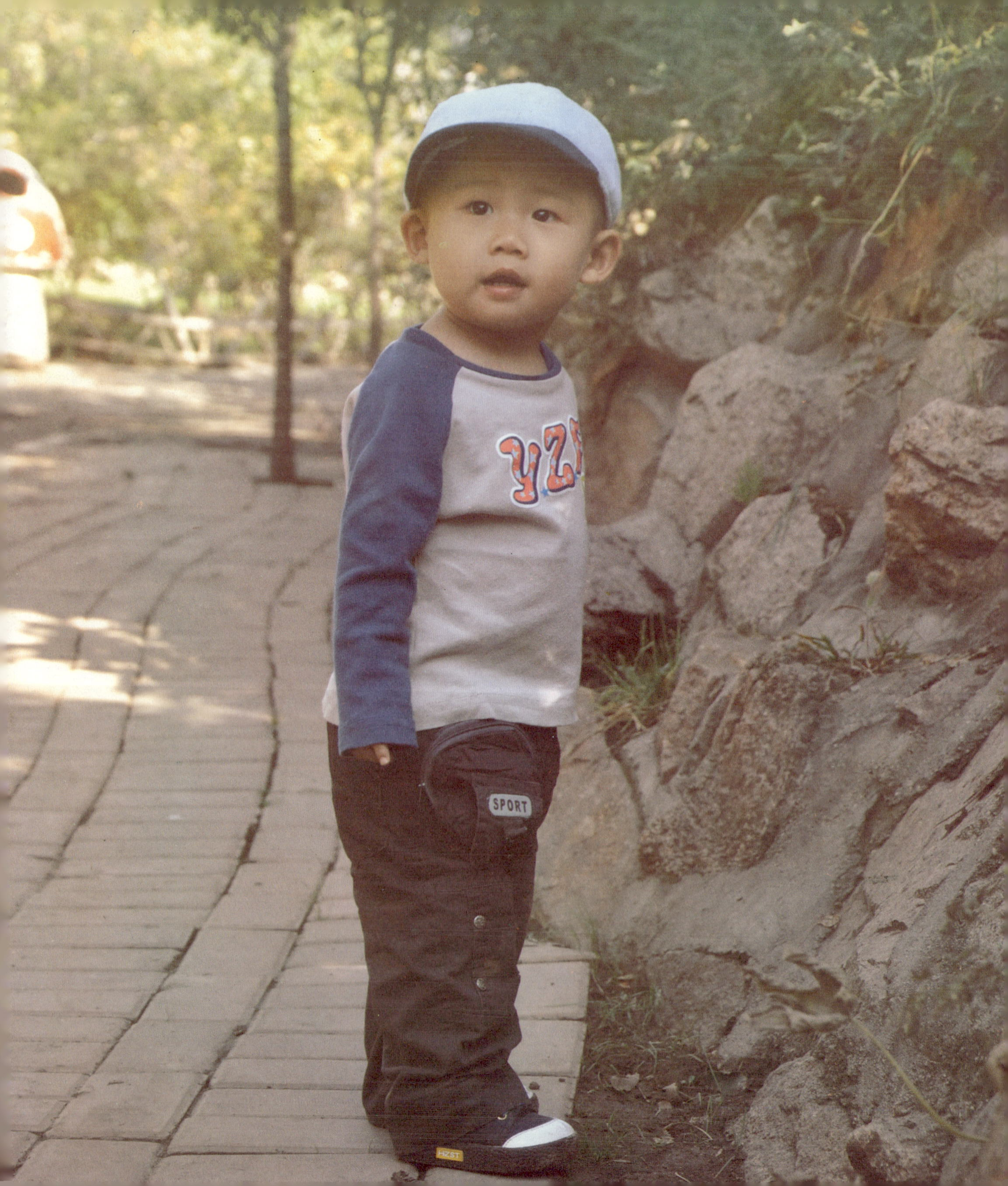
SPORT
HZST